MOUNIA JAYAWANTH

All Our Golden Dreams

Die Bücher von Mounia Jayawanth bei LYX:

Die *Berlin-Night*-Reihe:
1. Nightsky Full Of Promise
2. Starlight Full Of Chances
3. Sunrise Full Of Wonder

Die *Van-Day*-Reihe:
1. All My Golden Memories
2. All Our Golden Dreams

Weitere Bücher der Autorin sind bei LYX in Vorbereitung.

Mounia Jayawanth

All Our Golden Dreams

Roman

LYX

LYX in der Bastei Lübbe AG

Die Bastei Lübbe AG verfolgt eine nachhaltige Buchproduktion.
Wir verwenden Papiere aus nachhaltiger Forstwirtschaft und verzichten darauf,
Bücher einzeln in Folie zu verpacken. Wir stellen unsere Bücher in Deutschland
und Europa (EU) her und arbeiten mit den Druckereien kontinuierlich
an einer positiven Ökobilanz.

MIX
Papier | Fördert gute Waldnutzung
FSC® C014496

Originalausgabe:

Dieses Werk wurde vermittelt durch die
Literarische Agentur Silke Weniger, München.

Textredaktion: Stephanie Röder
Umschlaggestaltung: © Kristin Pang unter Verwendung von Motiven von
© TWINS DESIGN STUDIO / shutterstock.com; natrot / stock.adobe.com
Satz: Greiner & Reichel, Köln
Gesetzt aus der Adobe Caslon
Druck und Verarbeitung: GGP Media GmbH, Pößneck

Printed in Germany
ISBN 978-3-7363-2021-5

1 3 5 7 6 4 2

Weitere Informationen unter:
lyx-verlag.de
luebbe.de | lesejury.de

Liebe Leser:innen,

All Our Golden Dreams ist der zweite Teil
einer zusammenhängenden Dilogie. Falls ihr den ersten Band
All My Golden Memories noch nicht gelesen habt, würden wir
empfehlen, das zuerst zu tun, damit ihr Ellis, Ryan und
das Hotel Van Day kennenlernen könnt.

Außerdem möchten wir euch darauf hinweisen,
dass dieses Buch Themen enthält, die einige Menschen
als belastend empfinden können.
Nähere Informationen dazu findet ihr auf Seite 431.

Wir wünschen uns für euch alle
das bestmögliche Leseerlebnis.

Eure Mounia und euer LYX-Verlag

Für alle, die bleiben.

PLAYLIST

Home Sweet Hotel – New Rules
fake smile – Ariana Grande
willow – Taylor Swift
Tomorrow – Fly By Midnight
universe – thuy
Touch – Little Mix
Teenage Dream – Katy Perry
Hands To Myself – Selena Gomez
8 Letters – Why Don't We
Paper Planes – Elina
Think About You – Sture Zetterberg, Shy5
Perfect Target – Knightly
I miss you, I'm sorry – Gracie Abrams
you heard me – Heather Sommer
never knew a heart could break itself – Zach Hood
hate myself – Tate McRae
blame's on me – Alexander Stewart
LET EM GO – Matt Hansen
you were good to me – Jeremy Zucker, Chelsea Cutler

Ellis

Was bisher geschah:

Ein Skandal brachte Ryan zurück in das berühmte New Yorker Luxushotel Van Day, das seit mehreren Generationen von seiner Familie betrieben wird. Dort traf er auf Ellis, seine ehemals beste Freundin, mit der er zusammen aufgewachsen war und die er seit ihrem großen Streit vor zwei Jahren nicht mehr gesehen hatte. Anfangs noch verschlossen und unsicher, näherten sich die zwei wieder an, sprachen sich aus, bekamen eine zweite Chance, verliebten sich erneut.

Doch dann drohte ein noch größerer Skandal an die Öffentlichkeit zu gelangen, und um das Hotel zu retten, machte Ryans Mutter Ellis ein dubioses Angebot.

Als Ryan davon erfuhr, war er rasend vor Wut. Er bat Ellis, das Angebot nicht anzunehmen, und als sie immer noch zögerte, beschloss er, die Sache selbst in die Hand zu nehmen.

Ein Tropfen fällt auf meinen Handybildschirm und lässt meine Worte zu einem undeutlichen Brei verschwimmen. Ein Schluchzer klemmt in meiner Kehle, doch ich schlucke ihn runter und wische mit meinem Ärmel über das Handy. Ich will gerade auf Senden Drücken, als ich innehalte, und meine Daumen zum kleinen »x« wandern lasse. Gedrückt halte. Alles wieder lösche. Buchstabe für Buchstabe.

Wen muss ich überhaupt noch updaten? Deb und Rahim wissen es vermutlich sowieso schon. Die ganze Welt weiß es. Weil Ryan den Helden spielen musste. Weil er mich schützen wollte. Und vielleicht auch, weil er sich rächen wollte. An seiner Familie.

Ich verstehe es. Das tue ich wirklich. Doch damit hat er aus dem kleinen Funken, der gerade dabei war zu verglühen, ein riesiges Feuer entfacht, und unser ganzes verdammtes Leben in Brand gesteckt.

Und jetzt sitze ich in einem Taxi und umklammere meine Tasche, in die ich wegen unseres abrupten Auszugs alles ungeordnet reingestopft habe, während die vertrauten weißen Fassaden, die noch immer von Reportern belagert werden, im Rückspiegel kleiner werden, und sich das unsichtbare Band zwischen meinem Körper und meinem Herzen, das ich im Hotel, meinem Zuhause, zurückgelassen habe, immer weiter dehnt.

Bis es schließlich reißt.

1. KAPITEL

Ryan

Drei Stunden zuvor

»Was hast du getan?«

Ellis' Stimme lässt die Glasperlen des Kronleuchters in der leeren Lobby klirren. Ihre Augen sind vor Schreck aufgerissen, ihre Unterlippe zittert. Der Saum meines Shirt-Kragens drückt sich in meinen Nacken, so fest zieht sie am Stoff. Und ich kann nichts sagen. Ich will, aber ein Kloß blockiert meine Stimmbänder. Das Blut rauscht in meinen Ohren, mein dröhnender Herzschlag übertönt meine rasenden Gedanken.

»Ryan.« Sie schließt die Augen und schüttelt mehrmals den Kopf, als würde sie gleich die Nerven verlieren. In diesem Moment ist ihre Panik so greifbar, dass sie mich selbst in Besitz nimmt. All der Zorn, den ich gerade noch überall in meinem Körper gespürt habe, wird durch ihre Angst zurückgedrängt.

»Ich …«, beginne ich stockend, da ändert sich ihr Ausdruck. Unglaube erfasst ihren Blick, noch bevor ich irgendwas erklärt habe. Das ist eine Gabe, ganz sicher. Ein sechster Sinn, der es ihr ermöglicht, meine Gedanken zu lesen. Das war schon immer so. Nie musste ich irgendwas erklären, sie wusste es immer schon vorher. Ein Gespräch ohne Worte. Eine Kommunikation aus Blicken.

»Gib mir dein Handy«, verlangt sie, und ich zögere nur kurz, da es jetzt sowieso nichts mehr ändern wird. Der Stein rollt bereits, und ihn aufzuhalten ist unmöglich.

Ich zücke mein iPhone aus meiner hinteren Hosentasche und will es ihr gerade reichen, da zerreißt ein weiterer Laut die Stille.

»Hey!«

Ellis und ich fahren zusammen und drehen uns zu Dennis, der mit einem Kollegen hinter der Rezeption steht. Seine Augen sind vor Ärger zusammengekniffen, das Gesicht fast so rot wie sein Haar.

»Was auch immer das werden soll, besprecht das nicht hier!«

Er hat recht. Am Ende wecken wir noch das ganze Hotel. Ohne ein Wort steuern wir zu den Aufzügen, und mein Herzschlag wechselt den Takt, als Ellis unvermittelt meine Hand in ihre nimmt.

Allerdings nur, um nach meinem Handy zu fischen.

Autsch. Mit einem Stechen in der Brust entkrampfe ich meine Finger und reiche es ihr.

Während wir auf den Fahrstuhl warten, starren wir einander in der goldenen Spiegelung an. Ellis hält mein Handy fest gegen die Brust gedrückt, als fürchte sie, jemand könnte es ihr wegnehmen. Ihr schwarzes Kleid ist vom Liegen zerknittert, ihr Zopf hängt schief. Mein Blick fällt auf ihre nackten Füße, und das schlechte Gewissen trifft mich wie eine Ohrfeige. Sie muss mir so schnell hinterhergerannt sein, dass sie vergessen hat, ihre Schuhe anzuziehen. Dabei wollte ich sie nicht allein schlafend zurückzulassen, aber im Ballsaal gab es kaum Internetempfang, deshalb musste ich runter, um … zu tun, was ich tun musste.

Das *Pliing* ertönt, die Türen gleiten auseinander, und erst, als wir im Aufzug sind, löst Ellis den Klammergriff um mein Handy. Ein paar Atemzüge lang betrachtet sie den Bildschirm, beißt sich nachdenklich auf die Unterlippe, und tippt schließlich die Zahlenkombination ein. 0509. Sie entsperrt das Handy beim ersten Versuch. Meine PIN hat sich nie geändert. Und sie hat sie nie vergessen. Kein Wunder, immerhin war sie es, die sie vor langer Zeit erstellt hat.

»Mein Geburtstag«, erklärte sie einst grinsend. *»Dann vergisst du ihn nicht.«*

Als ob ich das getan hätte. Aber damals wusste ich noch nicht, dass ich nie etwas vergessen würde, das mit ihr zu tun hatte.

Die Twitter App ist noch geöffnet, meine Worte, die ich vor wenigen Minuten veröffentlicht habe, ploppen auf der Startseite auf. Ellis überfliegt die Zeilen, ihr Blick weitet sich, ihre Haltung gerät ins Taumeln. Stolpernd knallt sie gegen ihr eigenes Spiegelbild, fixiert den Bildschirm, ihre Augen werden immer größer.

»Ist das wahr?«, flüstert sie kaum hörbar.

Ich presse die Lippen fest zusammen, antworte nicht.

»Aber … wie … warum solltest du das öffentlich machen?«

Und mit einem Schlag kehrt die Wut zurück. »Um ein einziges Mal die Wahrheit zu sagen.«

»Aber zu welchem Preis? Oh Gott. Nein, das ist nicht wahr. Das kann einfach nicht wahr sein.« Sie schüttelt mehrmals den Kopf, panisch, manisch. Ihre Lider flattern, ihr Atem wird schneller. »Weg. Das muss sofort weg!« Zitternd fliegen ihre Finger über den Bildschirm, und bevor ich ihr das Handy aus der Hand reißen kann, ist der Tweet gelöscht.

Ich lächele dumpf. »Es ist zu spät.«

»Nein.« Sie nickt entschlossen, als wollte sie sich damit selbst überzeugen. »Vielleicht haben wir Glück, und niemand hat ihn gesehen. Und wenn doch … Man kann es noch retten. Ihr … ihr könnt einfach sagen, dass es ein Missverständnis war.«

Ein Missverständnis?

»Wer würde das nach all den Gerüchten noch glauben? Die Wahrheit kennt doch sowieso schon jeder.«

Schließlich ist erst heute Morgen ein alles vernichtender Artikel erschienen, der dem Hotel vorwirft, den Tod von Edith Langston als PR genutzt zu haben. Womit er recht hat. Und den wütenden Stimmen im Internet nach zu urteilen, glauben es alle.

»Nein.« Ellis streicht sich ein paar wirre Haare aus der Stirn, die ihr jedoch sofort wieder ins Gesicht fallen, als sie von Neuem den Kopf schüttelt. »Es gibt einen Haufen Gerüchte, aber keine Beweise. Die ganzen Zweifel um die anonyme, ehemalige Angestellte ... Der Artikel ... Das ist zwar alles ziemlich scheiße, aber noch gibt es kein richtiges Problem ... Gab«, setzt sie mit brüchiger Stimme hinzu. »Denn jetzt hast du es zu einem gemacht!«

Die Aufzugstüren öffnen sich, doch niemand von uns steigt aus. Schweigend starre ich sie an und spüre die Enttäuschung tief in meinem Bauch brennen. Sie gibt mir die Schuld. Nicht ihnen. *Mir.*

»Ich verstehe ja, dass du sauer bist ...«

Ich schnaube leise. Gar nichts versteht sie.

»Und ich weiß, dass du die Lügerei satthast ...«

Die Aufzugstüren schließen sich wieder.

»Aber du kannst die Zukunft des Hotels nicht wegen deines persönlichen Zorns auf deine Eltern aufs Spiel setzen. Und die Situation dann auch noch auf eine so persönliche Ebene bringen. Jetzt hast du ein völlig neues Fass geöffnet, eins, das brodelt und ...« Sie bricht ab, die Fahrstuhlbeleuchtung fällt in ihre Augen, lässt die Angst darin noch heller flackern. »Ryan, ist dir nicht klar ... Es könnte alles zerstören!«

Zerstören. Ich lächele verkniffen. Die Frage ist nur nicht was, sondern wen?

»Mit dieser Enthüllung könntest du das Hotel in einen riesigen …«

»Ein Skandal, ja ich weiß«, falle ich ihr scharf ins Wort. »Und das darf nicht noch mal passieren, denn nichts auf der Welt ist wichtiger als das verdammte Hotel. Nicht mal deine Zukunft, die du einfach so aufs Spiel setzen wolltest.« Wütend reiße ich ihr mein Handy aus der Hand. »Jetzt kannst du die Schuld wenigstens nicht mehr auf dich nehmen, also hatte es zumindest etwas Gutes.«

Ellis öffnet den Mund und starrt mich an, als könnte sie nicht glauben, was sie da hört. »Also ging es hier um mich? Du wolltest mich schützen?«

Meine Hände ballen sich zu Fäusten. Warum, verdammt, kapiert sie es nicht?

»Ich kann nicht mehr länger lügen!«, brülle ich.

Ellis zuckt zurück. Schock verzerrt ihre Miene, wird jedoch sogleich von Zorn vertrieben.

»Aber damit wirst du alles kaputt machen!«

Und wenn ich mich nicht aus dem Teufelskreis befreie, mache ich mich kaputt. Aber das muss ich ihr nicht sagen, denn auch, wenn sie mich sonst immer versteht, diesmal tut sie es nicht, sieht nur das Hotel, ihr Zuhause, das Imperium meiner Familie.

Aber nicht mich.

Müde schieße ich die Augen. Von allen Menschen auf der Welt dachte ich, dass zumindest Ellis auf meiner Seite stünde. Doch meine Hoffnung ist nur auf tiefe Vorwürfe geknallt.

Ein vertrautes Gefühl der Leere erfasst mich, drängt sich gegen meine Organe, breitet sich immer weiter aus. Meine Lunge zieht sich schmerzhaft zusammen, mein Atem gerät ins Stocken.

Die Aufzugstüren öffnen sich wieder, und diesmal steige ich

aus, drängele mich an einem Mitarbeiter vorbei und durchquere den Flur mit großen Schritten.

Ich bin schon fast im Treppenhaus, als Ellis nach mir ruft.

Und ich nicht antworte.

2. KAPITEL

Ellis

> *@hotelvanday*
> *Die Wahrheit? Niemand wurde ermordet. Edith Langston starb an einem Herzinfarkt und Albert van Day beging Suizid.*

Obwohl der Tweet längst gelöscht ist, haben sich die Worte in meine Gehirnwände gebrannt. Ich kann einfach nicht fassen, dass Ryan das wirklich getan hat. Dass er mit der Erwähnung von Grandpa Als Ableben erneut das Feuer der Gerüchte geschürt hat. Es mag die Wahrheit sein, aber die Leute werden sich darauf stürzen wie Geier und so lange mit ihren scharfen Schnäbeln an der Fassade des Hotels herumhacken, bis nichts mehr davon übrig ist. Wie soll es da noch seinen »Todes-Ruf« loswerden? Wer würde das Hotel noch als Wohlfühlort sehen statt als Unglücksort?

Ich presse mein Gesicht gegen das Sofakissen und stoße einen gedämpften Schrei aus. Wie konnte er das nur tun? Wie konnte er so waghalsig, so unberechenbar sein? Das Schlimmste ist, dass er es nicht einmal zu bereuen scheint. Ryan steht zu seiner Entscheidung, und der Schmerz der Enttäuschung ist so erstickend, dass ich kaum atmen kann.

Aber er wollte dich retten, sagt eine leise Stimme in meinem Kopf. Ryan war außer sich vor Wut und wäre niemals so ausgerastet, wenn ich ihm nicht von Jules' Angebot erzählt hätte, und dass ich tatsächlich mit dem Gedanken spielte, es anzunehmen. Wie hätte ich auch nicht, nachdem sie mir die Möglichkeit geboten hat, Mom von ihren Schulden zu befreien und mir meinen größten Traum zu erfüllen, ein Journalismus Studium an der Columbia? Jeder, der in meiner Lage gewesen wäre, hätte zumindest darüber nachgedacht.

Aber Ryan hatte recht. Welche Universität würde mich nehmen, wenn ich die Schuld auf mich nähme und öffentlich zugäbe, dass ich Zeitungen belogen und Gerüchte über das Hotel verbreitet habe? Und wie könnte ich mir danach noch einen Namen als investigative Journalistin machen? Hätte mich die Hoffnung nicht derart benebelt …

Oh Gott. Kälte durchfährt mich, als meine Gedanken eine gefährliche Abzweigung nehmen. Wenn Ryan meinetwegen so wütend wurde, wenn ich es war, die sein Gefühlschaos verursacht hat … ist es dann am Ende meine Schuld?

Mit einem Knall springt die Wohnungstür auf. Erschrocken fahre ich zusammen. »Mom!«

»Ellis?« Sie rollt ihren Koffer in die Wohnung und schlägt die Tür hinter sich zu.

»Du hast mich erschreckt.« Ich presse mir eine Hand auf die Brust.

»Ich dachte, du schläfst noch. Was machst du denn da im Dunkeln? Und warum bist du noch wach? Bitte sag nicht, dass du wieder gearbeitet hast.«

»Hab ich nicht.« Meine Stimme klingt kratzig. »Aber was ist mit dir? Wolltest du nicht schon gestern zurückkommen?« Meine Mutter hat über das Wochenende bei einem Junggesellinnenabschied gearbeitet, und wenn ich mich richtig erinnere, meinte sie, dass sie schon Sonntagabend zurück sein würde.

»Ich hab dir doch geschrieben, dass alles viel länger ging als geplant.«

»Oh.« Ich weiß gar nicht, wo mein Handy ist. Vorhin habe ich es hiergelassen, um Ryans Nachrichten zu entgehen. Weil ich ihn nach dem Gespräch mit Jules nicht sehen konnte, ohne ihn anzulügen. Weil ich ihm die Wahrheit doch gesagt habe und es jetzt bereue.

»Ist alles okay, Schätzchen?«

Mom durchquert den Raum und geht vor mir in die Hocke. Sie sieht müde aus, das Gesicht zerknittert, ihr Augen-Make-up leicht verschmiert. Weil sie das ganze Wochenende durchgearbeitet hat. *Unseretwegen.*

Ich schließe die Augen und ringe mir ein schwaches Kopfschütteln ab.

»Was ist passiert?«

Langsam öffne ich den Mund, doch kein Laut entkommt mir. Der Raum beginnt sich zu drehen, Schwindel drückt gegen meinen Schädel.

»Ist irgendwas mit Ryan?«

Sie legt eine kalte Hand auf mein Knie, und ich weiß nicht, ob es die Berührung oder der Klang seines Namens ist, der mich zusammenzucken lässt.

»Ich … ich …«

Und dann bricht es aus mir heraus. Wie eine Fontäne schießen heiße Tränen über meine Wangen, während ich ihr alles erzähle – von Ryan, mir, uns, dem Artikel, der das Hotel bezichtigt, für die falschen Gerüchte um Edith Langstons Tod selbst verantwortlich zu sein (was leider stimmt) und Jules' Angebot, dass ich mich im Ernstfall als besagte Angestellte ausgebe, die die Interviews gefälscht und die Presse belogen hat, damit das Hotel aus dem Schneider ist. Ryans Tweet enthalte ich ihr ebenfalls nicht vor. Die Worte sprudeln nur so aus mir hervor, und mit jedem Satz fällt die Last der letzten Stunden immer mehr von meinen Schultern.

Als ich schließe, schweigt meine Mutter ebenfalls. Sekundenlang starrt sie mich an und blinzelt irritiert, als hätte sie mich nicht richtig verstanden. Als müsste sie meine Worte erst in eine andere Sprache übersetzen. Doch dann begreift sie. Und mit einem Schlag wird ihre Miene so hart, dass ich instinktiv zurückweiche.

Dann explodiert sie. »Jules hat *was* getan?«

Ryan

Ohne Vorwarnung fliegt meine Tür auf, und meine Schwester platzt herein. »Bitte sag mir, dass das nicht du warst.«

Mein Puls schießt in die Höhe. Also hat es schon die Runde gemacht. Ich wusste, dass es nichts bringen würde, den Tweet zu löschen. Irgendwer hat ihn gesehen und irgendwer gescreenshotet. Was im Internet passiert, bleibt im Internet.

»Was meinst du?«, gebe ich mich dennoch ahnungslos.

»Oh nein, Brüderchen. Nicht mit mir.« Sam schließt die Tür hinter sich und stemmt die Hände in die Hüften. Unter ihrem schwarzen Parka trägt sie ein dünnes Nachtkleid, dazu ausgelatschte Birkenstocks. Ihre kurzen Haare stehen in alle Richtungen ab, ihr Gesicht ist ungeschminkt. Wahrscheinlich ist sie nach der Eilmeldung sofort aus dem Bett gesprungen und mit einem Taxi hierher gerast.

Heiße Schuld kämpft sich durch meine tauben Glieder. Ich weiß, wie ungern sie sich seit dem Tod von Grandpa Al in diesem Hotel aufhält. Dass sie meinetwegen herkommt, wollte ich nicht.

»Warum sagt mir Amy, dass du um vier Uhr morgens nach

dem Twitter Passwort gefragt hast?«, setzt sie ihr Verhör fort. »Und warum wird kurz danach ein dubioser Tweet vom Hotelaccount veröffentlicht und Minuten später wieder gelöscht?«

War ja klar, dass die neue Mitarbeiterin aus dem Marketing gepetzt hat. Allerdings war sie auch die Einzige, bei der ich sicher war, sie würde mir das Passwort einfach so geben.

»Sehr mysteriös«, entgegne ich trocken.

»Das ist nicht witzig, Ryan.« Ihre Nasenflügel blähen sich auf, wie immer, wenn sie wütend wird. »Hast du eine Ahnung, was da gerade abgeht?« Sie deutet auf ihr iPhone, als würde sich jenseits des Metallgehäuses ein wütender Mob befinden, der bereits Fackeln und Mistgabeln ausgepackt hat.

»Warum? Der Tweet ist doch sowieso wieder gelöscht worden.«

Ihre Gesichtszüge entgleisen. Mit aufgerissenen Augen starrt sie mich an. »Also warst du es wirklich?«

Sie sieht mich genauso an wie Ellis. Mit derselben Mischung aus Unglauben und Bestürzung. Vermutlich ist das schlimmer als jeder Vorwurf.

»Wie … aber … ich … verstehe nicht.« Sam verzieht das Gesicht und hält sich den Kopf, als wäre irgendwas darin falsch verkabelt. »Das macht doch überhaupt keinen Sinn. Warum solltest du das tun?«

Weil das nun mal passiert, wenn man sein ganzes Leben lang immer über alles schweigen muss, aus Angst, die Wahrheit würde dem Ruf der Familie schaden. Unter der Oberfläche brodeln die Worte trotzdem weiter, werden heißer, brennender. Erreichen ihren Siedepunkt.

Bis sie aus einem herausbrechen.

»Ryan. Rede mit mir.« Es ist keine Bitte, sondern ein Befehl. »Erklär mir, warum du etwas so Grausames tun solltest.«

Ich bin hier der Grausame, klar …

»Ryan!« Sie sagt meinen Namen wie eine Mahnung.

Ich sehe zur Decke, meine Kiefer mahlen. »Hat dir Mom erzählt, was sie getan hat?«

Meine Schwester runzelt überrascht die Stirn. »Was meinst du?«

Ein plötzliches Poltern erklingt, so laut, als wollte jemand die Tür einschlagen. Sam und ich zucken zusammen, sehen einander an, und lauschen zur Tür, als im nächsten Moment ein schriller Klang die Luft zerreißt.

»WILLST DU MICH VERARSCHEN?«

Ich erstarre. Ist das …

»Kelly …«, höre ich die gedämpfte Stimme meiner Mutter.

»DU ZIEHST MEINE TOCHTER IN KRUMME GESCHÄFTE REIN UND BESTICHST SIE?«

Sam klappt der Mund auf.

»So war das nicht«, entgegnet Mom in einem ruhigen Tonfall. »Ich habe sie nirgendwo reingezogen und auch ganz bestimmt nicht bestochen. Wir haben uns nur über ein hypothetisches Szenario unterhalten.«

»UND WARUM REDEST DU VORHER NICHT MIT MIR?«

»Kelly, bitte … lass es mich erklären.«

Aber Kelly lässt sich nichts erklären. Wie ein Sturm toben ihre Worte durch die Wohnung, lassen die Böden und Wände erzittern. Meine Nackenhaare stellen sich auf, mein Herz zieht sich zusammen. Schock und Angst rauschen durch meine Venen.

Und alles, was ich denken kann, ist: Ellis.

3. KAPITEL

Ellis

Ich bin nicht sicher, ob mir die Panik nun vollständig den Kopf vernebelt, aber ich meine, mir laute Schreie einzubilden. *Oh Gott.* Ich wollte Mom schon längst nachgehen, doch der Schock hat meinen Körper paralysiert. Scheiße! Warum habe ich es ihr überhaupt erzählt? War doch klar, dass sie ausflippen würde.

Und doch hat Jules nicht mit der Wimper gezuckt, als sie mir das Angebot unterbreitet hat. Ob sie wusste, welche Folgen das für ihre Freundschaft mit Mom haben würde? Ob es ihr egal war? Oder hat sie einfach nicht nachgedacht?

Mein Zeitgefühl verdichtet sich zu einem dicken Klumpen aus Angst und Panik, und ich habe keine Ahnung, ob Minuten oder Stunden vergangen sind, als meine Mutter wieder in unsere Wohnung stürmt. Ihr ganzer Körper zittert vor Wut.

»Pack deine Sachen«, ruft sie mir auf den Weg in ihr Zimmer zu.

Ich erstarre. »Warum?«

»Wir ziehen aus.«

»Was?« Das Leben kehrt schlagartig in meine Gliedmaßen zurück. Ungelenk springe ich auf und hechte ihr hinterher.

»Beeil dich.« Sie geht auf die Knie und zieht einen Koffer unter dem Bett hervor. Derselbe, mit dem wir vor zehn Jahren angereist sind. »In fünf Minuten sind wir weg.«

Nein. Das passiert gerade nicht wirklich, oder?

»Mom! Wir können doch nicht einfach … Beruhige dich erst mal«, bitte ich, und merke im selben Atemzug, wie sinnlos diese Aufforderung ist. Wann hat sich schon jemals jemand beruhigt, nachdem er höflich dazu aufgefordert wurde?

Mom hält einen Moment lang inne, dann dreht sie den Kopf in meine Richtung. Ihr Blick ist kalt und zornerfüllt.

»Meine beste Freundin hat meiner Tochter ein Angebot gemacht, das ihre ganze Zukunft zerstören könnte.« Ihre Stimme ist gefährlich ruhig. »Sie hat unsere finanzielle Notsituation hinterrücks ausgenutzt. Nein, ich werde mich nicht beruhigen. Ich werde jetzt gehen und die können dann sehen, wo sie ohne Köchin bleiben.«

Die? Sie redet hier vom Hotel – unserem Zuhause!

»Mom …«, sage ich wieder, doch sie schneidet mir das Wort ab.

»Pack. Deine. Sachen«, wiederholt sie, und diesmal sind ihre Worte so scharf, dass sie mir förmlich in die Haut schneiden.

Ohne ein weiteres Wort laufe ich in mein Zimmer.

Ryan

Sam ist die Erste, die sich aus ihrer Starre befreit. Schweigend reicht sie mir eine Hand und ich ziehe mich an ihr hoch. Zu zweit treten wir aus der Tür und finden unsere Mutter im Salon. Das Gesicht auf die Hände gestützt, sitzt sie in ihrem cremefarbenen Pyjama auf dem Sofa. Der Duft von Kellys Parfüm hängt noch in der Luft, erinnert daran, dass sie wirklich hier war.

»Ist sie weg?«, fragt Sam leise.

Moms Kopf schießt in die Höhe. Sie runzelt die Stirn und

blinzelt, als müsste sie sich aus einem störrischen Gedanken befreien. Als ihr Blick auf mich fällt, verfinstert sich ihre Miene.

»Ja. Endgültig.«

»Was?«

»Sie hat gekündigt.«

»Was?«, platzen Sam und ich gleichzeitig heraus. Das Geschrei vorhin wurde irgendwann so undeutlich, dass wir am Ende nichts mehr verstanden haben.

»Und sie will ausziehen.«

Kelly geht weg? Und … Ellis auch?

»Wir haben jetzt keine Köchin mehr. Und so wütend wie sie ist, wird sie uns vermutlich verklagen. Vielleicht nimmt sie ihr Team auch mit, wer weiß. Und wenn sie die Geschichte öffentlich macht, werden wir garantiert keine Sterneköche mehr finden, die hier freiwillig arbeiten wollen.«

Meine Eingeweide verkrampfen sich. War es nicht das, was ich wollte? Das Lügennetz zerreißen, die Wahrheit ans Licht bringen? Selbst, wenn das Hotel daran zerbrechen muss?

Vielleicht. Vielleicht waren mir für etwa zwei Sekunden alle Konsequenzen egal. Dass ich das Imperium meiner Familie mit einem Satz zerstören könnte, war mir egal.

Aber nicht, dass Ellis geht. Nicht, dass Kelly ihren Job an den Nagel hängt. Nicht, dass sich unsere Familien entzweien.

Wie konnte das so schnell passieren? Ein Dominostein hat den nächsten umgestoßen, bis alles in Trümmern lag. Zerstört. Dabei ging es mir nie um Zerstörung. Ich wollte doch nur …

»Alles war gut. Es gab überhaupt kein Problem. Aber dann musstest du diesen Tweet …«

Ich lache ungläubig auf. »Wirklich, Mom? Der Tweet ist schuld, dass Kelly weg ist? Nicht etwa die Tatsache, dass du Ellis die ganze Verantwortung deiner Intrigen zuschreiben wolltest?«

Mom presst die Lippen fest aufeinander, eine winzige Regung flackert über ihr Gesicht, unklar, ob sie Trotz oder Schmerz ausdrückt. »Ich habe sie zu nichts gezwungen.«

Ich seufze resigniert. »War so klar, dass du es nicht einsiehst.«

»Und du? Du glaubst, ich hätte eine Grenze überschritten, aber was ist mit dir?« Tränen blitzen in ihren Augen auf, ihre Stimme klingt erstickt. »Siehst du ein, dass du mit deinem Tweet zu weit gegangen bist? War es wirklich nötig, Grandpas Tod in die Öffentlichkeit zu bringen? Musstest du die alte Wunde unbedingt wieder aufreißen? Alles nur, um dich an mir zu rächen?«

Nun laufen ihr die Tränen richtig über die Wangen, und ein schaler Geschmack breitet sich in meinem Mund aus. Ich habe meine Mutter noch nie weinen sehen. Sie zeigt ihre Gefühle nicht, zeigt sich nie verwundbar. Dass ihre Fassade nun bröckelt, muss bedeuten, dass sie völlig am Ende ist.

Mein Blick geht zu meiner Schwester. Sie sieht zu unserer Mutter, ihr Ausdruck bedrückt und mitfühlend.

Schuld krampft sich in mein Herz. Ich habe nicht damit gerechnet, dass der Tweet meine Mutter derart treffen könnte, aber bei Sam hätte ich es eigentlich wissen müssen. Wie konnte ich nur so gedankenlos sein?

»Sam, ich …«

»Schon gut«, winkt sie ab und greift nach meiner Hand. »Ich bin nicht böse, Brüderchen. Du hast einen Fehler gemacht. Das passiert.«

Erleichterung durchflutet mich. Ich drücke ihre Finger, dankbar, dass sie mir keine Vorwürfe macht, sogar Verständnis zeigt. Das ist mehr, als ich verdiene.

»Na ja, ist jetzt nicht zu ändern.« Mom wischt sich über den Augenwinkel, lockert die Schultern, als wollte sie sämtliche Trauer von sich schütteln. »Jetzt müssen wir das Problem lösen.«

»Wie?«, frage ich heiser.

Als Antwort sieht sie mich einfach nur an. Erst begreife ich nicht, worauf sie hinauswill, doch dann …

»Ist das dein Ernst?«

Ihre Miene bleibt ungerührt. »Es ist die einzige Möglichkeit.«

Wow. Diese Frau kennt wahrhaft keine Grenzen.

»Also?« Sie hebt eine Augenbraue, und ich verstehe nicht, warum ich nicht einfach Nein sage. Sie hat meine Hilfe nicht verdient. Ich schulde ihr nichts und auch nicht dem Hotel.

Aber mir. Ich schulde es mir.

Und Ellis.

Und Sam. Und vielleicht auch Grandpa Al.

»Okay«, sage ich leise. »Aber nur unter einer Bedingung.«

4. KAPITEL

Ellis

Ich konnte mich nicht einmal vom Hotel Van Day verabschieden. Weder von dem Ort, den ich zehn Jahre lang Zuhause nannte, noch von den Mitarbeitern, meiner *Familie*. Bestimmt wird Louisa sauer sein, dass ich nicht wenigstens Tschüss gesagt habe, aber Mom hat mir ja nicht mal die Zeit gelassen, um noch schnell aufs Klo zu gehen. Sie wollte einfach nur weg, und ich verstehe es. Ich heiße es nicht gut, doch ich verstehe es.

Mit angespanntem Kiefer starre ich auf die vorbeiziehenden Gebäude und weiß gar nicht, wohin wir fahren. Mom hat dem Taxifahrer zwar eine Adresse genannt, aber sie war so aufgebracht, dass ich mich nicht getraut habe nachzufragen, wer oder was sich in der 146 Willow Street, 11 201 befindet. Als Ryan und ich damals versehentlich ihr teures Kleid abgefackelt haben, war sie bereits rasend vor Wut, doch *so* aufgebracht habe ich sie noch nie erlebt. Niemand von uns sagt ein Wort, selbst der Fahrer unterbricht die Stille nicht, und so rattern wir in unbehaglichem Schweigen über die Brooklyn Bridge, während meine Gedanken zurück zu Ryan wandern. Wir sind im Streit auseinandergegangen – schon wieder. Mein Kopf pocht, meine Emotionen können sich nicht entscheiden, ob Wut oder Trauer oder Enttäuschung die Oberhand gewinnt.

Und dann muss ich lachen. Laut und schrill steigt es aus meiner Brust empor und lässt die Blechwände des Autos vibrieren. Schnell presse ich mir die Hand vor den Mund, kann aber trotzdem nicht aufhören. Das ist so absurd. Gott, das alles hier ist so scheiß absurd! Tränen steigen mir in die Augen, der Taxifahrer sieht verstört zu mir, und ich muss noch heftiger kichern.

Nur Mom sagt nichts. Sie wirkt so in ihre Gedanken versunken, dass sie meinen Ausbruch vielleicht nicht einmal mitkriegt.

Und mit einem Mal erstirbt mein Lachen.

*

Wie es aussieht, handelt sich bei der 146 Willow Street um Dads neue Adresse. Natürlich. Warum bin ich nicht selbst darauf gekommen?

In T-Shirt, Schlafhose und Hausschlappen wartet er bereits vor den Treppen eines terracottafarbenen Brownstone Gebäudes. Als ich die Autotür öffne, setzt er sich in Bewegung.

»Shamsi!« Er nimmt mir meine Tasche ab und schließt mich in eine feste Umarmung. Erschöpft lasse ich das Kinn gegen seine Schulter sinken und atme seinen vertrauten Duft ein, während die Kraft immer mehr aus meinen Muskeln weicht.

»Hi, Kells«, begrüßt er meine Mutter, die ebenfalls ausgestiegen ist.

»Hi. Tut mir leid, dass wir dich so früh geweckt haben. Ist es wirklich okay, wenn sie für eine Weile bei dir bleibt?«

»Warum nur sie?«, fragt Dad und lässt mich los, um sich ganz meiner Mutter zuzuwenden. Seine Haare sind noch vom Schlaf zerzaust, die Wangen mit dunklen Stoppeln überzogen. »Du bist natürlich auch willkommen.«

Mom stützt einen Ellenbogen gegen die offene Autotür und sieht meinen Vater aufmerksam an. Dann wechselt sie plötzlich ins Arabische.

»Bist du sicher, dass das eine gute Idee ist?«

Ich bin überrascht, dass meine Mutter noch ganze Sätze sprechen kann – aber mehr noch, dass ich sie verstehe. Zu sagen, ich wäre bilingual, wäre eine leichte Übertreibung (auch, wenn ich das bei meinen ganzen College-Bewerbungen angegeben habe), aber vor der Trennung meiner Eltern war mein Vater bemüht, uns an die Sprache seiner Heimat heranzuführen, und ein bisschen ist wohl bei uns beiden hängengeblieben.

Dad antwortet ebenfalls auf Arabisch; bei seiner Erwiderung versagen meine Sprachkenntnisse zwar, aber spätestens nach dem vertrauten Blick, den die zwei einander zuwerfen, sollte klar sein, wie sie zueinander stehen. Ich unterdrücke den Impuls, mit den Augen zu rollen. Wem wollen sie hier eigentlich was vormachen?

Es kostet meinen Dad zwar einige Überredungsversuche, doch schließlich knickt Mom ein, und auch ihre Koffer werden aus dem Auto gehievt. Zu dritt halten wir auf den Eingang zu, wobei mich ein heftiges Déjà-vu überkommt, das diesen »familiären« Moment noch verwirrender macht.

Dad wohnt in einem möblierten Brownstone Appartement mit drei Zimmern. Die Einrichtung ist schlicht, aber irgendwie kalt und leblos, wie eine Ansichtswohnung für Makler. Außerdem stehen noch überall Kartons herum – Dad hatte erwähnt, dass er seit seinem Umzug von San Francisco nach New York erst mal nur zur Untermiete hier wohnt und eigentlich nach einer neuen Bleibe sucht. Vermutlich hat er gar nicht vor, alles auszupacken.

»Entschuldigt das Chaos.« Dad schiebt einen Karton zur Seite, und stellt Moms Koffer im Wohnzimmer ab. »Ich hatte nicht mit Besuch gerechnet. Shamsi, dein Zimmer befindet sich ganz hinten rechts gegenüber vom Bad.«

Verblüfft halte ich inne. »Ich habe ein eigenes Zimmer?«

»Natürlich.«

Tatsache. Dad hat mir das Gästezimmer überlassen, dessen Bett sogar mit meiner uralten rosa Bettwäsche bezogen ist. Auf dem Schreibtisch befindet sich ein offener Karton mit Habseligkeiten aus meinem alten Zimmer in San Francisco. Mein altes Kuscheltier, Bücher, Schmuck, Nagellack, Notizhefte und anderer Krimskrams. Wärme flutet mich beim Gedanken, dass mein Vater all diese Kleinigkeiten aufgehoben hat.

Ich durchquere den kleinen Raum und laufe zum Herzen des Zimmers. Ein Erker mit drei großen Fenstern schenkt dem Raum Licht und ein bisschen mehr Größe. Schweigend schiebe ich eines der Fenster hoch – zum ersten Mal habe ich eins, das ich öffnen kann. Obwohl der Fenstersims noch etwas feucht ist, stütze ich die Unterarme darauf ab, und strecke den Kopf heraus, sauge den fremden Anblick in mich auf. Der Himmel ist von grauen Wolken verhangen, die kühle Morgenluft treibt mir Tränen in die Augen. Es ist so still. Kein Stau, keine hupenden Autos. Alles ist ruhig. Brownstone reiht sich an Brownstone. Ich wollte immer mal in einem leben … aber nicht so. Gänsehaut klettert über meinen Körper. Ich streiche mir über die nackten Arme und lasse das Fenster offen, während ich zurück zum Bett laufe, und unter die Decke krieche. Sekundenlang liege ich einfach nur da, fixiere das ausgewaschene Muster des Bezugs, der vor Ewigkeiten mit kleinen Erdbeeren gesprenkelt war, atme den Duft der Bettwäsche ein, der mich im Geiste sofort nach San Francisco katapultiert. Irgendwann schließe ich die Augen, spüre, wie mein Körper mit jedem Atemzug immer schwerer wird, und dann reißt mich der Schlaf so abrupt in seine Tiefen, dass ich es nicht einmal mitkriege.

*

Als ich wieder wach werde, fühle ich mich noch kaputter als zuvor. Stöhnend reibe ich mir über die pochende Stirn und strampele mir die Bettdecke von den Beinen. Vorhin noch war es angenehm kühl, jetzt knallt die schwüle Sommerhitze durchs offene Fenster. Die fremde Matratze, auf der ich liege, bestätigt es: Es war kein Traum. Das alles ist wirklich passiert. Mom hat unsere Sachen gepackt und gemeinsam mit mir das Hotel verlassen. Ich blinzele gegen das Brennen in meinen Augen an und atme mehrmals tief durch. Dann stehe ich auf.

Ich finde Dad in der offenen Küche, die mit ihren mitternachtsblauen Möbeln und der mit weißem Marmor umfassten Kücheninsel viel moderner wirkt als der Rest der Wohnung. Zu Radiomusik singend steht mein Vater vor einem riesigen Topf, aus dem ein würziger Duft herausströmt. Inzwischen hat er sich rasiert, trägt ein dunkles T-Shirt und eine camelfarbene Leinenhose.

»Shamsi!« Er dreht die Musik leiser und hebt überrascht die Augenbrauen. »Warum bist du jetzt schon wach?«

»Konnte nicht mehr schlafen.«

»Zu aufgekratzt, he?« Sein Blick wird mitfühlend.

»Ja, ein bisschen.« Ich stütze die Unterarme auf der Kochinsel ab und linse in den Topf, in dem eine braune Masse karamellisiert wird.

»Aber jetzt verbringen wir den Sommer wohl doch zusammen.« Er lächelt vorsichtig, als wäre er nicht sicher, ob dieser Kommentar angesichts der Situation überhaupt angebracht ist.

»Das stimmt«, sage ich mit belegter Stimme und schließe kurz die Augen, als die unterschiedlichsten Emotionen auf mich einhämmern. Natürlich freue ich mich, bei meinem Dad zu sein. Aber die Umstände machen es auch traurig.

»Wie spät ist es eigentlich?«

»Ich glaube, zwölf. Warum?«

Schon zwölf? Dann habe ich ja doch ein paar Stunden geschlafen.

»Musst du nicht arbeiten?«

»Montags hat das Restaurant geschlossen. Ich arbeite erst morgen wieder.«

»Oh, okay.« Ich schaue mich um. »Und wo ist Mom?«

»Sie hat sich auch hingelegt.«

Mein Blick gleitet zum leeren Sofa, das man durch die geöffnete Tür, die Küche und Wohnzimmer verbindet, sehen kann. »In deinem Bett?«

»Äh, ja.« Dad senkt den Blick und rührt mit dem Löffel schneller die Soße um. »Sie war so fertig, da dachte ich, es wäre bequemer so.«

»Verstehe.« Ich verkneife mir ein Lächeln und belasse es dabei.

»Hast du Hunger? Ich mache gerade Maqluba.«

Maqluba ist ein traditionell libanesisches Reisgericht – und rein zufällig Moms Lieblingsessen …

»Das riecht lecker. Aber vielleicht später?«

»Wie du willst.«

»Hast du mein Handy gesehen?«, frage ich auf dem Weg ins Wohnzimmer.

»Nein, soll ich dich anrufen?«

»Schon gut, hier ist es«, sage ich, als ich es in meiner Tasche finde. Mit angezogenen Beinen mache ich es mir erst auf dem Sofa gemütlich, ehe ich tief Luft hole, und einen vorsichtigen Blick auf meinen Homescreen werfe.

Um von einer Flut an Nachrichten erschlagen zu werden.

Deb:
OMG, Ellis!!!

Rahim:
Was ist los???

Deb hat ein Foto geschickt.

Rahim:
OMGGGGG!! Ist das echt oder fake?

Rahim:
Hab gerade gesehen, dass es keinen Tweet gibt. Wahrscheinlich fake, oder?

Deb:
Keine Ahnung! Vielleicht wurde er auch wieder gelöscht!

Deb:
@Ellis, weißt du irgendwas?

Deb:
Ach du Scheiße! Ihr habt 14 Tausend neue Follower auf TikTok!

Deb hat einen Screenshot geschickt.

Rahim:
😱😱😱😱😱

Deb:
Und das Video im Ballsaal hat über 4 Millionen Views! Ellis, ihr seid schon wieder viral gegangen!

Rahim:
Shiiiit! Weißt du, was das bedeutet? Wir kennen jetzt eine Influencerin!

Deb:
Und wir kannten sie vor allen anderen! 😱

Rahim:
Ellis, ich raste hier aus!! Kannst du bitte antworten?

Die Diskussion geht noch vierundneunzig Nachrichten lang weiter, und am liebsten würde ich mein Handy sofort wieder in den Tiefen meiner Taschen vergraben. Neue Follower? Ein Video, das viral gegangen ist? Alles in mir wehrt sich, diese neuen Informationen abzuspeichern. Ich will mich wieder ins Bett verkriechen und das Chaos verschlafen.

Aber Deb und Rahim sind jetzt schon am Durchdrehen …

»Hey, Leute«, beginne ich eine Sprachaufzeichnung. »Sorry, dass ich mich so spät melde. Es ist so viel passiert … ich weiß gar nicht, wo ich anfangen soll. Aber die Kurzversion ist, dass Mom sich mit Jules gestritten, ihren Job gekündigt hat, und wir gerade bei Dad sind. Und das mit dem Tweet …« Ein plötzlicher Anflug von Paranoia lässt mich innehalten. Wenn mein Handy geklaut wird und jemand anderes das hört … »Das erzähle ich euch lieber persönlich.« Frustriert schließe ich die Augen. »Gott, ich wünschte, ihr wärt hier.«

Ich sende die Nachricht ab und wende mich den anderen Mitteilungen zu. Emory und Riley haben mich ähnlich zugespamt, und auch ein paar Kollegen. Einige (Louisa) fragen, ob es mir gut geht, während andere (Dennis) wissen wollen, was an den Gerüchten dran ist.

Nur Ryan hat mir nicht geschrieben. Nicht eine einzige Nachricht, und das, obwohl er vermutlich als Erster wusste, dass wir ausgezogen sind. Mein Magen zieht sich schmerzhaft zusammen. Ich hasse es, wenn ich mit irgendwem im Streit bin, und am allermeisten mit Ryan. Die Welt gerät ins Ungleichgewicht, wenn wir böse aufeinander sind. Aber ich will ihm auch nicht hinterherrennen. Nicht schon wieder.

Andererseits … Was bringt es, mich selbst zu quälen und darauf zu hoffen, dass er zuerst schreibt? Wozu dieser Machtkampf?

Eine Weile fixiere ich meinen Bildschirm, dann gebe ich mir einen Ruck, ignoriere meinen protestierenden Stolz und schreibe ihm einfach.

> Ich:
> Können wir uns treffen? Heute Nachmittag, im *Alfredo's*?

Wie gebannt starre ich auf den Bildschirm, und warte, dass die Nachricht als *Gelesen* markiert wird, als währenddessen eine neue Mitteilung von Deb eintrudelt. Ein Link. Ich schlucke. Bitte, *bitte* nicht noch ein vernichtender Artikel.

Mit angehaltenem Atem klicke ich auf die URL, ein neues Fenster springt auf, und mein Herz bleibt stehen, als ein bewegtes Bild von Ryan auftaucht. Er steht vor einem blauen Hintergrund und trägt einen dunklen eleganten Anzug. Vor sich ein Pult, und im Hintergrund das leise Klicken von Kameras.

Die Presseerklärung. Jules hat mir gestern davon erzählt. Nach dem Artikel, der das Hotel bezichtigt, Edith Langstons Tod als PR genutzt zu haben, wollte das Hotel Stellung beziehen und alle Gerüchte von sich weisen. Aber warum steht

Ryan auf dem Podium? Ihn habe ich als Letzten dort oben erwartet.

Der Tweet kommt mir wieder in den Sinn und meine Kehle wird eng. Oh Gott. Was zum Teufel hat er vor?

5. KAPITEL

Ryan

»Guten Tag.« Ich räuspere mich und richte meine Krawatte, während ich versuche, die vielen sitzenden Menschen mit ihren Kameras und Mikrofonen auszublenden. *Ich kann das*, rede ich mir innerlich zu. Nichts auf der Welt beherrsche ich mehr als das Zeigen einer Maske.

»Mein Name ist Ryan Van Day. Wie sie alle mitbekommen haben, kursieren seit Beginn des Sommers etliche Gerüchte über das Hotel Van Day, die mit dem Tod der Schauspielerin Edith Langston begonnen haben.« Ich mache eine künstliche Pause, lasse die Worte einen Moment lang in der Luft hängen. »Obwohl die Gerichtsmedizin einen natürlichen Tod feststellte und auch die Polizei von einer Ermittlung absah, schrieb die Presse dennoch von Mord und Geistern.«

Mein spitzer Tonfall sorgt für verhaltene Lacher. Hände schießen in die Höhe, doch ich ignoriere sie.

»Es wurde gefragt, warum sich das Hotel nicht zu den Gerüchten geäußert hat, und die Wahrheit ist …« Ich schließe den Mund, sehe zu meiner Mutter, sehe, wie ihr Lächeln verrutscht und ein winziger Anflug von Panik in ihren Augen aufglimmt. Erneut schießt Zorn durch meine Venen, vermischt sich mit der Macht, die ich in diesem Moment verspüre. Ich könnte es tun. Ich könnte ihr Vertrauen missbrauchen und sie vor aller Welt auflaufen lassen.

Doch dann denke ich an Ellis, daran, dass sie mir jetzt in diesem Moment vielleicht zusieht, und nach zwei tiefen Atemzügen kehrt meine Fassung zurück.

»... dass das Hotel keinen Sinn darin sah, eine Bühne für Lügen und Gerüchte zu schaffen.«

Tiefes Schweigen erfüllt den Raum. Selbst das Kameraklicken ebbt ab. Alle sehen mich an, gebannte Blicke schießen auf mich ein, durchlöchern mich mit ihrer Skepsis.

»Doch jetzt stehe ich trotzdem vor Ihnen, da die Gerüchteküche einen Monat später immer noch brodelt und das Schweigen des Hotels auf unterschiedlichste Weise interpretiert wurde. *Insider* und *Angestellte* melden sich plötzlich zu Wort und obwohl sie keine Beweise liefern und auch nicht verraten wollen, wer sie sind, machen ihre Lügen trotzdem Schlagzeilen.«

Gott, ich klinge wie ein populistischer Präsidentschaftskandidat. Aber genau aus diesem Grund sollte ich die Rede halten. Weil diese Art der Emotionalität bei dem Sohn der Hotelerbin verstanden wird. Weil es nicht als unprofessionell, sondern ehrlich wahrgenommen wird.

Ehrlich ... Dass ich nicht lache.

»Neueste Vorwürfe behaupten, dass das Hotel diese Art von Aufmerksamkeit befürworten, ja, sogar davon profitieren würde.« Ich lege allen Unglauben, den ich habe, in meine Stimme, während ich gleichzeitig nicht fassen kann, dass ich allen Ernstes diesen Scheiß von mir gebe. »Doch ich kann Ihnen versichern, dass das Gegenteil der Fall ist. Wir alle sehnen den Tag herbei, an dem die Schikane endlich ein Ende hat und das Hotel wieder als das gesehen wird, was es seit 1910 ist: das Schloss von Manhattan. Ein Ort der Erholung und der Ruhe. Ein Ort des Kennenlernens und Zusammenkommens. *Das* ist das Hotel Van Day.«

Ich senke den Blick auf meine Notizen, während ich um einen Rest Beherrschung ringe. Dabei treffen meine Augen auf ihren Namen, und mein Herz zieht sich zusammen.

»Die Videos von mir und Ellis Wheaton, der Tochter der Hotelchefköchin Kelly Wheaton, waren ein Versuch, dem Hotel wieder zu seinem ursprünglichen Ruf zu verhelfen«, fahre ich fort und spüre ein Kribbeln auf der Zunge, weil es die ersten ehrlichen Worte sind, die ich von mir gebe. »Denn *das* ist, was wir vermitteln wollen. Ehrliche Geschichten aus dem Hotel, einem Ort, der uns beiden ein Zuhause war.« Ich halte inne. »Und es hoffentlich auch für jeden ist, der hier residiert.«

Kameras klicken, Mikrofone recken sich mir entgegen, Hände strecken sich in die Höhe, Fragen werden in den Raum gerufen. Ich deute auf eine Frau in der zweiten Reihe, die mir nur deshalb aufgefallen ist, weil sie einen grasgrünen Anzug trägt. Vielleicht ist das ja ihre Masche. Sich von den anderen Hemdträgern abheben, um sichtbarer zu sein.

Jemand reicht ihr ein Mirko, und die Frau sieht mir fest in die Augen, während sie ihre Frage stellt.

»Was sagen Sie zu dem Tweet?«

Mein Puls schießt in die Höhe.

»Sie meinen den Hackerangriff von heute früh?« Ich ringe mir ein schwaches Lächeln ab, während mir mein Herz fast aus der Brust springt. »Das müssen Sie den Witzbold fragen, der ihn geschrieben hat.«

Wieder lacht die Menge, während das letzte bisschen Selbstachtung aus meinem Körper schwindet.

»Es war ein Hackerangriff?«, wiederholt die Frau wenig überzeugt.

Nein. Ich war das. Der Tweet kam von mir!

»So ist es«, höre ich mich mit fester Stimme sagen. »Und dass diese Person nun auch den verstorbenen Hotelbesitzer, meinen Großvater, mit reinzieht, ist nicht nur in tiefstem Maße respektlos, sondern schlichtweg menschenverachtend.« Mein Kiefer verhärtet sich, und diesmal ist es nicht gespielt. »Aus diesem Grund wird jeder zukünftige Versuch, das Andenken meiner oder Edith Langstons Familie zu verunglimpfen, harte Konsequenzen nach sich ziehen. Die Schikane muss offiziell ein Ende haben.«

Das meine ich ernst. Es war das schlechte Gewissen gegenüber Grandpa, dem Hotel und Kelly, das mich vor dieses Pult gebracht hat. Aber sollte Mom jemals wieder so tief sinken, werde ich die Wahrheit sagen. Die *richtige* Wahrheit.

Erneut heben sich Hände, weitere Fragen werden in den Raum geworfen, die ich ruhig und souverän beantworte. Denn ich bin ein Van Day. Ich kann die Leute in meinen Bann ziehen, kann sie überzeugen, kann sie manipulieren.

Vielleicht liegt mir das Lügen und Betrügen ja im Blut. Vielleicht kann ich mich gar nicht gegen diese Seite von mir wehren. Scham pumpt durch meine Adern, setzt meinen ganzen Körper in Brand, und mit einem Mal bin ich nicht mehr sicher, ob das, was ich gerade tue, richtig ist.

Mein Blick wandert zu meiner Mutter. Sie lächelt zufrieden, und die Zweifel in mir werden immer größer.

6. KAPITEL

Ellis

Ich fahre mit der Linie 4 bis zur 51st. Street und stoße fast mit einem Paar zusammen, als ich die Treppen nach oben hechte. Die ganzen drei Blocks renne ich mit meinem Herz um die Wette und halte erst, als ich das *Alfredo's* erreiche. Schwer atmend stütze ich mich auf meine Knie und spähe durch das Fenster zu unserem leeren Stammplatz. Ryan ist noch nicht da, und ein Gefühl von Panik erfasst mich. Er hat nicht geantwortet, also ist es gut möglich, dass er gar nicht kommt. Schwere Hitze breitet sich auf meinen Schultern aus, meine Muskeln vibrieren, als würde jedes meiner Moleküle explodieren, wenn ich ihn nicht gleich sehe. Ryan. Er muss einfach kommen!

Plötzlich erklingt das Surren einer Fahrradkette, und sofort fahre ich herum. Ryan sitzt auf einem der typischen New Yorker *Citybikes*, trägt noch dieselbe Kleidung wie während der Presseerklärung, und bremst ab, als er mich erblickt. Mir rutscht das Herz in die Hose. Mit schnellen Schritten laufe ich ihm entgegen und verliere kurz den Boden unter den Füßen, als er mich ruckartig an sich zieht. Sehnsüchtig schlinge ich meine Arme um ihn und spüre, wie mein Herz augenblicklich leichter wird. Sein Hemd ist etwas verschwitzt, sein ganzer Körper zittert.

»Es tut mir so leid«, flüstere ich und drücke ihn noch fester.

Ryan schüttelt den Kopf, seufzt müde. »Mir tut es leid.«

Sekundenlang halten wir uns ganz fest, ignorieren den Lärm der 1st Avenue, ignorieren die Passanten, die sich auf dem schmalen Bürgersteig an uns vorbeiquetschen, und verlieren uns in einer trauten Blase, in der nur wir sind und niemand sonst.

»Es war grauenvoll«, erklärt Ryan wenig später. Er hat das Jackett ausgezogen, die Ärmel hochgekrempelt und die zwei oberen Knöpfe seines Hemdes aufgeknöpft. Seine Miene ist leer, der stoische Blick auf die dampfende Calzone gesenkt. »Die Leute habe mir aus den Händen gefressen. Sie haben mir alles geglaubt.«

»Wir alle sehnen den Tag herbei, an dem die Schikane endlich ein Ende hat«, hallen seine Worte in meinem Kopf wider.

Er hat recht. Sein Ausdruck, sein Tonfall ... Laut und selbstbewusst kamen ihm die Worte über die Lippen, als würde er nichts auf der Welt ernster meinen. Selbst ich hätte es ihm fast abgekauft, wüsste ich nicht, dass Ryan stottert und Sprachaussetzer kriegt, wenn er die Wahrheit sagt ...

»Ich stand einfach da, als hätte ich das schon tausendmal gemacht. Selbstbewusst und souverän habe ich in die Gesichter der Leute geschaut und ihnen mit einem Lächeln auf den Lippen ins Gesicht gelogen.«

»Ryan.« Ich lasse mein Besteck wieder sinken und stupse unter dem Tisch seinen Fuß an. »Du hast das Hotel vor einem riesigen Skandal bewahrt. Du warst unehrlich ja, aber ...« Ich mache eine wippende Handbewegung. »Alles stand auf der Kippe. Und du hattest die Wahl. Als du da auf der Bühne warst, hättest du deine Familie so leicht auflaufen lassen können. Aber das hast du nicht.«

»Ich war ja auch schuld, dass ...«

»Warst du nicht«, fahre ich dazwischen. »Das mit dem Tweet war falsch, aber das war nicht das eigentliche Problem. Du hattest keine Schuld«, sage ich wieder. »Trotzdem hast du die Pressekonferenz gegeben. Und deine Rede war gut. Ich bin sicher, dass du damit den Ruf des Hotels gerettet hast. Du kannst extrem stolz auf dich sein.«

»Stolz?« Sein Lachen bricht auf halbem Weg.

»Ja, stolz«, erwidere ich mit Nachdruck. »Ich bin es jedenfalls. Und noch mehr, weil ich weiß, wie schwer es dir gefallen ist.«

Ryan sieht mich lange an, betrachtet mich mit diesen verlorenen grünen Augen, die mir geradewegs in die Seele blicken. Schließlich wendet er sich ab, sieht aus dem Fenster, schluckt schwer.

»Was, wenn ich eines Tages so sein werde wie sie?« Seine Stimme verliert sich in den italienischen Radioklängen. »Was, wenn es unvermeidbar ist?«

Entschlossen schüttele ich den Kopf. »Das wird nicht passieren, und weißt du auch warum?« Ich greife nach seiner Hand.

»Weil ich dich habe?« Er senkt den Blick auf unsere verschränkten Finger und lächelt verbittert.

»Ja, das auch.« Ich drücke seine Hand. »Aber vor allem, weil du dein Verhalten reflektierst. Du weißt jetzt schon, wer du niemals sein willst, und wirst ganz bestimmt nicht so werden wie deine Eltern. Niemals.« Ich lege alle Zuversicht, die ich habe, in meine Stimme.

Ryan schließt die Augen, sein Brustkorb hebt sich, während er mehrmals tief durchatmet. Schließlich führt er meine Hand zu seinem Mund und drückt seine Lippen auf den Handrücken.

»Danke«, flüstert er gegen meine Haut, und sein heißer Atem trifft mich bis ins Mark.

»Immer«, verspreche ich und greife nach meiner Gabel, als er meine Hand wieder freigibt.

Eine Weile essen wir schweigend, wobei eigentlich nur ich esse und Ryan seit Ewigkeiten an einem Stück Champignon rumstochert.

»Hast du keinen Hunger?«, frage ich mit einem Blick auf seine Calzone.

Ryan betrachtet den leicht angeschnittenen Halbmond vor sich und zuckt mit den Schultern. »Irgendwie nicht.«

Ich nicke verständnisvoll, da kommt mir ein neuer Gedanke, der auch mir den Appetit verdirbt. Ich räuspere mich. »Übrigens, ähm, willst du vielleicht über … diese Sache reden?«

Ryan mustert mich verständnislos.

»Der Tweet«, sage ich vorsichtig. »Also, was passiert ist, mit …«

Ryan zuckt zusammen, als hätte er in eine Steckdose gefasst. »Nein«, wehrt er sofort ab und verzieht das Gesicht, als bekäme er riesige Kopfschmerzen. »Ich … danke für das Angebot, aber ich will nicht darüber reden.«

»Okay.« Ich wollte es auch nur in den Raum geworfen haben. Er soll nicht denken, dass ich das, was ich erst heute über seinen Großvater erfahren habe, ignoriere.

»Mir geht's gut, wenn es das ist, was dir Sorge bereitet. Bei Sam war es eine Zeit lang echt schwer, aber auch die ist inzwischen über den Berg.«

Verständlich. Sam und ihr Grandpa waren ein Herz und eine Seele. Jetzt glaube ich umso mehr, dass Ryan für seine Schwester aufs Internat gewechselt ist. Bis gestern hielt ich es immer für eine Ausrede, weil ich dachte, dass er nach unserem großen Streit vor zwei Jahren von mir wegkommen wollte …

»Gott, warum habe ich diesen Tweet überhaupt veröffentlicht? Was ist bloß in mich gefahren?« Er fährt sich frustriert durch die Haare.

»Du warst eben aufgebracht. So was passiert schon mal.«

»Das einzig Gute an diesem ganzen Scheiß ist, dass ich wenigstens deine Mom von ihren Schulden befreien konnte.«

Er sagt es völlig beiläufig, daher braucht es einen Moment, bis die Worte zu mir durchdringen. Zumindest versuchen sie es, stoßen aber nur gegen eine bröselige Wand aus Fragezeichen.

»Wie?«, bringe ich heraus.

»Ah, das habe ich noch gar nicht erzählt. Ich habe der Presseerklärung nur zugestimmt, wenn Mom den Kredit von Kelly abbezahlt.«

»Was!« Aus dem Augenwinkel sehe ich, wie ein paar Köpfe in unsere Richtung schießen. Ryan und ich ignorieren sie.

»Und sie war einverstanden«, fährt Ryan fort. »Jetzt muss nur noch deine Mom zustimmen.«

»Moment.« Ich spule seine Worte erneut im Kopf ab. »Bedeutet das, die … die Schulden wären … weg?« Das letzte Wort flüstere ich fast.

»Ja.« Ryans Kiefer verhärtet sich, als wären dies keine guten Nachrichten, sondern das Mindeste.

»Und … all das Geld, das wir bislang gespart haben, würde nicht mehr benötigt werden?«

»Nein.«

Ich blinzele mehrmals. »Weiß meine Mom schon davon?«

»Das müsste sie eigentlich, ja. Ich bin erst auf die Bühne gegangen, nachdem meine Mutter ihr geschrieben hat.«

»Wow.« Langsam lege ich die Gabel wieder ab und lehne mich gegen das steife Linoleumpolster.

»Ich hoffe nur, dass Kelly nicht zu stur ist, um das Geld anzunehmen.«

Eine berechtigte Sorge, da meine Mutter sehr stolz und sehr prinzipientreu ist.

»Das hoffe ich auch«, murmele ich und verstehe nicht, warum sich meine Hände mit einem Mal ganz klamm anfühlen.

Moms Schulden könnten morgen weg sein. Sollte ich nicht vor Erleichterung umherspringen? Warum freue ich mich nicht?

»Alles okay?« Ryan klingt besorgt.

»Keine Ahnung. Ich … das ist gerade ein bisschen viel«, gestehe ich und reibe mir über die erhitzte Stirn. »Frag mich lieber morgen noch mal.«

Ryan mustert mich ein paar Atemzüge lang schweigend, dann steht er plötzlich auf und läuft um den Tisch herum zu meiner Seite. Automatisch rutsche ich zum Fenster, und im nächsten Moment sitzt er neben mir, einen Arm um mich gelegt.

Ich lächele schwach. »Jetzt bist du es, der mich tröstet.«

»Sieht wohl so aus.« Schmunzelnd zieht er mich fester in seine Arme.

»Tut mir leid.« Ich verschränke meine Hand mit seiner, die an meiner Schulter baumelt.

»Es gibt nichts, was dir leidtun müsste.«

»Dann … danke. Du weißt schon, für …«

»Es gibt auch nichts, wofür du dich bedanken musst«, schneidet er mir das Wort ab. Sanft, aber bestimmt.

»Ich wollte sagen für die Pizza, auf die du mich einlädst.«

»Ich weiß.«

Ja klar. Lächelnd lasse ich den Kopf gegen seine Halsbeuge sinken.

*

Wir bleiben so lange im *Alfredo's*, bis die Sonne untergeht. In unserer Nische eingekuschelt sitzen wir vor den halb aufgegessenen Pizzen und reden über alte Zeiten – die Phase, in der Dennis lange Haare hatte und aussah wie ein übel gelaunter Wikinger. Louisas Faible für Hypnose, und wie wir uns als

Kinder immer fragten, ob wir die ganze Zeit in einer Hypnose lebten, und es bloß nicht wussten. Meine liebste Geschichte ist die, in der Zendaya bei einem Dinner im Hotel war, und ich Ryan dazu überredete, uns unter einem der Tische zu verstecken, um der Unterhaltung zu lauschen. (Wir wurden nicht erwischt!) Ryans Favorit ist nach wie vor die, in der Dennis an Halloween high war.

Es ist schön, in alten Erinnerungen zu schwelgen und die neuen für einen Moment beiseitezuschieben. Allerdings wird die Sehnsucht nach dem Hotel und seinen Mitarbeitern noch größer, sodass wir irgendwann einfach nur in einvernehmlichem Schweigen dasitzen. Ich könnte das ewig tun, doch je später es wird, desto voller wird das Lokal, und als die Leute bereits Schlange stehen, bitten wir um die Rechnung, und machen den Tisch frei. Hand in Hand treten wir aus dem Restaurant und spazieren die 1st Avenue entlang, vorbei an vergilbten Häuserfassaden und leuchtenden Reklametafeln, deren Licht auf den Straßen reflektiert wird. Der kulinarische Duft von Küchen aus aller Welt erfüllt die Luft, ein lateinamerikanisches Lied schallt aus einem 7-Eleven, vermischt sich mit dem Heulen einer vorbeifahrenden Polizeisirene.

»Soll ich dich noch nach Hause bringen?«

Ein fragender Blick von der Seite und ein kleines Lächeln, das meinen gesamten Körper unter Strom setzt. Ich nicke, spüre zugleich aber auch ein drückendes Ziehen in der Brust. Weil wir nicht mehr denselben Rückweg haben. Weil sein Zuhause nicht mehr meins ist.

Wir laufen bis zum St. Vartan Park und kommen an einer Fahrradstation vorbei, bei der sich Ryan erneut eins leiht. Ich könnte mir auch eins nehmen, aber Ryan scheint nichts einzuwenden zu haben, als ich mich auf den vorderen Gepäckträger setze. Im nächsten Moment radeln wir über die Promenade des East Rivers, und die Nostalgie dieses Moments umschließt mich wie eine vertraute Umarmung. Trotzdem ist es anders als früher. Wir sind keine Kinder mehr, verstecken unsere Gefühle nicht mehr länger, sondern zeigen sie, teilen sie. Keine Ahnung, ob es was Schöneres gibt, als wenn die Person, die alles für dich ist, genauso empfindet. Zur richtigen Zeit. Am richtigen Ort. Irgendwie schon ein kleines Wunder.

»Dein Geruch macht mich fertig«, brummt Ryan hinter mir und ein kleiner Schauer durchfährt mich, als seine Lippen meinen Hals kitzeln. Lächelnd schmiege ich meinen Kopf an seinen und kann noch immer nicht glauben, dass ich mein halbes Leben lang dachte, er würde den Geruch nicht mögen.

»Sorry not sorry«, necke ich, und stoße einen spitzen Schrei aus, als mich Ryan in die Seite kneift. Der Fahrradweg ist zwar von beiden Seiten abgesperrt, aber trotzdem. »Pass auf!«

»Sorry not sorry.«

Als wir die Williamsburg Bridge erreichen, laufe ich neben Ryan her, während er das Fahrrad schiebt. Auf der anderen Seite angekommen, steigen wir beide wieder auf. Wir fahren Richtung Südwesten, vorbei an schwach beleuchteten Straßen und Industriegebäuden, die in der Dunkelheit etwas Schauriges an sich haben. Die Straßen sind eng, nur wenige Autos kommen uns entgegen. Mit dem Rücken schmiege ich mich gegen Ryans Brust, lausche seinem Atem, spüre seinen Herzschlag gegen meine Wirbelsäule pochen, ein schneller Rhythmus, der direkt auf meinen übergeht.

An der Brooklyn Height Promenade schließen wir das Fahrrad an einer nahe gelegenen Station ab und laufen noch zum Wasser. Bis zu Dads Appartement sind es nur wenige Minuten Fußweg. Eine drückende Abschiedsstimmung bricht über uns herein, die immer schwerer wird, weil niemand von uns etwas sagt. Mit den Fingern umfasse ich das kalte Geländer und richte den Blick auf die Wolkenkratzer auf der gegenüberliegenden Flussseite. Ein starker Windstoß zerfranst meine Frisur, und plötzlich muss ich an den Film *Meet Cute* mit Kaley Cuoco und Pete Davidson denken, von dem ich glaube, dass eine Szene genau hier am Geländer gespielt hat. Deb, Rahim und ich haben ihn erst vor Kurzem zusammen geschaut, und sie beide waren nicht sonderlich begeistert, fanden ihn kitschig und unrealistisch. Mich hingegen hatte er unerwartet tief berührt. Jeden Tag das erste Date, wieder und wieder, weil sie laut der Protagonistin das Beste an einer Beziehung seien, und es danach kompliziert werde. Der Love Interest sah das anders …

»Was ist für dich der schönste Part einer Liebesgeschichte?«, höre ich mich plötzlich fragen.

Ryan hält kurz inne, und wirkt angesichts des Themenumschwungs etwas verwirrt. »Was meinst du?«

»Na ja, es gibt die Anfangsphase, das Annähern, Kribbeln, die Gefühle, das große Drama, und zum Schluss das Happy End. Was von alledem ist dein liebster Part?«

»Du meinst, so was wie der erste Kuss oder das Zusammenkommen?«

»Ja, zum Beispiel.«

Ryan schweigt eine Weile, und es rührt mich, dass er angesichts dieses eigentlich unwichtigen Themas wirklich nachzudenken scheint.

»Was ist mit dem Teil danach?«, fragt er leise. »Wenn schon alle Hürden überwunden sind und die eigentliche Beziehung erst richtig startet. Nach dem Happy End. Ist das nicht der beste Part?«

Wow. So habe ich das noch gar nicht gesehen. Ich dachte immer, die tollsten Liebesgeschichten schließen mit einem Happy End. Abspann, Ende.

Aber vielleicht beginnen sie danach.

»Das bedeutet, der schönste Teil unserer Geschichte geht erst jetzt los?«

Ryan zieht mich fester an sich, in seiner Stimme höre ich ein Lächeln. »Sieht so aus.«

Lächelnd schmiege ich mich an ihn, spüre jedoch schon bald einen Hauch Wehmut an mir zupfen. Unser Happy End war kaum vorbei, da wurde unsere Beziehung bereits auf die erste Probe gestellt …

Wieder peitscht mir der Wind einen Ballen Haare ins Gesicht. Ich streiche ein paar Strähnen aus der Stirn und puste mir gegen die Handknöchel. Mein Atem bildet eine neblige Wolke, und ein leichtes Frösteln überkommt mich.

»Dir ist kalt«, erklingt es leise hinter mir.

»Ja«, gestehe ich und lehne mich gegen seinen Rücken. »Aber ich will nicht weg von dir.«

»Das will ich auch nicht.« Er schlingt die Arme fester um meinen Bauch, als wollte er mich gar nicht mehr gehen lassen.

Ich lege meine Hände auf seine, denke einen Augenblick lang nach.

»Dann … geh nicht?« Mein Tonfall klingt fragend, unsicher.

Ryan hält einen Moment inne, sein warmer Atem legt sich auf meine Haut, und als er antwortet, macht mein Herz einen aufgeregten Hüpfer.

»Dann … gehe ich nicht.«

7. KAPITEL

Ryan

Ich schlafe nie gut in fremden Betten, aber Ellis strömt eine solche Ruhe aus, dass ich, kaum, dass wir in ihren Laken liegen, fast augenblicklich wegdämmere. Den Arm um sie gelegt, schlafe ich fest und traumlos.

Und zu kurz.

Der Sonnenaufgang knallt gegen die gardinenlosen Fenster, und ich stecke irgendwo zwischen Schlaf und Bewusstsein, als ich spüre, wie mein Ständer gegen Ellis Hintern drückt. Ohne die Augen zu öffnen, ziehe ich sie enger an meine Brust, streichele ihren Bauch und lächele, als ihre warmen Finger mein Bein entlangfahren.

Sie ist auch wach.

Behutsam gleite ich mit der Hand unter ihr Shirt, wandere höher, umfasse ihre kleine Brust, die genau in meine Hand passt. Ihr Nippel stellt sich auf, und ein wohliges Seufzen entfährt ihr. Sanft drücke ich zu, ihr Kopf fällt in den Nacken, ihr Seufzen wird lauter.

»Schhh«, mache ich leise, und ihr Mund schließt sich wieder, während sich ihre Finger bis zu meiner Hüfte hochtasten. Ich vergrabe den Kopf in ihrer Halsbeuge, verteile Küsse auf ihrer Haut. Ihr Geruch setzt meine Nerven in Brand, und ein Zucken geht durch meinen Körper, als sie über meine Erektion streichelt. Kurz löse ich mich von ihr, helfe ihr, mir die Shorts bis zu den Oberschenkeln runterzuschieben, dann lege ich den Arm wieder um sie, lasse die Hand tiefer wandern, spiele am Bund ihres Slips, schiebe die Finger unter den Stoff, während sie im selben Moment ihre Hand um meine Erektion schließt, die sofort unter ihrer Berührung aufzuckt. Ich beiße sanft in ihre Schulter, während ich mit dem Daumen um ihre Mitte kreise. Ellis atmet zittrig aus, ihre Finger schließen sich fester um meine Härte, wandern auf und ab. Ich ersticke mein Stöhnen an ihrem Hals, unsere Bewegungen werden schneller, passen sich dem Tempo des anderen an. Ihr Slip ist vor Lust ganz feucht, das Geräusch ihres immer schneller werdenden Atems bringt mich fast um den Verstand. Mein gesamter Körper spannt sich an, die Welt dreht sich und als ich spüre, wie sich ihr Unterleib verkrampft, komme ich, und sie mit mir.

Danach liegen wir keuchend nebeneinander, die Glieder noch immer schwer vor Lust. Mein Puls dröhnt mir in den Ohren, meine Haut ist schweißbedeckt. Ellis dreht den Kopf in meine Richtung, ein paar Locken fallen ihr über das gerötete Gesicht.

»Morgen«, flüstert sie.

Ich lächele. »Morgen.«

»Können wir jetzt immer so aufwachen?«

Mein Lächeln wird breiter. »Dann müsste ich mich jede Nacht in dein Bett schleichen.«

»Darüber würde ich mich nicht beschweren.« Sie reckt den Arm in Richtung der Kommode, angelt nach einer herumliegenden Packung Taschentücher und reicht sie an mich weiter.

»Ich nehme dich beim Wort«, warne ich und wische mir die Lust vom Körper. Kurz darauf summt mein Wecker los – fünf Uhr. Ich hatte ihn extra früh gestellt, damit ich verschwinden kann, bevor Ellis' Eltern wach werden. Mit einem unterdrückten Gähnen schalte ich den Wecker aus und ignoriere die ungelesenen Nachrichten, die auf meinem Homescreen hervorblitzen.

»Du musst noch nicht gehen«, meint Ellis, als ich mich aufsetze.

»Aber ich sollte, oder? Keine Ahnung, wie es deine Eltern finden würden, wenn sie mich unangekündigt in deinem Bett vorfinden. Und außerdem … wer weiß, wie Kelly mir gerade zugetan ist, nachdem das mit meiner Mom …« Mein Magen zieht sich zusammen.

Ellis blinzelt mich überrascht an. »Was hat das denn mit dir zu tun? Wir sind doch nicht die Capulets und Montagues.«

»Die was?«

»Romeo und Julia. Verfeindete Familien.«

»Ach so.« Ich schlüpfe in mein Hemd, lächele halb. »Na ja, aber irgendwie schon, oder? Immerhin habe ich mich für meine Familie entschieden. Das Hotel.«

»Und dafür würde sie dich niemals verurteilen. Es ist deine Familie, natürlich stellst du dich nicht gegen sie. Du musst hier niemandem Loyalität beweisen.«

Warum fühlt es sich dann trotzdem an, als würde ich deine hintergehen?

Ellis bringt mich noch bis zur Haustür. Auf Zehenspitzen schleiche ich nach draußen und ziehe meine Schuhe erst im Flur an.

»Wann sehen wir uns wieder?« Obwohl ich flüstere, hallt meine Stimme im alten Treppenhaus.

»Ist heute Abend zu früh?« Sie beißt sich auf die Unterlippe, und mein Herz schwillt auf die doppelte Größe an.

»Definitiv nicht«, versichere ich und beuge mich vor, um ihr einen langen, tiefen Kuss zu geben.

Ich liebe dich, will ich sagen. *Ich liebe dich, ich liebe dich, ich liebe dich.*

Aber wann immer ich mein Herz sprechen lassen will, verknotet sich meine Zunge, verheddert die Worte, bis ich sie letztendlich doch runterschlucke.

Deshalb hoffe ich, dass mich Ellis wie so oft auch ohne Worte versteht.

Draußen angekommen schreibe ich Sam und frage, ob unsere Mutter im Hotel oder in unserem Penthouse ist. Während ich auf ihre Rückmeldung warte, fahre ich schon mal in Richtung Battery Park. Ich bin schon fast an der Tür, als mir Sam endlich antwortet – und ich wieder umkehre, weil sich Mom ausnahmsweise nicht im Hotel befindet. Vermutlich wusste sie, dass ich ihr aus dem Weg gehen würde, und wollte mich abpassen. Schon seit gestern trudeln etliche Nachrichten von ihr ein – Warnungen, ja nicht mit der Presse zu reden und sich *diskret* zu verhalten, da die Krise längst nicht ausgestanden sei, bla, bla, bla. Ich habe nur die von Dad beantwortet – die zwar ähnlich waren, aber mein Groll auf ihn ist bei Weitem nicht so groß wie der auf meine Mutter.

An der Barclay Street nehme ich mir ein Taxi. Während der zwanzigminütigen Fahrt in Richtung Upper East Side überfliege ich meine ungelesenen Nachrichten. Da mir bis vor wenigen Wochen sämtliche Social Media Nutzung untersagt war (und ich anders als Sam nie irgendwelche anonymen Accounts hatte), habe ich mich mit den meisten Kontakten über meine Handynummer vernetzt. Was im Umkehrschluss bedeutet, dass mir jede Person, die meine Nummer besitzt, geschrieben, angerufen oder ein »OMG, ich hab dich auf CNN gesehen«-Memo in unseren Chat gekreischt hat.

Diese Geier …

Da ich mit fast keinem von ihnen in näherem Kontakt stehe, ignoriere ich ihre um Tratsch bittenden Annäherungsversuche, und nehme mir vor, demnächst meine Nummer zu ändern.

Aber Tyler hat geschrieben. Mein bester Freund aus dem Internat, und der Mensch, dem ich es verdanke, dass ich nicht im Liebeskummer ertrunken bin. Während ich nach Grandpa Als Tod und dem Streit mit Ellis einfach nur allein in meinem Zimmer versauern wollte, hat er mich so lange genervt, bis ich mitgegangen bin. Zu Filmabenden, Partys, Poolrunden und sonstigen sozialen Interaktionen. Später erzählte er mir, dass er mich anfangs nur deshalb dabeihaben wollte, um mit seiner jetzigen Freundin Megan in Kontakt zu treten, die mit meiner Schwester befreundet war; aber ich bin ihm trotzdem dankbar dafür. Dort zu sein, in Maryland, umgeben von neuen Menschen, die nicht Logan, Jerimiah oder Sadie hießen – und vor allem ganz weit weg von meiner Mutter –, konnte ich aus mir herauskommen. Mich kennenlernen. Neu erfinden. Und meinen Liebeskummer überwinden.

Tyler:
Ich habe nur eine Frage: Kam die Rede aus vollstem Herzen?

Mein Magen macht einen überraschten Satz. Das ist ein Codeword – oder eigentlich mehr ein Insider. Einmal, Tyler und Megan waren gerade erst zusammengekommen, gingen wir zusammen auf eine Party und Megan trug ein seltsames Outfit, das mich sehr an Lady Gagas Fleischkleid erinnerte. Als Megan fragte, ob Tyler es blöd fände, war seine nervöse (und viel zu übertriebene) Antwort: »Nein, Babe, das Kleid ist wunderschön, und das sage ich aus vollstem Herzen.«

Ich warf ihm einen amüsierten Blick von der Seite zu. »Aus vollstem Herzen, ja?«

Auch Megan glaubte ihm nicht, aber das war okay, denn sie wollte gar nicht, dass er ihr in allem zustimmt, trug das Steakkleid aber trotzdem. Seitdem ist es so, dass, wenn einer von uns dreien etwas aus *vollstem Herzen* meint, das genaue Gegenteil der Fall ist.

Und Tyler ahnt, dass etwas im Busch ist.

Meine Gedanken spielen Pingpong. Sekunden lang überlege ich hin und her. Lügen oder nicht lügen? Die Wahrheit kennen bereits zu viele, Mom sagt, dass die Krise noch nicht überwunden ist …

Aber Tyler ist mein bester Freund. Ich vertraue ihm. Und ich will nicht lügen. Ich hasse Lügen.

Schließlich antworte ich. Ebenfalls verschlüsselt.

> Ich:
> 🥩🥩🥩

Seine Antwort folgt in Sekundenschnelle.

> Tyler:
> Alter!!! 😱😱😱

> Ich:
> Ich weiß. Aber lass uns nicht hier darüber reden.

> Tyler:
> Hast du heute Abend Zeit?

> Ich:
> Bist du gerade nicht in den Hamptons?

> Tyler:
> Doch, aber ich fahre später noch zu Stevens Geburtstag.

Die Einladung habe ich auch bekommen. Steven war mit uns auf der Saint Robinson und schon da für seine eskalativen Partys bekannt. Ich fand ihn immer nett, hatte im Gegensatz zu Tyler aber nie viel mit ihm zu tun.

Ich:
Heute geht leider nicht. Ich bin mit Ellis verabredet.

Tyler:
??????????

Ach ja, das weiß er auch noch nicht …

Tyler:
Das Thema kommt auch auf die Liste. Aber für den Fall, dass es gut zwischen euch steht, kannst du sie doch einfach mit zur Party nehmen?

Mehrere Punkte sprechen gegen diesen Vorschlag. Erstens würde Mom nicht wollen, dass ich mich öffentlich vergnüge, und einen provokanten Schnappschuss à la »Er trinkt und ist nicht mal einundzwanzig!« riskiere. Aber was noch viel wichtiger ist: Ich will Ellis heute Abend ganz für mich allein haben; vorzugsweise an einem Ort, an dem ich mich auf sie legen kann. Oder sie sich auf mich. Hauptsache sie und ich, Körper an Körper, Haut an Haut.

Aber der Sommer ist fast vorbei, danach gehe ich nach Harvard und Tyler an die Cornell. Eine Ära wird enden, und unsere Freundschaft wird nicht mehr so sein, wie sie einmal war. Abgesehen davon schreit jede Faser meines Körpers danach, abzudriften und der Realität zu entfliehen. Eine Party, mein bester Kumpel und Ellis … Klingt eigentlich gar nicht so schlecht.

Ich:
Ich frag sie gleich mal.

Als ich das Handy wieder einstecke, schaue ich auf und bemerke, dass wir schon fast da sind. Allerdings lungern trotz der Uhrzeit noch immer ein paar Reporter herum. Gott, die haben echt kein Leben.

Ich bitte den Taxifahrer, in die Seitenstraße zu fahren und vor dem Lieferanteneingang zu halten. Eilig werfe ich ihm einen Fünfziger hin, steige aus und sprinte beinahe zur Tür. Erst, als ich sie hinter mir schließe, atme ich auf.

Auf dem Weg zu den Aufzügen begegne ich kaum jemandem. Es ist noch früh, aber durch die wochenlange falsche Presse hatten im Sommer auch viele Angestellte gekündigt.

Während ich auf den Fahrstuhl warte, kommt mir Louisa mit ihrem Housekeeping-Wagen entgegen. Unsere Blicke kreuzen sich, und sie schnappt laut nach Luft.

»Ryan!« Hektisch schiebt sie den Wagen auf mich zu, und rempelt mich dabei fast um, würde ich nicht schnell zur Seite treten. »Wie geht es meinem Schatz?«

»Gut, danke und … Oh, du meinst Ellis!« Ich lächele über meinen Fehler. Natürlich ist *sie* Schatz. Louisa arbeitet seit Jahren hier und ist für Ellis wie eine zweite Mutter.

»Ihr geht es auch gut«, versichere ich.

»Wann kommt sie wieder? Es kann doch nicht endgültig sein. Meinst du, Kelly überlegt es sich doch noch mal anders?«

Mein Hals wird dick. »Das hoffe ich.«

Louisa nickt, als wäre sie mit dieser Antwort zufrieden. Doch dann ändert sich ihr Ausdruck und ein Schleier legt sich vor ihre Augen. Kurz huscht ihr Blick zur Seite, als wollte sie nach Lauschern Ausschau halten, dann lehnt sie sich zu mir vor und zieht meinen Kopf näher zu sich.

»Deine Rede gestern …« Ihr Atem gerät ins Stocken. »War das, was du gesagt hast, wirklich wahr?«

Wow, ich bin kaum eine Minute hier und muss schon wieder lügen. Aber mir bleibt keine andere Wahl. Mir bleibt keine verdammte Wahl.

»Natürlich«, sage ich und verdrehe die Augen. »Diese Leute wissen einfach nicht, worüber sie sonst schreiben sollen.«

»Oh, Gott sei Dank.« Louisa atmet erleichtert aus, ihre Schultern entkrampfen sichtbar. »Wir alle hatten Angst, dass die Gerüchte wirklich wahr wären. Dass das Hotel selbst …« Sie bricht ab und bekreuzigt sich, als wäre allein der Gedanke daran eine Sünde.

Mein Herz zieht sich schmerzhaft zusammen. »Ja, das wäre ein bisschen krank«, entgegne ich trocken.

»Total krank«, pflichtet sie mir bei. »Weiß man denn, wer dieser Troll ist, der diese lächerlichen Interviews gegeben hat?«

»Leider nein.« Ich drücke auf den Aufzugsknopf, will schnell weg, will nicht noch mehr lügen.

»Aber sicher niemand aus dem Hotel, oder? Das kann nicht sein!«

Ich schlucke. »Bestimmt nicht.«

»Siehst du Ellis später? Grüßt du sie von mir? Und bitte umarm sie ganz fest.«

»Das mache ich. Aber ich bin sicher, dass ihr zwei euch sowieso bald wiedersehen werdet.«

»Das hoffe ich.« Ihr Lächeln wird wehmütig und der Kloß in meinem Hals immer dicker. Ellis musste nicht nur ihr Zuhause, sondern auch ihre Familie verlassen.

Als der Aufzug kommt, steige ich ein und verabschiede mich von Louisa. Während ich hochfahre, flehe ich innerlich darum, keine weiteren Mitarbeiter zu treffen, die irgendwelche Informationen aus mir herauspressen wollen. Meine Gebete werden erhört, und für einen kurzen Moment überschwemmt mich die Erleichterung so sehr, dass ich nicht auf meine Umgebung achte, und beim Aussteigen beinahe in jemanden hineinrenne. Sofort bremse ich, und auch Riley zuckt zurück. Sie trägt ein weißes Shirt und eine weiße Jogginghose, an ihrer Armbeuge baumelt der Henkel einer ebenso weißen Louis Vuitton, die zum Bersten vollgestopft ist. Und sie weint. Dicke Tränen kullern aus ihren rot geschwollenen Augen.

»Hey, Riley.« Besorgt lege ich den Kopf schief. »Ist alles okay?«

»Hey.« Sie lächelt brüchig und wischt sich über die Augen. Ja, ich … ich muss nur leider ausziehen.«

Sie sagt ausziehen, und nicht auschecken.

»Du *musst*?«

»Meine Eltern haben herausgefunden, wo ich bin, und jetzt sind alle Kreditkarten gesperrt.«

Die Fragezeichen in meinem Kopf summieren sich.

Sie haben es herausgefunden?

»Wochenlang warte ich auf ein Lebenszeichen von ihnen, Sorge um mich, eine Entschuldigung. Und das Einzige, das ich kriege, ist ein Rückflugticktet. Nicht einmal eine kleine Nachricht.« Riley legt den Kopf in den Nacken und lacht verbittert. »Die kriegen echt immer, was sie wollen.«

»Du … willst nicht zurück?«

Ermattet senkt sie den Blick und schüttelt den Kopf.

»Oh.« Mir war nicht klar, dass sie Familienprobleme hat. Um ehrlich zu sein, weiß ich kaum etwas über sie. »Ähm … kann ich irgendwas tun? Soll ich vielleicht Ellis Bescheid sagen?« Immerhin haben sich die beiden während ihres Aufenthalts angefreundet. Vermutlich weiß sie besser, was zu tun ist.

»Schon gut.« Sie winkt ab und streicht sich eine rosa Strähne aus dem Gesicht. »Ellis hat gerade selbst genug um die Ohren mit der ganzen … Oh nein!« Riley schnappt entsetzt nach Luft. »Ich werde sie gar nicht mehr sehen. Mein Flug nach LA geht schon in zwei Stunden! Scheiße.« Erneute Tränen steigen ihr in die Augen, und für einen Moment bin ich so überfordert, dass ich nicht weiß, was ich sagen soll. Ich war noch nie gut im Trösten.

»Du … musst den Flug doch nicht nehmen«, ist alles, was ich hervorbringe.

»Wo soll ich denn sonst hin? Meine Kreditkarten sind gesperrt. Ich kenne hier niemanden. Ich …« Ihre Stimme bricht. »… hab niemanden.«

Tiefe Einsamkeit schwingt in jeder ihrer Silben. Mein Herz zieht sich schmerzhaft zusammen.

»Dann komm erst mal mit zu mir«, biete ich aus einem Impuls heraus an.

Riley runzelt verwirrt die Stirn, umklammert die vollgestopfte Tasche etwas fester. »Zu dir?«

»Wenn du willst. Das Zimmer meiner Schwester ist frei. Du kannst aber auch in die Wohnung von Ellis und ihrer Mom. Oder ich fahre dich gleich zu Ellis nach Brooklyn. Aber du bist nicht allein, okay? Wenn du nicht zurückwillst … Das Hotel schmeißt dich nicht einfach so raus.«

Riley sieht mich lange an. Erneute Tränen laufen über ihre Wangen, doch diesmal lächelt sie.

»Okay?« Ich lächele zurück.

Riley wischt sich über die Augen, nickt. »Okay.«

8. KAPITEL

Ellis

Ich sitze mit meinen Eltern am Frühstückstisch, während ich an einem Cinnamon-Raisin Bagel mit zu viel Cream Cheese knabbere, und auf meinem Handy das Echo von Ryans gestriger Rede verfolge. Die Resonanz ist hauptsächlich positiv – Ryan hat alle in seinen Bann gezogen und überzeugt. *Getäuscht.* Sogar das mit dem verdammten Tweet. Nie, nie, nie hätte ich gedacht, dass er aus der Nummer wieder rauskäme.

Natürlich gibt es auch ein paar kritische Stimmen, die sich in Verschwörungen verlieren oder behaupten, Jules würde ihren Sohn vorschicken – und so sehr es auch stimmt, bin ich froh, dass sie deutlich in der Unterzahl liegen. Ryans Scharade kam anscheinend sehr glaubwürdig rüber.

Andererseits beziehen sich die meisten Kommentare ohnehin nicht auf die Presseerklärung – sondern auf Ryan und wie heiß er ist. Bilder und Videos von ihm in seinen Anzug fluten das Internet. Der Hashtag #RyanVanBae erklimmt die Charts und unter jedem Artikel, jedem noch so kleinen Post wird erwähnt, wie toll er aussieht. *Der gut aussehende Hotelerbe. Der hübsche Van Day Nachwuchs.*

Mit mahlendem Kiefer scrolle ich entlang der Herz- und Kuss-Emojis, und spüre, wie die Eifersucht immer stärker durch meine Venen pumpt. Die Vorstellung davon, Ryan, *meinen* Ryan, mit dem Rest der Welt zu teilen, behagt mir nicht, dabei kenne ich mich gar nicht so besitzergreifend. Aber vielleicht habe ich auch einfach nur Angst, ihn schon wieder zu verlieren. Denn im Grunde genommen ist Eifersucht ja nichts anderes, oder? Die tiefe Angst vor Verlust.

Wenigstens sehen wir uns bald wieder. Vorhin hat er mich gefragt, ob ich mit auf die Party seines Kumpels Tyler gehen will. Am Anfang wollte ich Nein sagen, schließlich hat die letzte, auf der wir waren, das vorzeitige Ende unserer Freundschaft bedeutet. Aber vielleicht ist es gut, alte Erinnerungen mit neuen zu überschreiben. Und ich will Ryan unbedingt wiedersehen. Er ist kaum eine Stunde weg, und ich vermisse ihn jetzt schon.

Allerdings kann ich mich unmöglich allein diesen High-Society-Leuten stellen. Ich habe deshalb Riley und Emory gefragt, ob sie mich begleiten wollen, und am allerliebsten hätte ich auch Deb und Rahim dabei. Gott, ich vermisse die beiden so sehr.

Als mein Kopf irgendwann raucht, lege ich mein Handy zur Seite und greife nach der French Press. Während ich mir einen Schluck Kaffee eingieße, lausche ich dem Gespräch meiner Eltern. Mom wundert sich darüber, dass die Bagels in Brooklyn Heights noch teurer sind als an der Upper East Side, woraufhin Dad anbietet, beim nächsten Mal selbst welche zu backen. Meine Mutter findet die Idee super, und dann grinsen sich die zwei an wie verknallte Teenager. Schon komisch, sie nach all den Jahren so vertraut und innig zu erleben. Es fühlt sich fremd und gewohnt zugleich an.

Irgendwann muss sich Dad für die Arbeit fertig machen. Ich warte, bis das Rauschen der Dusche erklingt, dann werfe ich meinen angebissenen Bagel auf den Teller und wende mich meiner Mutter zu.

»Okay. Was ist da zwischen dir und Dad?«

Mom, die gerade einen Schluck nehmen wollte, lässt die Tasse in ihrer Hand sinken. Röte steigt ihr in die Wangen. »W-Was meinst du? Was soll da sein?«

»Spar dir das«, winke ich ab und bedenke sie mit einem »Mich haust du nicht übers Ohr«-Blick. »Ich weiß, dass ihr euch wieder trefft.«

Mom reißt entsetzt die Augen auf. »Hat er dir das gesagt?«

»Nein. Aber ihr beide versteckt es auch nicht wirklich.«

Ein verschämter Schulmädchenausdruck tritt in ihre Augen.

»Also?«, hake ich nach.

Mom umklammert ihre Tasse mit dem Aufdruck *Best Dad Ever*, die ich meinem Vater vor Jahren geschenkt habe, und hält den Kopf gesenkt, während sie einen Moment nachdenkt. »Wir … sind uns wieder nähergekommen, ja.«

»Und jetzt lebt ihr zusammen.«

»Vorübergehend. Aber das bedeutet nicht, dass wir zusammen sind. Und ich habe auf dem Sofa geschlafen!«

Dieser rechtfertigende Tonfall … Ich lache.

»Und wie geht es jetzt weiter? Datet ihr euch weiterhin?«

Mom verzieht das Gesicht, als behage ihr diese Bezeichnung nicht. »Kann man überhaupt jemanden daten, mit dem man schon verheiratet war? Es ist ja nicht so, dass alles neu ist, im Gegenteil.« Sie denkt kurz nach. »Eher, als würde man ein altes Paar Schuhe anziehen, die einem nach Ewigkeiten noch passen.«

»Wow. Welch romantischer Vergleich«, bemerke ich trocken.

Mom prustet los, ein lautes, glockenhelles Lachen, das ich schon lange nicht mehr gehört habe und mich in eine völlig andere Zeit versetzt. Als meine Mutter noch schuldenfrei war. Und ihre beste Freundin hatte. Und ihren Job. Und ihr Zuhause.

»Wie seid ihr denn wieder in Kontakt gekommen?«, frage ich weiter.

»Nach seinem Schlaganfall haben wir hier und da geredet.« Mom hält inne und sieht zum Flur, aber durch das Konzert, das Dad gerade unter der Dusche gibt, hört er garantiert nichts. »Als er nach New York zurückgezogen ist, haben wir uns ab und an getroffen und uns viel darüber unterhalten, was schiefgelaufen ist, was wir rückblickend anders gemacht hätten. Und dann … ich weiß auch nicht. Es hat sich einfach so ergeben.« Sie wirft einen scheuen Blick in meine Richtung. »Wie … fändest du das denn? Also, wäre es in Ordnung für dich, wenn wir …« Sie bricht ab und lässt den restlichen Satz unbeendet.

»Keine Ahnung.« Ich zucke mit den Schultern. »Ehrlich gesagt habe ich mich daran gewöhnt, dass ihr getrennt seid, aber wenn ihr beide wieder Gefühle füreinander habt … Für mich ist beides okay, glaube ich. Ich bin glücklich, wenn ihr es seid.«

Ein erleichtertes Lächeln breitet sich auf ihren Lippen aus. »Dasselbe gilt für dich.« Sie hebt die Tasse an ihren Mund und schielt kurz in meine Richtung. »Aber wehe, du schleust Ryan wieder heimlich in dein Zimmer.«

Mein Herz macht einen überraschten Satz, meine Finger verkrampfen sich um den Bagel und lassen Cream Cheese aus allen Seiten quellen. »Du … weißt davon?«

»Sei nur froh, dass dein Vater nichts mitgekriegt hat.«

Zögernd greife nach einer Serviette. »Meinst du, er hätte was dagegen gehabt?«

»Natürlich. Du bist sein kleines Mädchen.«

»Aber Dad ist doch voll offen«, wende ich ein und wische mir über die verklebten Finger.

Mom stößt einen belustigt-amüsierten Laut aus, der sehr an das »Hohoho« des Weihnachtsmanns erinnert. »Aber bestimmt nicht, wenn er weiß, dass sich Männer in dein Zimmer schleichen.«

»Nur *ein* Mann. *Ein* Ryan. Singular. Außerdem hatte ich nicht vor, ihn reinzuschleusen, aber ich konnte ja auch schlecht … oh apropos«, wechsele ich das Thema. »Das Hotel und du.«

Mom verzieht das Gesicht, als würde der Kaffee mit einem Mal nach Essig schmecken.

»Sind Geschichte«, erwidert sie kühl.

»Aber Ryan hat mir erzählt, dass Jules den Kredit abbezahlen wird.«

»Das ist ja wohl das Mindeste.« Sie reckt das Kinn so hoch wie ihren Stolz. »Die können froh sein, wenn ich das Hotel nicht in Grund und Boden verklage. Was Jules getan hat, war unverzeihlich.«

»Absolut«, räume ich ein. »Aber du liebst doch das Hotel. Und deine Arbeit. Und deine Kollegen.«

»Ist mir egal.«

Gott, diese Frau ist so stur!

»Und was willst du dann machen?«

»Keine Ahnung. Vielleicht in Urlaub fahren? Wer weiß das schon.«

Verdattert starre ich sie an. »Aber du brauchst doch einen Plan!«

»Tue ich nicht.« Trotz blitzt in ihren Augen auf. »Ich darf auch mal entschleunigen und die Seele baumeln lassen, weißt du?«

Natürlich darf sie das. Nach all den anstrengenden Monaten hat sie jede Pause der Welt verdient.

Aber was mache ich?

Ich hatte mein Studium an der UPenn nur deshalb aufs nächste Jahr verschoben, um Mom mit den Schulden zu helfen. Jetzt sind sie weg – was toll ist! Nur fehlt mir fortan eine Perspektive, eine Routine, ein Tagesablauf. Vor wenigen Tagen hatte mich der Alltagsstress in seinem Klammergriff, aber da hatte mein Leben zumindest eine Struktur. Nun ist alles wieder offen.

Kalter Frust kriecht meinen Nacken hoch. Ich schlinge die Arme um mich selbst und wünschte, es wären die eines anderen. Irgendwer, der mich hält, damit ich es nicht tun muss. Jemand, der mich tröstet und mir sagt, dass es nicht absurd ist, dass ich innerlich durchdrehe, weil ich nicht weiß, wie es in Zukunft weitergeht.

Und als hätte das Universum meinen Ruf gehört, blinkt im selben Moment mein Handy auf, und kurz darauf erneut. Ohne den Griff um mich zu lösen, beuge ich mich vor, linse auf mein Display, und erstarre, als ich die Worte lese.

Deb:
Wir sind da.

Rahim:
Mach auf.

Was ... wie ...

In diesem Moment klingelt es. Abrupt stehe ich auf, mein Stuhl kippt nach hinten. Mom stößt ein erschrockenes »Hey!« aus, doch ich ignoriere sie. Ohne den Stuhl wieder hinzustellen, stürme ich zur Tür, reiße sie auf – und da stehen sie. Deb in ihrer abgewetzten Lederjacke und zerschlissenen Schlaghose, und Rahim in einem schwarzen Shirt, glitzernder Cap und khakigrüner Röhrenjeans.

»Oh mein Gott!«, kreische ich.

»Überraschung!«, trällern sie. Dann schließen sie mich in die Arme.

9. KAPITEL

Ryan

»Sie sind einfach die größten Arschlöcher, weißt du?«, schimpft Riley und verfehlt den Basketballkorb erneut. Mit einem lauten Knall prallt er gegen das Backboard und lässt das ganze Gerüst kurz erzittern.

»Da konfrontiere ich sie mit ihrem Scheiß und sie schmeißen mich raus«, fährt sie fort und dribbelt den Ball ein paarmal auf meinem Zimmerboden, ehe sie mit einem kleinen Sprung zu einem erneuten Wurf ansetzt und der Ball diesmal zumindest das Netz streift. Eigentlich hat der Korb, der schon seit meiner Kindheit dort hängt, ursprünglich dazu gedient, Würfe mit einem weichen Schaumstoffball zu üben. Aber Riley hat einen echten neben meinem Bett gefunden und bisher schien nie der richtige Moment, um sie daran zu erinnern, dass sich unter uns auch Gäste befinden.

»Gleichzeitig wollen sie, dass ich zurückkomme. Oder nein, nicht zurückkomme, sondern schnellstmöglich aus diesem Hotel auschecke.«

»Um ihr Geld nicht weiter aus dem Fenster zu werfen?«, mutmaße ich und rubbele mir die Haare trocken, die noch feucht vom Duschen sind.

Riley hält inne und presst sich den Ball gegen den Bauch, während sie verlegen zu Boden sieht. »Unter anderem.«

Also ist das nicht der einzige Grund. Neugier flammt in mir

auf, aber als Riley nichts weiter hinzufügt, beschließe ich, nicht nachzuhaken.

»Was machen denn deine Eltern?«, wechsele ich das Thema. »Sind sie Schauspieler oder Produzenten oder so?«

»Nein.« Riley fährt sich über die rosa Haare und lächelt verbittert. »Im Grunde tun sie nichts anderes als zu feiern und das Erbe ihrer Familien auszugeben. Beide kommen aus sehr strengen Elternhäusern, von denen sehr viel Druck auf sie ausgeübt wurde. Als sie sich in Stanford kennenlernten, fanden sie im anderen einen Seelenverwandten, der sie verstand. Sie verliebten sich, schmissen das Studium, zogen nach LA und wurden die größten Hippies. Nach dem Motto: Lebe und denke nicht an morgen.

Als sie mich bekamen, wollten sie nicht, dass es mir so ergeht wie ihnen. Eigentlich ein schöner Ansatz – dem Kind viele Freiheiten geben. Aber selbst das kann einem irgendwann zu viel werden, weißt du? Wenn du die eigenen Eltern nie siehst, weil sie sich überhaupt nicht um dich kümmern. Wenn sie dich ständig allein lassen, um auf irgendwelche Partys zu gehen. Wenn sie immer alles damit entschuldigen, dass deine Kindheit so viel entspannter ist als ihre war. Und am Anfang freust du dich sogar und denkst dir: Was für ein geiles Leben! Ich darf alles tun, was ich will. Partys schmeißen, tagelang weg sein, ohne dass sie rummeckern. Weil es sie überhaupt nicht interessiert.« Riley verzieht das Gesicht zu einer gequälten Grimasse. »Aber jede Freiheit erreicht irgendwann ihr Limit. Das Leben macht keinen Spaß, wenn es keine Grenzen gibt. Eine lockere Erziehung kann keine Liebe ersetzen. Zuneigung. Mal in den Arm genommen werden, Mom.« Ihre Stimme zittert. »Würde mich echt freuen, wenn du mich ausnahmsweise mal als Kind siehst, und nicht als gute Freundin. Wenn wir als Familie zusammen essen, wenn du mir Pancakes machst oder meine Muttertagskarte zumindest mal überfliegst. Und dasselbe gilt für dich, Dad.« Sie schnieft trocken und wirft den Ball erneut in Richtung Korb. Diesmal fällt er ins Netz, bleibt allerdings dort stecken.

Schweigend verdaue ich ihre Worte, die ein flaues Gefühl in meiner Magengrube hinterlassen. »Tut mir leid.«

»Ist nicht zu ändern.« Sie lässt den Ball, wo er ist, und legt sich kurzerhand auf den Boden. Die Arme wie ein Seestern ausgebreitet starrt sie resigniert ausatmend zur Decke.

Kurzes Schweigen breitet sich zwischen uns aus.

»Meine Eltern sind auch kompliziert«, höre ich mich leise sagen. »Aber anders.« Ich zerknülle das nasse Handtuch und werfe es in den Wäschekorb neben der Tür. »Wahrscheinlich das Gegenteil von deinen.«

»Kontrollierend?«

»Sehr kontrollierend«, gebe ich ihr recht und angele nach einem Paar frischer Socken. »Und sehr darauf achtend, was andere von einem denken.«

»Klingt anstrengend.«

»Sie lieben uns schon«, wende ich ein. »Glaube ich zumindest. Nur steht an erster Stelle immer das Hotel. Erst dann kommen wir.«

Riley schnaubt. »Wie hast du das ausgehalten, ohne völlig durchzudrehen?«

Weil ich für jemand anderen immer die erste Wahl war.

Ellis. Mein Lieblingswort, mein Lieblingsmensch. Dass sie ins Hotel gezogen ist, hat mein Leben, das schon in meiner Kindheit von einer schweren Dunkelheit umgeben war, heller gemacht. Ellis war mein Sonnenschein, und ich war süchtig nach ihrem Licht. Genau deshalb mussten wir uns für eine Weile aus den Augen verlieren. Weil ich lernen musste, auch ohne sie zu leuchten.

»Wer sagt, dass ich nicht durchgedreht bin?«, gebe ich schwach lächelnd zurück.

»Touché.« Riley lacht kurz auf. »Ich bin auch ein bisschen durchgedreht. Aber New York hat mich aufgefangen. Und vor allem Ellis. Sie war so nett.« Riley hält kurz inne. »Voll seltsam, dass sie gerade nicht hier ist, oder?«

»Ja«, stimme ich leise zu. Seltsam und irgendwie … nicht richtig. Als würde ein Puzzleteil fehlen, das das Motiv komplett macht.

Wie es ihr wohl gerade geht? Ich habe noch nicht nachgesehen, ob sie der Abendplanung zugestimmt hat. Schnell streife ich mir die Socken über und mache mich auf die Suche nach meinem Handy. Nach einem kurzen Blick ins Bad finde ich es am Waschbeckenrand. Die Luft im Raum ist noch feucht und ein feiner Dunstschleier bedeckt das Display. Mit dem Daumen wische ich über das Glas, der Bildschirm erhellt sich, mehrere ungelesene Nachrichten blinken auf. Die oberste ist von Sam, und alles in mir erstarrt, als ich die Worte überfliege.

Sam:
Mom ist unterwegs ins Hotel!

Verdammt, sie hat die Nachricht schon vor fünf Minuten geschrieben.

Sofort laufe ich zurück ins Zimmer. »Wir müssen gehen«, teile ich Riley mit, und angele nach einer herumliegenden Cap.

»Was ist los?«

»Meine Mutter kommt gleich und …« Meine Eingeweide verkrampfen sich. Wenn sie Glück mit den Ampeln hat, könnte sie schon fast da sein. »Ich … kann sie gerade echt nicht sehen.«

»Oh, okay, klar.« Riley rappelt sich auf und läuft zu ihrer Tasche, um den Inhalt zu entleeren. Dann hält sie inne, betrachtet den Klamottenberg, der sich auf meinem Schreibtisch auftürmt. »Und es ist wirklich okay, wenn das alles hierbleibt? Es stört dich nicht?«

»Ja«, sage ich drängend und werfe einen erneuten Blick aufs Handy. »Aber wir müssen jetzt sofort los!«

»Himmel, ist ja gut!« Sie hängt sich die halb leere Tasche über und folgt mir nach draußen. »Aber ich muss erst auschecken.«

Fuck, das auch noch …

»Okay.« Mit großen Schritten laufen wir durch den Flur, Riley ein kleines Stück hinter mir, weil ich ihr offenbar zu schnell bin. »Sorry für die Hektik«, entschuldige ich mich, als wir vor dem Aufzug zum Stehen kommen.

»Schon gut.« Sie drückt auf den Aufzugsknopf und betrachtet mich in der goldenen Spiegelung. »Wäre meine Mutter hier, würde ich vermutlich genauso vor ihr fliehen. Wahrscheinlich denkt sie, dass ich gerade im Flieger sitze. Mann, wird die sauer sein.« Ein kleines hämisches Lächeln breitet sich auf ihren Lippen aus, das ich ihr, nach allem, was sie mir über ihre Eltern erzählt hat, nicht einmal verübeln kann.

Im Aufzug tippe ich mir nervös gegen das Bein, die Angst, meiner Mutter gleich in die Arme zu laufen, wird mit jeder Sekunde größer. Wenn sie mich sieht, wird sie mich garantiert nicht mehr gehen lassen. Vielleicht hätten wir die Treppen nehmen sollen. Allerdings hätte das noch länger gedauert und zwölf Stockwerke hätte ich Riley niemals zumuten können.

In der Lobby angekommen, ziehe ich mir die Cap tiefer ins Gesicht, und halte den Blick gesenkt, während ich Riley zur Rezeption folge.

»Oh mein Gott, Riley!« Emory lässt einen Haufen Blätter fallen und ignoriert den Fluch eines Kollegen, während er sich so weit über den Tresen vorlehnt, dass er beinahe darauf liegt. »Was ist passiert? Irgendwer hat gesagt, dass du …«

»Das erkläre ich dir später«, fällt sie ihm sanft ins Wort. »Kannst du mich nur schnell auschecken?«

Emory reißt den Mund auf, Unglaube liegt in seinen Augen. »Du gehst wirklich?«

»Nicht so richtig«, wiegelt sie ab. »Also, irgendwie schon, meine Eltern haben … Egal, dafür ist keine Zeit.«

»Was machst du jetzt?«, fragt er, während er die Schlüsselkarte entgegennimmt, die sie ihm hinhält. »Ich hab gleich Feierabend und du musst mir alles erzählen!«

Riley sieht fragend zu mir, als wollte sie um meine Absolution bitten. Ich zucke mit den Schultern. Mir ist alles egal, ich will einfach nur schnell weg.

Nervös werfe ich einen Bick zur Seite, lasse die Augen über die immer voller werdende Lobby schweifen – und erstarre, als ich erkenne, wer in seinem engen Bleistiftrock und hohen Schuhen geradewegs in meine Richtung stöckelt.

Scheiße.

10. KAPITEL

Ellis

Stevens Party befindet sich in einem zwanzigstöckigen Gebäude im Flatrion District, genau am Madison Square Park. Trotz seines architektonischen Charmes und der vielen coolen Geschäfte bin ich nur selten hier, besonders nicht im Sommer, wenn die Gehwege von Tourimassen überschwemmt werden. Deb, Rahim und ich brauchen fast zehn Minuten, um von der U-Bahn einen Block zum Wohnhaus zu laufen.

Am Eingang teilen wir dem Portier Stevens Namen mit und nach einem kurzen kritischen Blick auf unsere Outfits werden wir durchgelassen. Trotz leichtem Unbehagen spüre ich auch prickelnde Vorfreude auf meiner Haut knistern. Nach dem Horrortag gestern kann ich mir nichts Schöneres vorstellen, als einen Abend mit meinen Liebsten zu verbringen. Ryan, Riley und Emory (warum klingen die drei zusammen wie die Mitglieder einer Countryband?) und Deb und Rahim, die nur meinetwegen zurückgekommen sind. Deb musste auf dem Flug zweimal umsteigen, und Rahim ist die ganze Nacht durchgefahren. Alles nur, um für mich da zu sein.

»Ich kann immer noch nicht glauben, dass ihr dabei seid«, sage ich, als wir im Aufzug nach oben fahren. Dabei spüre ich einen leichten Druck auf den Ohren, wie immer, wenn ein Fahrstuhl mit rasantem Tempo in die Höhe schießt.

»Und ich kann nicht glauben, dass du mir ein Kleid gekauft hast«, meint Deb und zupft an ihrem perlmuttgrauen Einteiler. Rahim hat sich für ein dunkelblaues Seidenhemd mit einer hellen Chinohose entschieden und im Gegenzug zu Deb kein bisschen protestiert, als ich darum bat, für die Outfits aufzukommen. Die beiden zu sehen hat mich so glücklich gemacht – am liebsten hätte ich ihnen die ganze Welt geschenkt. Und außerdem habe ich das Geld ja gerade, Tausende von Dollar, die eigentlich für Moms Kredit vorgesehen waren, und nun ganz allein mir gehören.

Ich selbst habe mich für ein kurzes weißes Kleid mit Herz-Ausschnitt und langen Ärmeln entschieden. Der Schnitt ist relativ schlicht – würde es nicht überall glitzern, als wäre es mit Millionen kleinen Diamanten übersät. Achthundert verdammte Dollar hat es gekostet, aber ich konnte nicht anders. Der Stoff ist so schön, so weich, am liebsten würde ich darin schlafen, arbeiten, heiraten, es nie mehr ausziehen. Außer vielleicht, wenn es Ryans Finger sind, die mir das Teil von der Haut streifen.

Hitze sammelt sich in meiner Körpermitte, breitet sich bis in meine Fußspitzen aus. Ich hoffe, dass es okay für Ryan ist, dass Deb und Rahim auch mitkommen. Er hat meine neue Nachricht noch nicht gelesen, weil er … beschäftigt war? Ich habe keine Ahnung, was er in den letzten Stunden getrieben hat.

Ich für meinen Teil hatte einen wundervollen Tag. Viele Umarmungen, Freudentränen und lange, ehrliche Gespräche mit meinen liebsten Menschen. Ich bin so froh, dass Deb und Rahim hier sind. Auch, wenn es rückblickend etwas gruselig ist, wie akkurat genau sie meinen Standort durch die iPhone Such-App gefunden haben. Ich wusste gar nicht mehr, dass ich ihn für die beiden aktiviert hatte.

»Das Kleid ist der Hammer, Deb«, sagt Rahim. »Von wegen, die stehen dir nicht.«

»Ich bin selbst ein wenig überrascht.« Deb begutachtet ihr Spiegelbild und fährt sich über die von der Sonne ausgeblichenen kurzen Haare. »Ich fühle mich wie Cinderella, die mit ihrem verzauberten Fummel kaum wiederzuerkennen ist.«

»Wer weiß, vielleicht triffst du ja heute Abend deinen Prinzen«, sagt Rahim verschwörerisch.

»Einen oberflächlichen Kotzbrocken, yay!« Deb schwingt wenig begeistert ihre unsichtbaren Pompons.

»Und vielleicht tue ich das auch«, fährt Rahim unberührt fort. »Hoffen wir nur, dass mein Ex-Prinz nicht dazwischenfunkt.«

»Du meinst wohl Ex-Schleimkröte«, berichtigt Deb.

»Logan kommt schon nicht«, versichere ich zum hundertsten Mal.

»Wie kannst du dir da so sicher sein? Diese High-Society-Schnösel kennen sich doch alle. Außerdem wohnt er in der Nähe.« Er sieht zum Spiegel und richtet nervös seinen Hemdkragen. »Wie sehe ich aus?«

»Heiß«, sagen Deb und ich wie aus einem Mund.

»Sicher?« Er schürzt nachdenklich die Lippen. »Ich will nicht wie ein schmieriger Pornodarsteller wirken.«

»Da du nicht nackt bist, würde ich sagen, dass du weit davon entfernt bist.« Deb zwinkert ihm zu. »Und für den Fall, dass er wirklich da sein sollte, können wir sofort die Biege machen. Also du und ich, versteht sich. Ellis kriegen wir dann vermutlich nicht mehr von Ryan los.«

Wärme schießt mir ins Gesicht. »Seid bitte nett zu ihm.«

»Natürlich«, sagt Rahim.

»Nur, wenn er auch nett ist«, erwidert Deb grinsend.

Die Aufzugstüren gleiten auseinander, und wir treten hinaus in einen Vorraum, der komplett mit hellem Marmor ausgekleidet ist. Zu dritt halten wir auf die einzige Tür zu, aus der bereits gedämpftes Stimmgewirr herausdröhnt.

Ich muss dreimal klingeln, bis uns jemand bemerkt, und als endlich die Tür aufspringt, zucke ich überrascht zusammen. Eine großgewachsene brünette Frau steht am Eingang, hält ein Champagnerglas in der Hand und trägt nicht mehr als High Heels und einen knappen Triangelbikini mit braunem Gucci Aufdruck. Beim Anblick ihres flachen Bauchs spannt sich meiner automatisch an. Hinter ihr erhasche ich noch mehr halb nackte Leute. Moment, ist das etwa *so* eine Party?

»Hi!«, ruft sie uns über die lauten Bässe zu.

»Hi.« Ich zwinge mich zu einem selbstbewussten Lächeln. »Stevens Party, richtig?«

»Ja, kommt rein.« Sie tritt zurück und ihr Blick bleibt an meinem Gesicht hängen. »Wow, ich liebe deine Augenbrauen. Richtig wild!«

»Oh, danke?«, entgegne ich fragend, nicht sicher, ob »lieben« und »richtig wild« ein Kompliment ergeben.

»Kennen wir uns?« Sie legt den Kopf schief, ihre Federohrringe baumeln hin und her. »Du kommst mir irgendwie bekannt vor.«

»Echt?« Ich bin mir ziemlich sicher, dass wir uns noch nie getroffen haben. Aber vielleicht war sie mal im Hotel und hat mich an der Rezeption oder im Restaurant gesehen.

»Warte.« Das Mädchen hebt die Hand, und ihre Augen weiten sich, als es ihr dämmert. »Bist du etwa die von den TikToks?«

»Ähm …«

»Oh mein Gott.« Die Frau stößt ein freudiges Quietschen aus, und noch bevor ich begreife, was passiert, packt sie mein Handgelenk, zieht sie mich an sich und zückt ihr Handy hervor.

»Leuuuute, seht mal, wen ich hier getroffen habe«, kräht sie in die Kamera. »Lieeebe deine Videos, Bitch!«

Ach du Scheiße!

Das Mädchen, das sich nicht daran stört, dass ich zu einer Salzsäule erstarrt bin, macht noch ein paar Selfies und zieht die leicht verstört dreinblickende Deb und den überaus verwirrten Rahim ebenfalls ungefragt vor die Linse.

»Danke euch«, flötet sie, nachdem sie genug Fotos hat. Am liebsten würde ich fragen, was mit ihr nicht stimmt, aber sie und die viele nackte Haut und die Vermutung, dass ich sie aus irgendeiner Reality Show kenne, schüchtern mich derart ein, dass ich bloß ein hastiges »Klärchen, Klärchen« von mir gebe.

Klärchen, Klärchen?

Wow. Todeszeitpunkt meiner Coolness: 22:18 Uhr.

Das Mädchen lächelt etwas verwirrt, fängt sich aber schnell wieder und drückt meinen Arm. »Äh, ja. Muss los. Aber lass uns später unbedingt weiterreden!«

Oh ja, *unbedingt …*

»Woah.« Rahim schüttelt sich, während er ihr hinterhersieht. »Ich sag's ja immer wieder. Reiche Leute haben einen Knall.«

»Nicht nur reiche Leute«, wendet Deb ein. »Ich glaub, Menschen rasten bei Celebrities generell immer aus. Sie glorifizieren sie zu sehr und ignorieren dadurch Grenzen.«

»Deb!«, lache ich und verpasse ihr einen spielerischen Hieb. »Was redest du da?«

»Na, du bist doch jetzt eine Influencerin.«

Erneut schießt mir das Blut in den Kopf. »Bin ich nicht!«

»Jemand hat dich gerade erkannt und sogar über dein seltsames ›Klärchen, Klärchen‹ hinweggesehen.«

Oh Gott! Ich sterbe vor Scham. Aber was noch viel wichtiger ist: »Ich bin keine Influencerin!«

»Ja, sie ist nur ein normales Mädchen von nebenan«, stichelt nun auch Rahim und legt mir einen Arm um die Schultern. »Total bodenständig. Genau wie wir.«

Lachend versuche ich, mich aus seinem Griff zu befreien. »Ich hasse euch!«

»Du liebst uns«, widersprechen Deb und Rahim unisono.

Ja, denke ich und spüre, wie mein Körper von Wärme durchflutet wird. Ich liebe die beiden so sehr.

Das Penthouse hat zwei Stockwerke und riesige Glasfronten, von denen man eine Aussicht auf die ganze Stadt hat. Das Wohnzimmer ist besonders groß und mit seiner geräumigen Nische, in der ein DJ-Pult aufgestellt ist, so geschnitten, als hätte es der Architekt darauf abgesehen, dass in diesem Raum Partys gefeiert werden. Zu dritt schieben wir uns durch das Gedränge, und als wir auf die Terrasse treten, begreife ich, warum einige in Badekleidung herumlaufen. Zwischen einer Bahn weißer Liegen befindet sich ein breites Schwimmbecken, dessen Wasser violett angestrahlt und von etlichen planschenden Gästen belagert wird. Wow. Solche Partys gibt es also wirklich.

»Hat sich Ryan schon gemeldet?«, fragt Deb, und wirkt von dem Anblick, der sich uns bietet, ziemlich unbeeindruckt.

Ich zücke mein Handy erneut und schüttele den Kopf. »Noch nicht.«

»Wahrscheinlich ist er noch nicht da.« Meine Freundin sieht zurück zum Eingang. »Dann geh ich in der Zwischenzeit mal nach einem Klo suchen.«

»Soll ich mitkommen?«, biete ich an, aber Deb winkt ab. »Schreibt mir nur, wo ihr seid, damit ich euch finde.«

»Ich glaube, wir bleiben hier draußen«, meint Rahim und ich nicke zustimmend. Drinnen war es viel zu stickig.

Deb reckt einen Daumen, und läuft zurück zur Wohnung. Ich hake mich derweil bei Rahim unter und schaue wieder zum Pool, in dem die meisten in ihren teuren Kleidern im Wasser planschen. Grölend hüpfen sie zu *Sweetest Pie*, das aus dem

Wohnzimmer dröhnt. Ich streiche über mein Kleid und erschaudere, als leichtes Unbehagen meine Beine hochklettert. Obgleich mein Äußeres den Anschein erweckt, als würde ich hierhergehören, komme ich mir dennoch vor wie ein lästiger Pixelfehler, der Unruhe ins Bild bringt. Unfassbar, dass *das* die Lebensrealität mancher Menschen ist. Ob ich von nun an öfter in glamourösen Kreisen wie diesen sein werde? Wenn sich Ryans Welt und meine miteinander vermischen, könnte es gut sein, dass …

»Champagner?«

Ich zucke zusammen, als sich plötzlich ein Kellner mit einem Tablett voll Getränke neben uns stellt.

»Oh, danke.« Schüchtern greife ich nach einem der Gläser, wobei es sich seltsam verdreht anfühlt, dass *ich* es heute bin, die bedient wird.

Rahim schnappt sich gleich zwei Gläser, vermutlich ist das andere für Deb. Dennoch stoßen wir schon mal an.

»Du sagst mir, wenn du ihn siehst, okay?« Erneut sieht sich Rahim nach allen Seiten um.

»Natürlich, aber wie Deb schon sagte, wenn du dich unwohl fühlst …«

»Nein!« Ein entschiedener Ausdruck macht sich auf seinem Gesicht breit. »Ich will nicht davonrennen und mir erst recht nicht den Spaß verderben. Er soll nicht länger diese Macht über mich haben.«

»Okay.«

»Außerdem sind hier ein Haufen Typen, die zehnmal heißer sind als Logan.«

»Viel heißer«, pflichte ich ihm bei und ziehe ihn ein Stück vom Becken weg, als ein Typ mit Anlauf reinspringt.

»Der Kellner gerade war süß«, überlegt Rahim und folgt ihm mit den Augen.

»Das stimmt«, räume ich ein, obwohl er auch ein wenig aussah wie Logan 2.0. Aber wenn sich die Ähnlichkeit nur auf das Äußere beschränkt, sollte das okay sein.

Wir stellen uns ans gläserne Geländer und beobachten den Verkehr, während mir zum ersten Mal klar wird, was Menschen damit meinen, wenn sie sagen, dass eine Großstadt pulsiert. Wie in Blutbahnen reihen sich die Autos in einer langen Kette, fahren im gleichen Rhythmus, halten an, biegen ab, fahren, halten, biegen ab. Eine Fahrbahn wird durch die Scheinwerfer mit weißen Punkten angestrahlt, während die Autos, die wegfahren, durch die Rücklichter rot leuchten. Als ich die Augen schließe, könnte ich schwören, dass ich das Herz der Stadt schlagen höre.

»New York hat mir gefehlt«, seufzt Rahim.

»Wie war Miami bei Nacht?«, frage ich, ohne die Augen zu öffnen.

»Nicht New York.«

Ich lächele.

»Ellis!«

Beim Klang der vertrauten Stimme macht mein Herz einen kleinen Satz. Sofort fahre ich herum und entdecke Riley, die sich in einem weißen Cocktailkleid und hohen Schuhen durch die Menge quetscht. Ein freudiges Grinsen breitet sich auf meinen Lippen aus. Stürmisch fallen wir uns in die Arme, dabei schwappt die Hälfte meines Getränks über meine Finger, aber das ist egal.

»Ich hab dich so vermisst, beste Freundin!«

»Ich dich auch!«

»Dein Kleid ist der Hammer!«, sagt sie, als wir uns wieder voneinander lösen. »Du stichst richtig heraus, weißt du das? Wie ein heruntergefallener Stern.«

»Oh, wow!« Ich lache. »Danke. Das ist übrigens Rahim«, sage ich und deute auf meinen Freund.

»Hi.« Riley strahlt ihn an. »Hab schon viel von dir gehört.«

»Ich auch von dir.« Die beiden ziehen sich in eine vertraute Umarmung.

»Deb ist auch da«, erkläre ich. »Aber die ist gerade auf Klo.«

»Cool.«

»Bist du allein gekommen?«

»Nein, mit Ryan und Emory«, meint Riley und zieht ihren Pferdeschwanz zurecht, der bei unserer Umarmung leicht verrutscht ist.

Mein Herz macht einen aufgeregten Hüpfer. »Wo sind sie jetzt?«

»Ryan wurde von irgendwem in Beschlag genommen und Emory wollte sich was zu trinken holen. Oh, danke.« Sie nimmt das zusätzliche Glas entgegen, das Rahim ihr reicht. »Hilft mir vielleicht dabei zu vergessen, wie anstrengend dieser Tag war.«

Besorgt runzele ich die Stirn. »Was ist passiert?«

»Wo fange ich nur an?« Sie nimmt einen Schluck und behält die Flüssigkeit einen Augenblick lang im Mund. »Zunächst einmal haben meine Eltern meine Kreditkarten gesperrt, sodass ich aus meinem Zimmer gekickt wurde. Dann hat mich Ryan eingesammelt, aber kurz darauf mussten wir vor seiner Mom fliehen, und als Emory dazugestoßen ist, haben wir …«

»Warte, warte, warte«, unterbreche ich, und hebe die Hand mit meinem Glas, was irrtümlich so aussieht, als würde ich gleich einen Toast aussprechen. »Mein Gehirn ist immer noch bei ›Kreditkarten gesperrt‹. Bitte noch mal von vorn.«

»Okay, also, …«, setzt sie erneut an, doch dann sieht sie an mir vorbei und hebt leicht das Kinn. »Ah, da ist Ryan.«

Und schon ist vergessen, was ich fragen wollte. Ein warmes Kribbeln erfasst meine Magengegend. Langsam drehe ich mich um und folge Rileys Blick. Und da steht er, auf der gegenüberliegenden Seite des Pools, in einem schwarzen T-Shirt und blauer Jeans. Die Hände in den Hosentaschen vergraben, sieht er sich um, lässt den Blick durch die Menge schweifen, sucht jemanden.

Und findet mich.

11. KAPITEL

Ryan

Es ist die Art von Blickkontakt, bei der man vollkommen gesehen wird. Jenseits der Maske, mit all seinen Facetten. Und das Gefühl, das damit einhergeht, das tiefe Gefühl der Wärme und Geborgenheit, ist wie … ich weiß nicht, ankommen. Unsere Blicke verankern sich ineinander, und ich bleibe stehen, komme an. Bin zu Hause.

Ellis lächelt, ich lächele zurück, und will gerade einen Schritt in ihre Richtung machen, als mir plötzlich jemand auf den Rücken springt und ich einen taumelnden Schritt nach vorne mache. Mit einem Schlag reißt die Verbindung.

»Hey, Ryan.« Lange Beine schlingen sich um meine Hüfte, der kleine tätowierte Elefant an ihrem Knöchel verrät sie.

»Hey, Tammy.« Noch jemand aus der Saint Robinson. Ich hätte nicht gedacht, dass so viele kommen würden, die ich kenne.

»Wirfst du mich in den Pool?«

Ich lächele wissend. »Wenn ich das tue, wirst du mich mit reinziehen.«

Tammy kichert. »Wäre das schlimm?«

»Ich will nicht nass werden.«

»Ich aber.« Sie legt ihren Mund an mein Ohr, senkt die Stimme. »Ich will richtig nass werden, Ryan.«

Ob sie das immer noch wollte, wenn sie mich wirklich kennen würde? Das Gesamtbild in all seinen Nuancen und Schattierungen, mit all dem Groll, der Wut und dem Zynismus?

Vermutlich nicht. Denn der Schein trügt, und wenn man immer nur eine perfekte Seite von sich zeigt, glauben die anderen, die Version eines Menschen zu kennen, die es in Wahrheit gar nicht gibt. Was nicht bedeutet, dass ich der Welt die ganze Zeit etwas vormache, aber wer die etlichen Risse in meiner Fassade ignoriert, will mich vermutlich auch gar nicht kennen, wie ich wirklich bin.

Dennoch tue ich, worum sie mich bittet, drehe mich mit einem Schwung in Richtung Wasser und werfe sie in den Pool. Tammy kreischt überrascht auf, lacht aber, als sie wieder auftaucht und sich die nassen Haare aus dem Gesicht streicht. Als sie die Hand nach mir ausstreckt, schüttele ich lächelnd den Kopf. Ganz sicher werde ich mich nicht von ihr reinziehen lassen. Tammy zieht einen Schmollmund, doch ich lasse mich nicht erweichen. Sie ist nicht die Frau, mit der ich in den Pool springen will.

Ich will gerade zurück zu Ellis sehen, als sich plötzlich jemand in mein Sichtfeld schiebt.

Steven.

»Van Day, wie geht's?«

»Hey.« Ich schlage mit ihm ein und kneife beim Anblick der grellen Leuchtstäbe in seiner Hand leicht die Augen zu. »Happy Birthday, Mann.«

»Danke. Hier, du kriegst auch noch einen.« Er nimmt zwei der Stäbe, knickt sie und verbindet sie zu einer langen Kette. Trotz der warmen Sommernacht trägt er ein maßgeschneidertes Hemd der Modemarke seiner Familie, kombiniert sie allerdings mit so kurzen Shorts und knöchelhohen Jordans, dass ich nicht sicher bin, welcher Trend schon wieder an mir vorbeigegangen ist.

»Später wird das Schwarzlicht angemacht«, erklärt er.

»Cool.«

»Brauchst du sonst irgendwas?« Er legt mir das Leuchtding um den Hals und schnieft als Erklärung kurz.

Ich lächele mit einem Mundwinkel. »Nein, danke.«

»Ah, stimmt. Sportler.« Steven nickt verständnisvoll, als wäre das der einzig legitime Grund, um sein Angebot abzulehnen. »Übrigens habe ich deine Rede gesehen«, wechselt er plötzlich das Thema.

»Ah.« Ich weiß nicht, was ich sonst sagen soll. Danke?

»Richtig krass, was da abgegangen ist. Aber jetzt mal unter uns.« Er rückt etwas näher und hält die restlichen Stäbe wie ein Schild vor unsere Gesichter. Die Augen verschwörerisch zusammengekniffen fragt er: »War es wirklich kein PR-Ding?«

Meine Schultern versteifen sich.

»Ich dachte, du hättest die Rede gesehen?«, entgegne ich kühl.

»Ja, aber …«

»Dann kennst du doch die Antwort.«

»Die offizielle.« Steven lächelt wissend, und mein Magen sackt eine Etage tiefer. Natürlich durchschaut er das Spiel. Wir kommen aus denselben Kreisen, kennen die Intrigen, die jede Moral sprengen. Vielleicht glaubt er deshalb, ein größeres Anrecht auf die Wahrheit zu haben als der Rest der Welt.

»Ryan, du bist ja auch da!« Kenya, ein Mädchen aus Sams Jahrgang, kommt an uns vorbei und fällt mir um den Hals.

»Hey, schön dich zu sehen«, sage ich, obwohl ich fast sicher bin, dass wir noch nie ein Wort miteinander gewechselt haben.

»Ich wollte dir und Samantha eigentlich schon längst schreiben.« Sie tätschelt meinen Arm und schenkt mir ein mütterliches Lächeln. »Wie geht es euch?«

»Sehr gut, und dir?«

»Wirklich?« Sie hebt leicht den Kopf, lächelt aufmunternd, als wäre es in Ordnung, ihr alle schmutzigen Geheimnisse zu erzählen.

Ich unterdrücke ein Seufzen. »Ja, die Presse bauscht nur alles viel zu sehr auf. Ihr kennt das doch.«

Steven nickt nur müde, während Kenya etwas enttäuscht wirkt.

»Aber ich muss jetzt leider los«, würge ich ihre nächsten Worte ab. »Vielleicht sehen wir uns ja später.«

Auf dem Weg zu Ellis werde ich noch drei weitere Male von irgendwelchen Leuten angesprochen, von denen ich zwei gar nicht kenne. Da ich nicht unhöflich sein will, wechsele ich ein paar Worte mit ihnen.

»Man weiß ja nie, wer zusieht«, höre ich die Worte meiner Mutter. *»Ihr könnt fast nirgendwo hingehen, ohne zu fürchten, heimlich gefilmt zu werden. Achtet darauf, wie ihr schaut. Achtet darauf, was ihr sagt. Bleibt immer höflich und diskret.«*

Zielstrebig laufe ich weiter, jemand ruft meinen Namen, doch ich ignoriere ihn, beschleunige meinen Gang, und bin schon fast auf der anderen Seite des Pools – bei Ellis –, als ich plötzlich weggerissen werde.

»Alter!« Fluchend versuche ich mich von Tyler loszureißen, der mich mit einer solchen Eile in Richtung der Wohnung zieht, dass ich beinahe über meine eigenen Füße stolpere.

»Wir müssen reden.«

»Nicht jetzt, ich will erst zu Ellis …«

»Oh doch. Du musst mir einiges erzählen.«

»Ich hab sie noch nicht mal begrüßt, Mann!«

»Zehn Minuten. Und danach kannst du für den Rest des Abends an deiner Freundin kleben.«

Seufzend drehe ich mich zu Ellis, werfe ihr einen halb frustrierten, halb entschuldigenden Blick zu. »Ich komme gleich«, forme ich mit den Lippen und mache eine »Bleib wo du bist«-Geste.

Ellis lächelt, als wollte sie sagen: »Lass dir Zeit.«

*

»Und das war's«, schließe ich meine Rede und strecke die Beine in der leeren Badewanne aus. Wir sitzen dort zu zweit, mir gegenüber Tyler. Vermutlich gäbe es bequemere Orte, um in Ruhe zu reden, aber nachdem wir einmal auf einer Party betrunken in einer leeren Badewanne landeten und über unsere Probleme sprachen, wurde es zu einer Art Tradition, die ernsten Themen nur in einem lebensgroßen kesselartigen Behältnis zu führen. *Badewannenkonferenz,* wie wir die Zusammenkünfte irgendwann tauften.

»Krass«, murmelt Tyler nach ein paar Sekunden. »Deine Mom ist echt …«

»Skrupellos?« Ich fixiere die silbernen Knöpfe der Whirlpoolfunktion und lächele finster.

»Ich wollte sagen, gewinnorientiert.« Er greift nach einer Badekugel neben sich. »So wie meine. Es geht immer ums Geschäft.«

»Ich bin also nichts Besonderes?«

»Nope.« Tyler grinst und wirft mir die Kugel wie einen Basketball zu. Ich fange das Ding, das zu meiner Überraschung schwerer ist, als es aussieht.

»Wofür sind die Teile eigentlich?«, frage ich und werfe ihm die Kugel zurück.

»Keine Ahnung, um Schaum zu machen?« Er schnuppert an ihr, riecht aber vermutlich nicht viel, da sie noch in Plastik verpackt ist. »Aber jetzt zurück zu dir.« Er wirft mir den Ball erneut zu, als würde immer derjenige reden, der ihn in der Hand hält.

»Mehr gibt es nicht zu berichten«, sage ich und lasse die Kugel über mein Knie rollen. »Mom ist zu weit gegangen, ich bin ausgeflippt und hab bei der Rede versucht zu retten, was zu retten war. Jetzt kann ich nur hoffen, dass mir die Leute das Geschwätz abkaufen.«

»Du kamst auf jeden Fall ziemlich glaubhaft rüber«, räumt er ein und fährt sich über die kleinen Twists, die er neuerdings trägt. »Wusste gar nicht, dass du so gut lügen kannst.«

Vermutlich kann ich nichts auf der Welt besser …

»Nur die Geschichte mit dem Tweet.« Tyler sieht aus dem Fenster und wiegt unentschlossen den Kopf. »Dass das nur ein Hackversuch sein sollte, finde ich zu sehr an den Haaren herbeigezogen.«

Ein schweres Gefühl breitet sich in meiner Magengrube aus. Schuld, aber auch Wut auf meine Wut. Weil ich sie nicht zügeln konnte. Weil ich in einem Moment der Impulsivität alles riskiert habe, was meine Familie hundert Jahre lang aufgebaut hat.

Weil jetzt alles noch komplizierter ist.

Müde reibe ich mir über das Gesicht. »Ich bin so scheiß genervt.«

»Wenigstens bist du bald weg. Dann hast du endlich wieder Ruhe von der Stadt.«

»Es ist ja nicht New York«, wende ich ein und drehe den Kopf zum Fenster, fahre mit den Augen entlang der Skyline. »Es ist auch nicht das Hotel, sondern … keine Ahnung.« Ich weiß selbst nicht, was mir so an die Nieren geht. Der Druck? Meine Mutter?

»Ein Tapetenwechsel wird dir bestimmt trotzdem guttun. So war es doch auch in Maryland.«

»Das war was anderes. Da *wollte* ich weg. Außerdem war Sam da. Und du. Jetzt geh ich nach Boston. Nach *Harvard*.«

»Du hattest doch voll Bock auf Harvard. Und außerdem studiert Sam auch dort.«

Aber Ellis nicht.

Der Gedanke daran, sie erneut zu verlassen, verursacht ein Brennen in meiner Speiseröhre.

»Hey, sie kann dich doch besuchen«, sagt Tyler, als wüsste er, wohin meine Sorgen gewandert sind. »Und du sie. Boston ist doch gefühlt um die Ecke.«

»Ich weiß. Es ist nur wieder so ein blödes Timing. Und ich hasse Veränderungen.«

»Stimmt.« Er lacht leise. »Ich werd nie vergessen, wie du ausgeflippt bist, als wir wegen des kaputten Klos das Zimmer wechseln mussten.«

»Ich bin nicht ausgeflippt. Aber das neue Zimmer war total dunkel! Das hat auf Dauer richtig depressiv gemacht … Oh, sorry, deprimiert«, korrigiere ich, als mir wieder einfällt, dass man das Wort nicht mit schlechter Laune gleichsetzen soll. Aber Tyler, der normalerweise immer gereizt darauf reagiert, wenn man seine Krankheit für alle möglichen Synonyme verwendet, winkt nur ab.

Wehmütig blicke ich auf unsere Beine. »Das wird mir fehlen.«

»Die Badewannenkonferenz?«

»Auch.« Ich lächele. »Aber vor allem das.« Ich deute abwechselnd auf ihn und mich. »Es ist jetzt schon komisch, dich nicht mehr jeden Tag zu sehen.«

»Voll. Es ist sogar noch komischer als bei Megan. Sie war sauer, als ich das gesagt hab.«

Mein Lachen hallt von den Wänden wider. »So was sagt man auch nicht zu seiner Freundin, mit der man ab September eine Fernbeziehung führen wird.«

»Ist aber so.« Er zuckt mit den Schultern, ist einfach nur ehrlich, eine Eigenschaft, die ich besonders an ihm schätze.

Und dass ich ihm vertraue. Was in der Badewanne gesagt wird, bleibt in der Badewanne. Immer.

Angenehmes Schweigen kehrt über uns ein. Ich richte den Blick auf das keilförmige Flatiron Building und nestele an der Folie der Badekugel, während mir alles Mögliche durch den Kopf schwirrt. Das Hotel, Harvard, meine Schwester, meine Mutter, Ellis …

»Wie spät ist es eigentlich?«, frage ich gedankenverloren.

Tyler sieht auf seine Armbanduhr. »Kurz nach zwölf.«

Schon zwölf? Haben wir hier wirklich über eine Stunde gesessen?

Oh Fuck, und ich war immer noch nicht bei Ellis!

»Ich muss los!«, sage ich und richte mich etwas ungelenk auf.

»Schickst du Megan hoch, wenn du sie siehst? Dann lasse ich jetzt Wasser ein.«

Ich lache los. »Benutz die Badekugel.«

»Das war der Plan.«

Lächelnd sehe ich ihn im Badspiegel an. »Danke.«

Tyler nickt. »Immer.«

*

Als ich wieder runtergehe, hat sich die Stimmung vollkommen verändert. Fast niemand ist mehr draußen, die meisten befinden sich im Wohnzimmer. Das Licht ist ausgeschaltet, der Raum hat sich aufgeheizt, Beyoncés *Energy* läuft in voller Lautstärke, doch niemand singt mit. Da ist nur die Musik, zu der sich alle wie in Trance bewegen und ohne die Neonleuchten kaum zu erkennen sind. Ich sehe zu Boden. Meine Schnürsenkel leuchten.

Suchend lasse ich den Blick durch die Menge schweifen und

brauche nicht lange, bis ich sie in ihrem strahlend weißen Kleid entdecke.

Endlich.

Kurz entschlossen schiebe ich mich durch die Feiernden, der Bass wummert unter meinen Sohlen, der Boden klebt ein wenig. Ein Wunder, wie alle bei dem Platzmangel überhaupt tanzen können.

Ellis bemerkt mich nicht sofort. Die Augen geschlossen, lässt sie die Schultern zum Beat kreisen, der Kopf mit einem sanften Lächeln in die Höhe gereckt, als wollte sie die Musik einatmen. Um ihre Handgelenke baumeln etliche Leuchtarmbänder, die sie beim Schwingen in bunte Farben einrahmen.

»Hey.« Ich ziehe sie an mich.

Ellis zuckt überrascht zusammen, als mich ihre Augen mit leichter Verzögerung fokussieren, erhellt sich ihr Blick. »Ryan!« Sie schlingt die Arme um meinen Nacken.

»Tut mir leid, dass ich dich so lange allein gelassen habe«, rufe ich gegen die laute Musik.

»Alles gut.« Ihr Blick ist glasig, ihr Atem riecht nach Champagner. »Du warst ja ganz schön heiß begehrt.«

»Ich hätte nicht gedacht, dass so viele Leute kommen würden, die ich kenne.«

»Der, mit dem du weggegangen bist, war Tyler, oder?«

»Genau.« Apropos Freunde … »Wo sind Riley und Emory?«

»Emory habe ich noch gar nicht gesehen. Riley und Rahim sind irgendwo in der Menge verschwunden.«

»Rahim ist auch da?«

»Und Deb.«

Dann hatte sie wenigstens etwas Gesellschaft. Ein kleiner Stein fällt mir vom Herzen.

»Cool, dass sie da sind.«

Auch, wenn ich nicht sicher bin, wie sie mir nach dem Streit zugetan sind, immerhin habe ich Ellis auf die radikalste Weise aus meinem Leben gestrichen, weil ich damals nicht anders konnte. Nur habe ich ihr damit auch sehr wehgetan.

»Wie geht es dir?« Das leuchtende Blau meiner Kette spiegelt sich in ihren besorgten Augen. »Riley hat erzählt, was heute Morgen passiert ist.«

»Ja, das war ein bisschen heftig.«

Meine Mutter war schon fast bei mir, als mich Riley einfach weggezogen und mit schnellen Schritten zum Ausgang geschleift hat. Mom ist mir nicht hinterher – eine erneute Schlagzeile à la *Schnitzeljagd in der Lobby: Hotelerbe flieht vor der eigenen Mutter* wollte sie vermutlich nicht riskieren.

»Hat sich deine Mom noch mal gemeldet?«

»Nein. Ich glaub, sie ist sauer.«

»*Sie* ist sauer«, höhnt Ellis und verengt die Augenbrauen zu einem so niedlich wütenden Ausdruck, dass ich kurz auflache.

»Was?«

»Du bist so süß.«

Ellis lächelt, ihr Griff um mich wird fester. Als sie sich auf die Zehenspitzen stellt, senke ich den Kopf. Unsere Lippen treffen sich sanft und gefühlvoll. Ich lege eine Hand auf ihre Wange und intensiviere den Kuss, öffne meinen Mund, streife ihre Zunge.

»Ich hab dich vermisst«, flüstere ich.

»Ich dich auch.«

»Und ich liebe dein Kleid.«

»Danke.« Sie lacht. »Riley hat gesagt, ich leuchte wie ein heruntergefallener Stern.«

Du leuchtest auch so, denke ich. *Kein Mensch auf der Welt strahlt so hell wie du.*

»Und der Stoff ist so weich, oder?« Sie reibt über ihren Arm. »Ich will mich die ganze Zeit selbst berühren.«

Ohne Vorwarnung springt mein Kopfkino an. Ellis, und wie ihre Hände über ihren Körper fahren. Die Vorstellung wandert geradewegs in meine Hose.

»Ich will dich auch berühren«, raune ich ihr leise zu.

Ellis Blick weitet sich, Begehren flackert in ihren Augen.

»Wirklich?«

»Ja.«

»Und … wo?«

»Hier.« Langsam fahre ich ihre Wirbelsäule hinab, immer tiefer bis zum Steißbein.

Ellis öffnet den Mund, ihr warmer Atem streift meinen Hals. »Und … wo noch?«, fragt sie heiser.

Ohne den Blick von ihr zu lösen, lasse ich die Hand zu ihrem Hintern wandern, umfasse ihre Wölbung, drücke leicht zu. Ellis schließt die Augen, ihr Mund formt ein kleines O.

»W-Wo noch?«, fragt sie kaum hörbar.

Mein Mundwinkel zuckt. Sie will mit dem Feuer spielen? Okay …

Mit einem teuflischen Grinsen greife ich nach ihrer anderen Hand, wirbele sie herum und ziehe sie mit dem Rücken an meine Brust.

»Hier.« Meine Fingerspitzen berühren ihren Oberschenkel. Sie erschaudert leicht, und in meiner Hose zuckt es verräterisch.

Das Lied wechselt, Ellis lässt die Hüften sanft zur *Often* kreisen, während The Weekend darüber singt, wie oft er es tut. Ich passe mich ihrem Rhythmus an, während meine Härte fester gegen ihren Hintern drückt. Die Hand noch immer auf ihrem Bein lasse ich sie ein kleines Stück nach oben wandern, spüre, wie sich ihre Muskeln unter meiner Berührung anspannen. Ihr Kopf fällt gegen meine Schulter.

Gott, sie ist so heiß.

»Wo … noch?«, fragt sie abgehackt.

Mit den Fingern wandere ich höher, lasse die Hand komplett unter ihrem Kleid verschwinden und ziehe scharf die Luft ein, als sie die Beine bereitwillig für mich öffnet. Wir sind hier mitten auf einer Party, umringt von hundert anderen – und es ist ihr egal. Genau wie mir. Alles, was ich will, ist sie.

Die Luft um uns herum flirrt, meine Umgebung verschwimmt zu Neon, meine Finger erreichen ihren Slip, der bereits nass vor Lust ist, und mein Kopf drückt auf die Löschtaste. Fassung und Vernunft verschwinden mit einem Klick, zurück bleiben nur heißes Begehren und der Wunsch, ihr so nah zu sein, wie nur möglich.

Langsam schiebe ich ihren Slip zur Seite, streiche sanft über ihre geschwollene Mitte. Ellis wimmert, der Laut schallt wie ein Beben durch meinen Körper.

»Ryan …« Sie sagt meinen Namen wie ein Flehen.

Blinzelnd öffne ich die Augen und kratze meine restliche Willenskraft zusammen. »Wollen wir gehen?«

Sie nickt atemlos.

12. KAPITEL

Ellis

Die Fahrt zieht wie im Rausch an mir vorbei. Ich weiß weder, wie wir im Cab gelandet sind, noch wo wir hinfahren. Mein gesamter Körper ist wie in einem Stand-by-Modus und springt erst dann wieder an, als Ryan eine Haustür hinter uns schließt und seine Lippen gegen meine presst. Ich keuche in seinen Mund, kralle mich an ihn wie an einen Rettungsanker. Die Sehnsucht nach ihm hat sich über den ganzen Abend angestaut und auf der Tanzfläche in Verlangen verwandelt. So heiß, dass es jedes andere Gefühl von mir gebrannt hat.

Auch die Eifersucht.

Nie in meinem Leben habe ich sie so heftig gespürt wie heute. Zu sehen, wie Ryan von allen Seiten belagert wurde, wie er alle um sich herum mit seinem Lächeln einnahm und ihm jeder hinterher sah …

Aber dann ist er zu *mir* gekommen, hat *mich* geküsst, *mich* berührt … Und alle Sorgen waren vergessen.

»Ich will dich«, flüstere ich und fahre über die harte Wölbung seiner Jeans.

»Ich will dich auch.« Er schließt seine Hand um meine Brust, saugt an meiner Halsbeuge. »Ich … will in dir sein.«

Meine Knie werden weich, alles in mir zieht sich zusammen. »Und ich will dich in mir spüren.«

Wir stolpern in den ersten Stock, die Treppen sind schmal,

die Dielen knarzen unter unseren Schritten. Noch immer habe ich keine Ahnung, wo wir sind. Ein Haus, aber ich weiß nicht, von wem. Es ist mir egal.

Das Licht ist ausgeschaltet, die einzige Helligkeit kommt von unserem Leuchtschmuck. Ich folge Ryan in ein Zimmer, schlüpfe aus meinen Schuhen und ziehe auch mein Kleid aus. Sofort vermisse ich den zarten Stoff auf meiner Haut, doch das Bedürfnis verpufft, als Ryans nackte Brust auf meine trifft. Das ist so viel besser.

Wir legen uns ins Bett, unsere Beine umschlingen sich, unsere Hände fahren über die Haut des anderen. Ryan zieht meine Unterlippe zwischen seine Zähne, langsam, aber fest, beinahe zu fest. Und doch genau richtig. Mein gesamter Körper gerät in Ekstase.

»Ryan?«

»Ja?«

»Hast du …«

Bitte sag ja. Bitte sag ja. Bitte sag ja.

»Ja, warte kurz.«

Ryan löst sich von mir und hebt seine Jeans vom Boden auf, während ich die Zeit nutze, um mich aus meinem Höschen zu schälen. Durch das schwache Licht meiner Armreifen sehe ich, wie Ryan eine dunkle Kondompackung aus seiner Hosentasche hervorholt. Mit geübten Bewegungen befreit er das Kondom aus der Verpackung und streift es sich über. Dann liegt er wieder auf mir, die eine Hand um seine Härte, die andere neben meinem Kopf abgestützt. Seine Erektion reibt an mir entlang, umspielt meine Mitte. Verlangen summt durch meinen Körper, mein Unterleib prickelt. Mit rasendem Herzen winkle ich ein Bein an, um mich noch mehr zu öffnen. Ein letztes Mal sieht er mich fragend an, und ich nicke, schließe die Augen, sprudle fast über vor Aufregung.

Schließlich dringt er mit der Spitze vorsichtig ein, verharrt dort einen Moment und stößt ganz langsam weiter vor.

Ich halte die Luft an.

»Tue ich dir weh?«, fragt er sofort.

»Nein«, sage ich schnell und keuche auf, als er tiefer in mich eindringt. Noch tiefer. Noch tiefer. Noch tiefer.

Woah! Das Gefühl, ihn in mir zu spüren … Es ist unbeschreiblich. Intensiv. Ausfüllend. Nie habe ich mich einem Menschen so nahe gefühlt.

Langsam bewegt er sich auf mir, dringt mit jedem Stoß tiefer in mich, und ein wimmernder Laut entflieht meinem Mund, als ich spüre, wie sich meine Muskeln immer fester um ihn zusammenschließen.

Doch dann werden seine Stöße schneller, härter, und mit einem Mal brennt es doch ein wenig.

Ryan bemerkt es. »Zu schnell?«

»Ein … bisschen«, gestehe ich.

Ein paar Sekunden lang bewegt er sich gar nicht, bevor er wieder beginnt. Diesmal viel sanfter, langsamer.

»So okay?«

»Ja.« Ich liebe es, dass er immer wieder nachfragt. »Für dich?«

»Ja.« Er vergräbt sein Gesicht an meinem Hals, küsst die Stelle unter meinem Ohr. »Du fühlst dich so gut an.«

»Du dich auch.«

Ich umschlinge seinen Rücken mit meinen Beinen, während wir uns gemeinsam bewegen, langsam und gefühlvoll. Dabei verliere ich jedes Zeitgefühl; die Uhr bleibt stehen und tickt zugleich in Lichtgeschwindigkeit. Irgendwann spüre ich, wie Ryan in mir härter wird, seine Muskeln spannen sich an, sein Atem wird schneller. Dennoch beschleunigt er nicht, hält das Tempo, so lange, bis er ein letztes Mal in mich stößt und dann auf mir zusammenklappt.

Ich schlinge die Arme um ihn und halte ihn ganz fest.

»Geht's dir gut?«, fragt er leicht außer Atem.

»Ja.«

»War ich zu …«

»Nein. Es … hat sich schön angefühlt.«

»Soll ich noch bei dir …«, setzt er an, doch ich schüttele den Kopf. Das gerade war unglaublich, aber ich kann trotzdem nicht mehr. Dafür war es zu neu, zu intensiv. Meine Emotionen haben schon genug zu verarbeiten. Dennoch finde ich es schön, dass es für ihn nicht automatisch vorbei sein muss, wenn er zum Höhepunkt kommt. Dass es ihm wichtig ist, dass auch ich Spaß habe.

»Okay.«

Es dauert eine Weile, bis sich unsere Atemzüge wieder normalisieren. Meine Glieder fühlen sich schlaff an, als hätte ihnen die Euphorie jede Muskelkraft geraubt. Als ich den Kopf zu Ryan drehe, stutze ich. Er beobachtet mich und zuckt nicht einmal zusammen, als ich seinen Blick erwidere.

»Was ist?«

Seine Augenbrauen ziehen sich leicht zusammen. »Ich … Scheiße.« Er wendet sich ab, sieht frustriert zur Decke.

Mein Herz erstarrt. »Was ist los?«

»Nichts, ich …« Ryan bricht ab, presst die Lippen angestrengt aufeinander, setzt dann zum Sprechen an und hält die Worte sofort wieder zurück.

»Was?« Meine Stimme überschlägt sich fast, Panik und Versagensängste brechen über mir zusammen. Bereut er es? Habe ich irgendwas falsch gemacht? War ich … schlecht darin? Ist er Besseres gewohnt?

»Nein, nein.« Er zieht an meinem Arm, als wollte er meine Gedanken bremsen. Seine Stimme wird weicher. »Ich … will es nur nicht sagen. Nicht jetzt. Das wäre so ein Klischee.«

Es braucht einen Moment, bis es mir dämmert. *Davon* spricht er? Ryan sprudelt über vor Gefühl, will die Worte jedoch nicht in die Freiheit entlassen, aus Angst, sie wären jetzt nicht angemessen? Mein Herz wirft sich in Mentos und Cola.

»Ryan …« Ich muss mich zwingen, nicht vor Freude überzusprudeln. »Es ist in Ordnung, egal wo und egal wann. Wenn es dir lieber ist, kann ich …«

»Du sagst auch nichts«, warnt er, und ich lache los.

»Okay«, verspreche ich und lächele, als er über die Laken nach meiner Hand greift, unsere Finger miteinander verschränkt. Mein Herz pocht in meiner Brust. Glücklich schließe ich die Augen, genieße den Moment, speichere ihn ab, archiviere ihn für die Ewigkeit. Dass er die Worte nur gedacht und nicht laut ausgesprochen hat, macht für mich keinen Unterschied.

In nachdenklichem Schweigen liegen wir eine Weile da. Irgendwann kühlt mein erhitzter Körper ab, und als Gänsehaut über meine Haut klettert, schlüpfen wir unter die Decke.

»Wo sind wir eigentlich?«, frage ich, als mein Blick auf die Schemen einer antiken Wanduhr fällt, die von einem herumliegenden Leuchtband angestrahlt wird.

»Bei Grandpa Al.«

»Ah.« In seinem kleinen Stadthaus in der Vierundsiebzigsten. Ich war das letzte Mal vor Jahren hier. Zögernd taste ich über das Bettlaken. »Ähm, wir … liegen aber nicht in seinem Bett, oder?

»Nein.« Er lacht. »Im Gästezimmer.«

»Wie kamst du ausgerechnet auf diesen Ort?«

»Ich war heute Mittag schon hier, nachdem ich vor meiner Mutter geflohen bin. War eigentlich Sams Idee. Sie hatte noch einen Schlüssel.«

Davon hat Riley mir schon erzählt. Sie und Emory haben

den Tag mit ihm verbracht. Ich bin froh, dass er nicht allein war.

»Wahrscheinlich dachte sie, ich wäre bei dir.«

»Wahrscheinlich. Riley kommt nachher übrigens auch. Wenn sie klingelt, muss ich ihr aufmachen.«

Stimmt. Weil sie aus der Ballentine Suite geschmissen wurde und nicht zurück zu ihren Eltern wollte. Ich seufze. Schon wieder ein Tag, der so ereignisgeladen ist, dass er eine ganze Serienstaffel füllen könnte.

»Alles okay?«, fragt Ryan, der den Temperaturabfall meiner Stimmung wohl ebenfalls gespürt hat.

»Ja, aber es ist alles so chaotisch. Zehn Jahre lang habe ich immerzu im selben Bett geschlafen und jetzt wache ich jeden Tag woanders auf.«

»Wenigstens liege ich dabei immer neben dir.«

»Wenigstens«, wiederhole ich und lächele schwach. »Trotzdem wünschte ich, dass die Umstände andere wären.«

»Hast du noch mal mit deiner Mom geredet?«

»Ja, aber sie ist immer noch stur. Gerade wirkt es nicht so, als wollte sie zurückkommen.«

»Was will sie dann machen?«

»Die Seele baumeln lassen«, zitiere ich dumpf.

»Und du?«

»Keine Ahnung. Aber ich muss was tun, eine Aufgabe, ein Job, irgendwas, das mich auf Trab hält. Wenn ich gar nichts mache, fällt mir irgendwann die Decke auf den Kopf.«

Ryan hält einen Moment inne. »Schreibst du eigentlich noch?«

»Eigentlich schon, aber diesen Sommer fast gar nicht.« Scham steigt in mir auf, als hätte ich meine Leidenschaft in irgendeiner Weise hintergangen, weil ich mir nicht die Zeit für sie genommen habe.

»Was ist mit einem Praktikum in einer Zeitung oder so?«

»Für Bewerbungen ist es jetzt, glaub ich, zu spät. Außerdem weiß ich nicht, wie scharf sie auf eine Highschool-Absolventin wären. Ich hab ja noch nichts vorzuweisen.«

»Du könntest es trotzdem versuchen. Oder noch mal bei der Penn nachfragen. Meinst du, du dürftest doch schon jetzt studieren?«

»Nein, das Stipendium wurde mir für das nächste Jahr gewährt.«

»Oh, okay.«

Wieder ist er einen Moment still.

»Du … könntest auch mit nach Boston kommen«, meint er vorsichtig.

Ich runzele die Stirn. »Und zu Hause auf dich warten, während du schön studierst?«

»Nein, so meinte ich das nicht. Ich dachte nur … also, wenn du gar nicht weiterweißt … Ach, keine Ahnung.«

»Ich will in New York bleiben«, sage ich beinahe trotzig. »Und im Hotel sein. Es ist mein Zuhause. Ich vermisse es, sogar die viele Arbeit. Es war anstrengend, aber es hat auch so viel Spaß gemacht. Die Nachtschicht mit Emory verbringen. Im *Kimberly's* mit Linus herumalbern und einen Anschiss von Anitta kriegen.« Mein Herz zieht sich zusammen. »Sogar das vermisse ich.«

»Dann mach das doch. Im Hotel arbeiten, meine ich.«

»Nur, wenn es für Mom auch okay ist.« Ich gähne tief, meine Lider werden schwer. »Ich will sie nicht verletzen.«

»Das verstehe ich.«

»Tut mir leid, wenn ich gerade zickig war.« Müde schlinge ich einen Arm um seinen Körper.

»Warst du doch gar nicht.« Er küsst mich auf die Schläfe.

»Ich will einfach nur mein altes Leben zurück.«

»Das wirst du bestimmt bekommen.«

Ich denke an seine Rede, an die positive Resonanz, und obwohl ich schon mit einem Fuß in Richtung Schlaf tapse, spüre ich, wie Hoffnung in mir aufsteigt.

»Meinst du, es ist jetzt endlich vorbei?«

Drei Herzschläge lang sagt Ryan gar nichts. Dann: »Das hoffe ich.«

13. KAPITEL

Ryan

Es ist nicht vorbei.

Gleich am nächsten Morgen erhalte ich einen Anruf meiner Mutter, und als ich diesen ignoriere, schreibt mir meine Schwester.

> **Sam:**
> Die Tochter von Edith Langston ist hier.

Die Worte schlagen in mir ein wie ein Meteorit, der sämtliche Hoffnungen zerstört und einen riesigen Krater der Hilflosigkeit hinterlässt. Mit einem Kloß im Hals schließe ich den Chatverlauf und habe keinen Zweifel: Wir werden verklagt.

Frank holt mich ab. Damit fliegt mein Standort auf, aber vermutlich war es sowieso nur eine Frage der Zeit, bis meine Mutter mich hier gefunden hätte. Erst glaube ich, dass wir zum Battery Park fahren, doch dann biegt er in die Madison Avenue und steuert das Hotel an. Taube Leere ergreift von mir Besitz, während ich dumpf aus dem Fenster starre. Die letzte Nacht war eine schöne Flucht vor der Realität, aber ich kann meiner Mutter nicht ewig aus dem Weg gehen; erst recht nicht in der Situation, in die ich mich selbst reingeritten habe. Die

Tochter von Edith Langston ist ohne jede Ankündigung hier aufgetaucht, was nur bedeuten kann, dass sie mir meine Rede nicht abgekauft hat, und vermutlich weiß, was das Hotel ihrer Mutter angetan hat.

Und wenn mein Tweet nicht schuld daran ist, dann weiß ich auch nicht.

Am Hoteleingang lungern ein paar Reporter herum, doch inzwischen sind es so wenige, dass ich darauf hoffe, dass in spätestens zwei Tagen auch die abhauen werden. Dennoch muss ich jetzt an ihnen vorbei. Missmutig schnalle ich mich ab und nehme die Sonnenbrille entgegen, die Frank mir reicht. Nicht, dass die meine Identität verbergen würde, aber so vermeide ich zumindest direkten Augenkontakt.

Als ich aus dem klimatisierten Wagen steige, bläst mir die Sommerhitze wie ein heißer Föhn ins Gesicht. Gern würde ich den Kopf heben und die Wärme einen Moment lang genießen, aber ich darf keine Zeit verlieren. Mit schnellen Schritten halte ich auf den Eingang zu.

»Ryan.«

Reflexartig drehe ich den Kopf und bereue es sofort. Ein Mann richtet seine Kamera auf mich. Fuck. Jetzt kann ich ihn nicht mehr länger ignorieren. Schnell glätte ich meine Züge und hebe freundlich die Hand.

»Hey Mann, wie geht's?«

Für den Bruchteil einer Sekunde wirkt der Mann überrascht, lang genug, um mich schnell abzuwenden.

»Tolle Rede«, ruft er mir hinterher.

Ich antworte nicht.

»Haben deine Eltern dich dazu gezwungen?«

Das Blut gefriert mir in den Adern, doch ich behalte meine Gesichtszüge im Griff und nicke Levi und Gonzales im Vorbeigehen zu. Endlich bin ich hinter der Hotelschwelle. Der

Reporter darf mir nicht folgen, doch seine letzte Frage tut es trotzdem.

»Was ist mit deinem Großvater passiert?«

Sie wollen mich nur provozieren. Nicht umdrehen. Nicht drauf anspringen. Einfach weiterlaufen.

Zu meiner Überraschung herrscht in der Lobby reges Treiben. Neue Gäste stehen an der Rezeption, Mitarbeiter huschen mit vollen Gepäckwagen in Richtung der Aufzüge. Erneute Hoffnung glimmt in mir auf. Die Leute können schreiben, worüber sie wollen, aber die Gäste scheinen zurückzukommen.

»Hast du mit den Reportern geredet?«, blafft mich meine Mutter an, kaum, dass ich in den Salon trete. Dad und Sam sind ebenfalls da, außerdem noch Tish, Moms Assistentin, die gerade dabei ist, ihr Tablet in ihre Tasche zu stopfen. Auf dem Tisch steht eine Etagere mit Gebäck, eine Karaffe voll Wasser und ein Turm aus unbenutzten Gläsern.

»Ich habe ihnen nur einen guten Morgen gewünscht«, brumme ich und lasse die Schuhe an, während ich mich neben meine Schwester setze. Sam lächelt mir aufmunternd zu und drückt meinen Arm, als wollte sie sagen: »Das hier nervt, aber wenigstens sind wir zusammen da.«

»Ryan, du musst sie ignorieren«, sagt Mom und streicht ihren grauen Hosenanzug glatt, der überraschenderweise denselben Ton hat wie der meines Vaters. Mit den weißen Hemden, die beide tragen, wirkt es fast, als hätten sie ihre Outfits aufeinander abgestimmt. Tish trägt einen schlichten schwarzen Blazer zu einer blauen Jeans und Sam eine schwarze Button Down Bluse, die sie mit einer roséfarbenen Leinenhose kombiniert. Mit meinen zerknitterten Klamotten bringe ich Chaos ins Bild, scheine nicht richtig dazu zu passen.

Wie immer.

»Du weißt doch, dass sie dir jedes Wort im Mund verdrehen«, erinnert Mom, und am liebsten würde ich laut aufstöhnen.

»Ich hab bloß Hallo gesagt«, versichere ich und lege meine Sonnenbrille auf dem Tisch ab. »Mehr nicht, wirklich.«

Darauf folgt keine Erwiderung, und ein kurzer Moment der Stille bricht herein.

»Gut, dann mache ich mich mal auf den Weg«, verkündet Tish und klaubt ihre restlichen Sachen zusammen.

»Gibst du mir Bescheid, wenn du eine Antwort kriegst?«, fragt meine Mutter. Tish nickt, und kurz verlieren sich die zwei in einem undeutlichen Gemurmel über irgendwelche Termine.

»Wie war's gestern?«, fragt mich Sam währenddessen leise von der Seite. »Kenya hat gesagt, ihr habt geflirtet.«

Ernsthaft? Ich verdrehe die Augen. »Wenn steifer Small Talk, bei dem sie versucht hat, schmutzige Details aus mir herauszukitzeln, ihrer Auffassung nach Flirten ist, dann haben wir das wohl.«

»War Ellis nicht da?«

»Doch. Aber offenbar hat sie uns nicht zusammen gesehen.« Ich grinse, doch dann muss ich plötzlich an die Situation auf der Tanzfläche denken, und mein Lächeln schwindet wieder.

»Es … gab aber nicht irgendwelche Fotos, oder?«

Sam schüttelt den Kopf. »Hab nichts mitgekriegt.«

Dann sollten wir vermutlich aus dem Schneider sein. Der Reporter hat schließlich auch nichts gesagt. Erleichtert lehne ich mich zurück. Dennoch – gestern war ich unachtsam. Wenn tatsächlich Bilder in Umlauf gebracht würden, wie ich meine Hand unter Ellis' Kleid habe wandern lassen, hätte ich das Hotel noch tiefer in die Scheiße geritten. Und allen voran Ellis. Ich bin ein Mann, mir wird höchstens auf die Schulter geklopft, während bei ihr die Sexisten in erster Reihe aufwarten würden. Ich hab in dem Moment einfach nicht nachgedacht, jede Kontrolle losgelassen und eine Menge riskiert.

Und es war das beste Gefühl überhaupt.

»Waren auch nur kurz da.« Mein Blick huscht zu ihr. »Du bist nicht mehr hingegangen, oder?«

»Ne, so was ist nichts mehr für mich«, winkt sie ab und klingt, als wäre sie der ganzen Feierei schon seit einer Weile überdrüssig. Obwohl uns nur dreizehn Monate trennen, war Sam bereits als Kind mindestens fünf Jahre ihrem eigentlichen Alter voraus. Ein Grund, warum Grandpa Al sie besonders gernhatte; sie war so ernst und erwachsen, hatte eine eigene Meinung und konnte bei seriösen Gesprächen mitdiskutieren. In dieser Hinsicht kommt sie sehr nach unserer Mutter.

Die Tür fällt laut ins Schloss, Tish ist weg, und als ich zurück zu meinen Eltern sehe, dämmert mir wieder der Grund meines Kommens.

»Was ist jetzt mit der Langston-Tochter?«, frage ich. »Wird sie das Hotel verklagen?«

»Das wissen wir nicht«, entgegnet Mom und gießt sich etwas Wasser in ihr Glas. An uns gewandt hebt sie die Karaffe mit einem fragenden Blick an, und stellt sie zurück, als wir den Kopf schütteln. »Sie ist um sieben im Hotel angekommen und war wohl ziemlich fertig«, fährt sie fort und nimmt einen Schluck. »Dennis hat sie in die Grand Suite eingecheckt, aber seitdem hat sie nichts mehr von sich hören lassen. Vermutlich schläft sie ihren Jetlag aus. Wir haben ihr eine Esseneinladung für heute Abend geschickt, um uns persönlich für ihren Verlust und die Unannehmlichkeiten, die ihr die Presse während der Trauerphase bereitet hat, zu entschuldigen.«

Sein Beileid bekunden, obwohl man die Tat nicht einmal bereut. Um Verzeihung bitten, während man sämtliche Vorwürfe von sich weist. Ich schnaube innerlich.

»Mal sehen, ob sie annimmt. Mit etwas Glück springen noch ein paar Bilder raus«, überlegt Mom und lehnt sich mit dem Glas in der Hand zurück. Ich verkneife mir ein Lachen. Berechnend, wie immer.

»Möchtet ihr dabei sein?«, fragt Dad und richtet seine Aufmerksamkeit auf uns. »Falls das Essen stattfinden sollte, versteht sich.«

Sam und ich werfen uns überraschte Blicke zu.

»Ihr fragt nach unserem Einverständnis? Wir werden nicht gezwungen? Wir haben eine Wahl?« Meine Stimme trieft vor Sarkasmus.

»Natürlich«, entgegnet Mom, ohne auf meinen Tonfall einzugehen. »Wir haben euch vor allem deshalb herbestellt, weil wir ab sofort keine Geheimnisse mehr vor euch haben wollen. Von nun an werdet ihr immer als Erste informiert.«

Das sind ja ganz neue Töne. Sam und ich starren sie schweigend an.

»Ihr konntet schon immer gut mit Verantwortung umgehen, und jetzt seid ihr erwachsen. Es gibt keinen Grund mehr, euch irgendwas vorzuenthalten.«

Ihre Worte wirken wie einstudiert. Ob sie dieses Gespräch geplant hat? Aber was viel wichtiger ist: Meint sie das wirklich ernst? Oder – und ich schäme mich nur halb für diesen Gedanken – ist das irgendeine neue Taktik, um uns mithilfe eines Vertrauensvorschusses besser zu kontrollieren?

»Ist es denn von Vorteil, wenn wir dabei sind?«, frage ich. Zwar habe ich keine Lust auf ein aufgesetztes Abendessen, aber der Wunsch, das Chaos, das mein Tweet angerichtet hat, wiedergutzumachen, überwiegt jeden Widerwillen.

»Vermutlich«, erwidert Mom, klingt jedoch nicht so, als wollte sie mich überreden. Ich sehe zu meiner Schwester, die ebenso verwirrt wirkt wie ich. »Aber jetzt zu dir.« Sie deutet mit ihrem Glas in meine Richtung, ihre blauen Augen bohren sich in meine. »Warum gehst du mir aus dem Weg? Seit der Pressekonferenz versuche ich dich zu erreichen, aber du antwortest nicht. Warum?«, fragt sie wieder. »Ist es, weil du sauer auf mich bist? Oder willst du mich bestrafen?«

»Ich …« Stockend halte ich inne, bin einen Moment lang überrumpelt. »Ich dachte, du willst mir wieder vorschreiben, was ich tun soll«, sage ich, als ich den Faden finde. »Rede nicht mit Reportern und so weiter.«

»Natürlich tue ich das. Als Hotelbesitzerin muss ich dich an so was erinnern. Aber als deine Mutter …«, sie betont das Wort, als wäre es mit einem Marker unterstrichen, »wollte ich wissen, wie es dir geht. Es war dein erstes Statement vor der Presse, und danach bist du komplett untergetaucht.«

»Klingt fast, als hättest du dir Sorgen gemacht«, spotte ich, und Mom weicht zurück, als wäre sie gerade so einem Schlag entkommen. Ehrliche Kränkung zieht sich durch ihre Augen. Verwirrt runzele ich die Stirn. Seit wann ist sie so … mütterlich?

»Das haben wir, Junge«, bringt sich Dad ein, als würde ich es eher glauben, wenn es von ihm käme. »Dass du uns ausgeschlossen hast, hat uns sehr beunruhigt. Du bist einfach abgetaucht und hattest nicht einmal Samantha geschrieben.«

Das stimmt eigentlich nicht, aber meine Schwester hat tatsächlich dichtgehalten. Im Stillen danke ich ihr für ihre unangefochtene Loyalität.

»Ich war bei Ellis«, erkläre ich, und Mom nickt, als hätte sie sich das schon gedacht.

»Bitte melde dich nächstes Mal trotzdem.«

»Okay«, erwidere ich dumpf, da es wirklich nicht in meiner Absicht lag, irgendwem Sorgen zu bereiten. Mir war nicht klar, dass sie so empfinden würden.

»Von nun an keine Geheimnisse«, sagt sie wieder, und ich nicke. Von mir aus gern.

»Und was ist jetzt mit dem Hotel?«, fragt Sam. »Die Twitter-Meute hat sich doch inzwischen beruhigt, oder?«

»Ja, aber das Gerüst wackelt nach wie vor«, erwidert Mom und stellt das leere Glas ab.

»Gab es Stornierungen?«

»Nein.«

Ich denke an die vielen Gäste im Hotel. »Mehr Buchungen?«, frage ich mit leichter Hoffnung in der Stimme.

Mom schürzt die Lippen, wiegt den Kopf, als wollte sie nicken und zugleich den Kopf schütteln. »Das können wir zu dem Zeitpunkt noch nicht genau einschätzen.«

Die ewige Pessimistin …

»Was ist mit dem Ballsaal?«, frage ich weiter, nicht bereit, aufzugeben. »Da müssten mehr Reservierungen eingegangen sein, oder?«

Meine Mutter hebt überrascht die Augenbrauen. In ihrem Blick schwimmt die Frage: »Woher weißt du das?«

»Eins unserer Videos ist viral gegangen«, erkläre ich. Als ich das letzte Mal geschaut habe, hatte es über vier Millionen Aufrufe. Bei dieser Aufmerksamkeit können die Buchungen nur explodiert sein, es geht gar nicht anders.

Mom sieht mich lange an, ihr Blick ist uneindeutig.

»Jetzt, wo wir noch so stark im Fokus der Aufmerksamkeit stehen, sollten wir die Sichtbarkeit ausnutzen«, rede ich weiter. »Und die Mitarbeiter einbeziehen. Die beliebtesten Videos waren die, in denen sie persönlich über das Hotel gesprochen haben. Das hat den Ort familiärer gemacht. *Das* müsste das neue Image sein.«

»Da ist ja jemand richtig ambitioniert«, neckt mich Sam, und auch Dad lächelt leicht. Mom hingegen starrt mich weiterhin einfach nur an. Ich zwinge mich, ihren Blick zu halten, bis sie es ist, die sich abwendet.

»Ein anderes Thema ist Kelly.« Mom schlägt die Beine übereinander. »Das gesamte Küchenpersonal macht Überstunden, und weil ich allen eine Gehaltserhöhung zugesichert habe, hat noch niemand das Handtuch geworfen.«

Oder weil Kelly ihnen noch nicht den Grund für ihre Kündigung gesagt hat … Nach allem, was passiert ist, schützt Kelly das Hotel noch immer.

»Wir haben schon ein paar Kandidaten auf der Liste, aber ich hoffe doch, dass Kelly es sich noch mal anders überlegt.«

»Wunschdenken«, blafft Sam. »Nach allem, was du getan hast, wird sie ganz bestimmt nie mehr zurückkommen. Sei froh, wenn sie dich nicht verklagt.«

»Es sei denn, du gibst ihr einen Grund zu bleiben«, höre ich mich leise sagen.

»Ich habe mich schon bei ihr entschuldigt«, seufzt Mom.

»Auch bei Ellis?«, fragt Sam, aber davon rede ich gar nicht.

»Kelly ist unersetzlich. Das Hotel braucht sie mehr, als sie uns braucht. Gib ihr einen Grund, dasselbe für das Hotel zu empfinden.«

Mom runzelt die Stirn. »An was denkst du da?«

»Keine Ahnung, ich weiß ja nicht, was ihre beruflichen Träume und Ziele sind. Aber du kennst Kelly. Sicher weißt du, was sie sich von einem Traumjob erhofft. Stell dich mit in den Ring, kämpfe um sie.«

Meine Mutter sieht mich an, als wäre ich ein Rätsel, das sie zu entschlüsseln versucht. Hinter ihrer Stirn sehe ich es arbeiten, als würden sie meine Worte zum Nachdenken anregen.

Sam prustet unverhofft los. »Oh Mann, du klingst, als hättest du den Scheiß schon studiert, Brüderchen.«

Ich lächele mit einem Mundwinkel, nicht sicher, was ich darauf erwidern soll.

»Interessanter Ansatz, Junge«, meint Dad diplomatisch, »aber eins nach dem anderen. Erst müssen wir die Sache mit Abigail Wang aus der Welt schaffen.«

»Wer ist das?«, frage ich verwirrt.

»Die Langston-Tochter.«

»Ah.« Ich halte inne, ziehe die Stirn kraus. Warte, *Wang*?

14. KAPITEL

Ellis

Als ich wach werde, liegt Ryan nicht mehr neben mir. In meinem Geiste meldet sich die Erinnerung, dass er heute Morgen ins Hotel musste und mir zum Abschied einen Kuss auf die Stirn gedrückt hat, aber danach muss ich wieder eingeschlafen sein. Gähnend setze ich mich auf und lasse den Blick durch den Raum kreisen. Rot-goldene Wandtapete, schwere Holzmöbel im Empire Stil, ein riesiger Kronleuchter … Die Einrichtung scheint die Art prunkvoll zu sein, die einen Ticken *zu* aufdringlich ist. Wohlstand, der einem beinahe unter die Nase gerieben wird. Ein unverblümtes: »Seht nur, wie viel ich mir leisten kann – wer toppt meinen Versailles-Abklatsch?« Eine Sanierung ins einundzwanzigste Jahrhundert würde dem Zimmer mit Sicherheit nicht schaden.

Und dann ploppt eine seltsame Frage in meinen Kopf auf.

Was, wenn ich hier eines Tages wohnen werde?

Schockiert halte ich inne. Was zum … Hier wohnen? Wo kommt denn das auf einmal her? Warum denke ich überhaupt an so was? Das Stadthaus gehörte Grandpa Al und jetzt ist es im Besitz von Ryans Familie.

Ryans Familie …

Oh Gott. Beschämt halte ich mir die Hände vors Gesicht. Da bin ich gerade mal zwei Minuten mit Ryan zusammen und denke jetzt schon daran, wo wir unsere Kinder großziehen werden. *Eine Sanierung ins einundzwanzigste Jahrhundert* … Wow, Ellis.

Dabei hat Ryans Status doch nie zwischen uns gestanden. Aber vielleicht ist es unabdingbar, dass Gedanken an die Zukunft komische Abzweigungen nehmen, wenn man mit jemandem wie ihm zusammen ist. Und seit er zurück in meinem Leben ist, kann ich es mir ohne ihn nicht mehr vorstellen. Ich weiß, dass es viel zu früh ist, um in Richtung Ewigkeit zu denken, und vermutlich bin ich genauso naiv wie alle Achtzehnjährigen, die so verliebt sind, dass sie glauben, dass es nur das Leben mit dieser einen Person gibt. Aber Ryan war immer da. Und ich will, dass er immer bleibt.

Ob es der Restalkohol ist, der mir das Hirn so vernebelt? Kopfschüttelnd rappele ich mich auf und klopfe mir den Kitsch von den Schultern. Anschließend klaube ich mein Kleid vom Boden auf und ziehe es mir über. Als ich barfuß in den Flur trete, stehe ich einen unschlüssigen Moment zögernd an der Türschwelle. Ryan hat mir nicht gesagt, ob ich einfach gehen oder hier auf ihn warten soll. Vielleicht sollte ich mich erst in Ruhe umsehen.

Während ich die alte Holztreppe nach unten steige, entdecke ich vier gerahmte Schwarz-Weiß-Aufnahmen des Hotels während seiner Bauphase. Neugierig trete ich näher und sehe sie mir nacheinander an. Die erste Fotografie zeigt das Grundstück, auf dem lange Stangen angelegt sind, die das Gerüst bilden. Beim zweiten ist das Hotel bereits sieben Stockwerke hoch, beim dritten fehlt das Dach mit den Türmchen, und das vierte zeigt das fertige Hotel. Lächelnd betrachte ich die Fotografien und spüre, wie mein Körper erst von tiefer Geborgenheit und anschließend von heftiger Sehnsucht umspült wird.

Ich will wieder zurück.

Das Wohnzimmer macht im Gegensatz zu dem, in dem ich aufgewacht bin, einen viel heimeligeren Eindruck. Hellgrüne Wände, etliche Bücherregale, ein Kamin aus Backstein, braune Möbel, die nicht zusammenpassen, und bei denen weniger Wert auf Ästhetik und mehr auf Bequemlichkeit gelegt wurde. Seltsam, wie gemütlich es aussieht, obwohl hier niemand lebt.

Etwas auf dem Sofa bewegt sich, und erst weiche ich erschrocken zurück, doch dann bemerke ich den vertrauten rosa Schopf.

»Riley!«

Ich hatte völlig vergessen, dass sie auch da sein würde. Wie schön, dass ich doch nicht ganz allein hier bin.

»Morgen, beste Freundin.« Mit einem tiefen Gähnen zieht sie die Decke für mich zur Seite.

»Ich hab gar nicht gehört, wie Ryan dir aufgemacht hat«, sage ich und kuschele mich zu ihr. Sie trägt nur Unterwäsche, ihr Kleid von gestern liegt zusammengeknüllt unter dem Wohnzimmertisch.

»Uns«, dröhnt es aus der offenen Küche, und Sekunden später tritt Rahim in T-Shirt und Boxershorts in den Raum. Sein Haar ist verstrubbelt, sein Blick noch immer halb verschlafen. In der Hand hält er ein Glas Wasser.

»Hey«, rufe ich erfreut aus und recke den Kopf. »Ist Deb auch da?«

»Ne, die ist doch voll früh gegangen.« Mit einem Ächzen lässt er sich auf Grandpa Als Sofa plumpsen.

»Noch früher als ich?« Da dämmert mir, dass ich Deb nach unserer Ankunft gar nicht mehr gesehen habe. »Hat sie jemanden abgeschleppt?«, frage ich halb im Scherz, denn viel realistischer wäre, dass sie es keine fünf Minuten mit den verzogenen Upper Class Leuten ausgehalten hat.

Aber Rahim grinst verschmitzt.

»Warte. Im Ernst?«

»Rate mit wem«, fragt Riley verschwörerisch.

Also ist sie ebenfalls eingeweiht? Ich stutze. Wie kann das sein, wo wir doch niemanden auf der Party kannten?

Und dann rastet die Erkenntnis mit einem lauten Rums zwischen meinen Gehirnwänden ein. Nein, oder?

»Emory?«

Rahim tippt sich auf die Nase, und zeigt mit der anderen Hand auf mich, als hätte ich beim Scharadespiel richtig geraten.

Verwirrt blinzele ich. Das habe ich nun wirklich nicht kommen sehen. »Aber wie … Woher … Wie ist das denn passiert?«

»Das wüsste ich auch gern.« Riley wirft einen kurzen Blick auf ihr Handy und legt es dann wieder zur Seite. »Emory hat seit gestern nicht mehr geantwortet.«

»Deb auch nicht«, meint Rahim und checkt ebenfalls sein Smartphone.

»Aber ihr seid sicher, dass die beiden …«

»Sie sind händchenhaltend aus der Tür gegangen, ja«, entgegnet Rahim.

Emory und Deb …

»Wow.« Ich umschlinge meine Beine und brauche einen Moment, um die Information sacken zu lassen. Der Grund für meinen Schock ist nicht der, dass ich den beiden ihren Spaß nicht gönnen würde. Aber Deb hat ihre romantischen Interessen nie auch nur im Entferntesten durchscheinen lassen. Als Grayson Thompson sie in der Elften nach einem Date gefragt hat, hat sie ihre Absage damit begründet, dass sie mit niemandem ausgeht, der sich einen Joint hinters Ohr steckt, und/oder seinen Roller »Helen« nennt. Ich hielt sie für wählerisch, aber auch nicht für sonderlich interessiert, da der ganze »Hilfe, ich hatte immer noch nicht meinen ersten Kuss«-Druck völlig an ihr vorbeigegangen war. Romantische und körperliche Beziehungen waren nicht ihre Priorität – das hatte ich zumindest gedacht.

Aber vielleicht geht sie ja ständig auf Dates und erzählt es nur nicht? Oder hatte Emory etwas an sich, das sie sofort verzaubert hat? Ich habe so viele Fragen, aber mein Handy liegt noch oben und wie es aussieht, ist sie gerade ohnehin anderweitig beschäftigt.

»Ich bin auf jeden Fall gespannt auf Details«, sagt Rahim und spricht mir damit aus der Seele. Allerdings frage ich mich, ob wir sie auch kriegen. Bei Deb bezweifle ich das beinahe.

»Wie war die Party denn noch?«, frage ich, um das Thema zu wechseln.

»Überraschend cool«, antwortet Rahim. »Viel weniger spießig als erwartet.«

»Ist noch was mit dem Kellner gelaufen?«

Abrupt verblasst die Heiterkeit in seiner Miene. »Äh, nein.« Er zögert. »Aber mit Steven.«

»Steven? Ah, der Gastgeber?«

»Ja.« Rahim sieht zur Seite und kneift die Lippen fest zusammen.

Sofort richte ich mich auf. »Aber er war nicht blöd zu dir, oder?«

»Nein, er war nett«, sagt er schnell. »Er kokst eindeutig zu viel, aber er war dennoch ein Gentleman. Das ist es nicht, sondern …« Rahim ringt kurz mit sich und seufzt tief. »Logan war nicht da.«

»Oh.« Ich schweige einen Moment. »Und … du hast dir gewünscht, dass er kommt?«

»Nein. Oder … also, nein, in erster Linie nicht! Aber … ach

keine Ahnung. Ein Teil von mir wollte einfach, dass er sieht, wie gut es mir ohne ihn geht.« Ein verbittertes Lachen entfährt ihm. »Gott, das ist so unfassbar armselig.«

»Das stimmt nicht«, protestieren Riley und ich.

»Doch«, widerspricht er und nimmt einen Schluck von seinem Wasser. »Ich hab sogar extra in meiner Story gepostet, wo ich bin. Und er hat es gesehen, aber nicht reagiert. Dabei wohnt er gleich um die Ecke. Er hätte so leicht nachkommen können. Ich verstehe ihn einfach nicht!« Verzweiflung schwingt in jeder seiner Silben. »Warum schreibt er mir immer wieder?«

»Weil er dich hinhält«, erklärt Riley und ich nicke zustimmend.

»Vermutlich ein Machtspiel. Und das macht *ihn* armselig, nicht dich, Rahim.«

»Bin trotzdem froh, wenn ich endlich weg bin.« Er sinkt tiefer in den Sessel. »Ich kann erst dann wieder aufatmen, wenn uns mindestens ein Kontinent trennt.«

»Ach ja, deine Reise durch Europa, oder?«, erinnert sich Riley.

Rahim schaut überrascht auf. »Hab ich dir davon erzählt?«

»Ja, kurz bevor du mich in den Pool geschubst hast.«

»Ooooh, stimmt!« Rahim prustet los. »Aber ey, das war wirklich ein Versehen!«

»Alkohol bringt deinen Ellenbogen zum Zucken, ja klar«, blafft Riley, und wieder lachen die beiden. Ich lächele ebenfalls, erfreut, dass sich die zwei so gut verstehen und bereits die ersten Erinnerungen miteinander teilen, aber auch mit einem leichten Anflug von FOMO, weil ich auch gern ein Teil der Anekdote gewesen wäre. Schließlich wollte ich gestern den Abend in erster Linie mit meinen Freunden verbringen.

Was nicht bedeutet, dass ich den Abgang mit Ryan bereue. Ein warmes Kribbeln sammelt sich in meinem Nacken. Nope, diese Nacht würde ich um nichts auf der Welt eintauschen wollen.

»Du hast mir sogar angeboten, dich zu begleiten«, ruft Riley ihm mit einem amüsierten Grinsen ins Gedächtnis.

»Oh ja!«, dämmert es ihm. »Und es war ernst gemeint. »Du kannst wirklich mitkommen.«

Überrascht wende ich mich Riley zu. »Du willst auch mit nach Europa?«

»Ne, war nur so ein Hirngespinst, weil ich nicht weiß, wo ich sonst hingehen soll. Aber nach Europa geht sowieso nicht, zumal ich keinen einzigen Penny mehr habe.«

»Auch nichts Erspartes?«, fragt Rahim.

Riley schüttelt den Kopf. »Meine Konten sind alle eingefroren.«

»Und wenn du dich wieder mit deinen Eltern versöhnst?«

Riley lächelt finster. »Dann müssten *sie* sich erst mal entschuldigen, und dafür sind sie zu stur. Und ich werde ganz bestimmt nicht nachgeben.«

»Du weißt aber schon, dass du auch bei mir bleiben kannst, oder?«, biete ich ihr an.

»Das geht nicht. Deine Familie steckt gerade mitten in einer Krise. Und dasselbe gilt für Ryan, der mir das Gleiche angeboten hat. Da kann ich mich doch nicht einfach bei euch breitmachen und durchfüttern lassen.«

»Klar, kannst du das.«

»Ne.«

»Also willst du wieder zurück nach LA?«, fragt Rahim.

»Ich will nicht, aber ich *muss*.« Ihre Stimme klingt belegt. »Ohne Geld bleibt mir nichts anderes übrig.«

Die Stimmung bekommt einen Riss. Eine Schwere kriecht

hinein, vernebelt den Raum mit bleierner Trübnis. Innerlich spüre ich, dass gerade keine tröstenden Worte gefragt sind, und so bricht ein kurzer Moment des Schweigens ein. Mit einem dumpfen Gefühl im Bauch stiere ich auf das Schattenspiel der Fensterrahmen, das als verzerrtes Trapez auf meinen Schoß geworfen wird.

»Aber ihr könnt mich besuchen«, sagt Riley, und ich nicke nur. Eine Wolke schiebt sich vor die Sonne, der Raum wird verdunkelt, und das Schattenspiel verschwindet. Der Sommer ist fast vorbei und ein Gefühl der Endgültigkeit macht sich in mir breit. Riley geht weg, Deb geht weg, Rahim geht weg, Ryan geht weg.

Und ich … Wo werde ich sein?

»Schläft Ryan eigentlich noch?«, fragt Riley und hebt den Kopf in Richtung Decke. »Nicht, dass wir zu laut sind.«

»Nein, der ist schon längst im Hotel.« Erneut verkrampft sich mein Magen. »Gab wohl wieder einen Notfall.«

»Ernsthaft?« Sie stöhnt. »Das ist ja wie in einer Reality Show! Was ist jetzt wieder passiert?«

»Irgendwas mit der Tochter von Edith Langston.« Ich durchforste mein Hirn nach mehr Details, erinnere mich aber nur vage an die Worte, die mir Ryan im Halbschlaf zugeflüstert hat. »Ich weiß nicht mehr, warum, aber dass sie direkt nach der Presseerklärung hier aufkreuzt, kann in jedem Fall nichts Gutes bedeuten.«

Ausgesprochen klingt es wirklich wie eine Soap …

»Oh nein.« Riley wird kreidebleich.

Ich runzele die Stirn, halb verwirrt, halb besorgt. »Was ist?«

Riley schluckt und sieht kurz aus, als würde sie sich gleich übergeben. Die Sekunden, in denen sie nichts sagt, dehnen sich wie ein Gummiband, und mit jedem Atemzug wird die Luft im Raum dünner.

»Sie … ist nicht wegen des Hotels hier.« Rileys Stimme ist tonlos, ihr Blick ohnmächtig und leer zugleich. »Sondern … meinetwegen.«

15. KAPITEL

Ryan

Abigail Wang hat dem Abendessen unter einer Bedingung zugestimmt.

»Nur, wenn meine Tochter auch kommt.«

Und obwohl ich es eigentlich schon wusste, nachdem der Name *Wang* zum ersten Mal fiel, kann ich noch immer nicht begreifen, dass Edith Langstons Tochter Rileys Mom sein soll! Dass da überhaupt eine Verwandtschaft besteht!

Vor meinem inneren Auge erscheint das bekannte Gesicht der Ikone Edith Langston, eine kleine zierliche Frau mit faltigen Zügen und blond gefärbten Haaren. Früher habe ich sie ständig mit Maggie Smith verwechselt, und auch heute muss ich zweimal hinsehen, um die beiden Schauspielerinnen voneinander zu unterscheiden. Was allerdings nicht in meinen Kopf will, ist, dass Edith Langston Rileys Großmutter sein soll.

Ich weiß, dass das etwas kleingeistig von mir ist, aber Riley ist … na ja, nicht weiß. Sie hat ganz eindeutig die ostasiatischen Züge ihres Vaters geerbt. Außerdem kommt sie aus LA und auch sonst lässt nichts an ihrem Verhalten auf einen britischen Einschlag schließen.

Was hat Riley über ihre Eltern gesagt? Dass sie aus wohlhabenden Elternhäusern stammen, sich in Stanford kennengelernt haben und miteinander durchgebrannt sind. Das war's.

Den Rest ihres Lebens hat sie gekonnt ausgeklammert, nicht einmal mit einer kleinen Fußnote versehen.

Tausend Fragezeichen drücken gegen meine Stirn, überschlagen sich, während ich runter zur Lobby fahre, um Riley fürs Dinner abzuholen. Dann entdecke ich sie am Springbrunnen, und mir bleibt keine andere Wahl, als sie vorerst beiseitezuschieben.

»Hi«, sage ich leise.

Riley sieht von ihrem Handy auf und lächelt verkrampft. »Hi.«

Sie trägt ein mittellanges weißes Kleid mit Ballonärmeln, das ich schon einmal an ihr gesehen habe, dazu hohe weiße Schuhe, die mir ebenfalls bekannt sind. Eine dünne Kette ohne Anhänger umrahmt ihren Hals, die rosa Haare hat sie zu einem Pferdeschwanz gebunden.

Sie ist allein gekommen.

Obwohl ich das wusste, hatte ein Teil von mir gehofft, sie würde Ellis als Unterstützung mitbringen. Enttäuschung steigt in mir auf, aber da ich keinen Platz für dieses Gefühl habe, schlucke ich es eilig wieder runter.

»Wir müssen in den zwölften Stock«, sage ich und deute in Richtung der Aufzüge.

Riley schnappt nach Luft, ihre Augen werden kugelrund. »Doch nicht etwa in die Ballentine Suite?«

Meine Mundwinkel zucken. So makaber sind meine Eltern dann doch nicht …

»Nein. Bei uns in der Manhattan Suite.«

Damit fährt Mom schwere Geschütze auf. Selbst den prominentesten Gästen hat sie bisher einen Besuch verwehrt, was diese Einladung nicht nur exklusiv, sondern besonders persönlich macht.

Und vielleicht auch ein wenig verzweifelt.

»Wer ist alles dabei?« Ihre Frage wird beinahe vom lauten Stöckeln ihrer Schuhe übertönt.

»Meine Eltern, meine Schwester, du, ich und …« Wir erreichen den Aufzug und treten zur Seite, als ein älteres Paar aussteigt. »Deine Mutter.«

Riley nickt betreten, und ein blähendes Gefühl des Frusts steigt in mir auf. Riley schuldet mir nichts, aber ein Teil von mir fühlt sich trotzdem betrogen. Dabei hat sie nie gelogen. Nur nicht die ganze Wahrheit gesagt. Ich kenne das, bin genauso, und vielleicht macht es mich gerade deshalb so wütend. Die eigenen Charakterzüge bei anderen wiederzuerkennen, ist nie leicht. Es wäre nicht fair, den Unmut auf mich selbst auf sie zu projizieren.

Außerdem ist sie gekommen, obwohl ich weiß, dass sie ihre Mutter nicht sehen wollte. Sie hätte das nicht tun müssen und hat es dennoch fürs Hotel getan.

Wir steigen in den Fahrstuhl, ich halte meine Karte vor den Sensor, drücke die Zwölf.

Da dämmert es mir.

»Du hast kurz nach Langstons Tod in die Ballentine Suite eingecheckt.«

Riley seufzt, in der Spiegelung sehe ich, wie sie den Hinterkopf an die Wand lehnt. »Das habe ich.«

»Warum?«

»Meine Eltern haben mich rausgeschmissen. Ich brauchte eine Bleibe.« Riley hebt die Schultern, ihr Lächeln verschwimmt zu einer Mischung aus Spott und Trotz. »Warum nicht in Großmütterchens alte Gemächer ziehen?«

Also wollte sie sie provozieren. Riley wurde vor die Tür gesetzt und hat sich vom Einchecken in jene Suite, in der ihre Großmutter kürzlich verstorben war, eine Reaktion ihrer Eltern erhofft.

»Haben sie deshalb deine Konten gesperrt? Weil sie herausgefunden haben, wo du bist?«

»Ja. Aber erst nach einem Monat. Davor hat es sie anscheinend nicht interessiert, wo ich bin und was ich treibe.«

Unsere Blicke treffen sich, Traurigkeit flackert in ihren Augen, und mit einem Mal verfliegt mein Zorn. Unsere Situation mag vielleicht nicht dieselbe sein, aber ich kenne den Wunsch, gesehen und gehört zu werden.

»Warte.« Ein neuer Gedanke verdrängt den alten. »Bedeutet das, dass deine Mutter nicht gekommen ist, um das Hotel zu verklagen? Sie … ist *deinetwegen* hier?«

Und noch ehe sie zum Sprechen ansetzt, weiß ich, dass meine Theorie stimmt. Blöd nur, dass ich nicht mehr die Zeit habe, um Mom Bescheid zu sagen, die gleich ihre wohlwollende Schleimernummer abziehen wird.

Als Riley und ich dazustoßen, sind die anderen bereits im Salon. Mit Aperitifs in der Hand stehen sie schwatzend vor einem Gemälde und fahren herum, als unsere Schatten in den Raum fallen. Sofort fällt mein Blick auf Abigail Wang. Sie ist relativ groß und hat dunkelblonde schulterlange Haare, die zu einem Mittelscheitel gekämmt sind. Um ihren hageren Körper schmiegt sich ein Oversized Boho-Kleid mit Blumenaufdruck, an den Füßen trägt sie flipflopartige Sandalen. Inmitten der Anzüge und Cocktailkleider sticht sie ein wenig heraus, aber was noch viel wichtiger ist: Sie sieht genauso aus wie Edith Langston in *Detective Crime*. Die Ähnlichkeit ist unverkennbar, und für einen kurzen Moment ist mein Gehirn völlig überfordert, wen es da vor sich stehen hat.

»Riley!«, ruft Mrs Wang erfreut aus.

»Hi, Mom«, presst sie hervor und weicht leicht zurück, als ihre Mutter sie in den Arm nehmen will. Mrs Wang, die sich bereits in ihre Richtung gelehnt hat, wechselt den Kurs jedoch nicht, und drückt ihre Tochter trotzdem fest. Ihr Parfüm steigt mir in die Nase, ein blumiger Duft, der so riecht, wie ihr Kleid aussieht.

»Du siehst toll aus«, sagt Mrs Wang. Ihr britischer Akzent dringt nur ganz sanft durch.

»Du auch«, entgegnet Riley dumpf, und ich bin nicht sicher, ob ich für alle anderen Anwesenden im Raum spreche, aber bei dieser Familienvereinigung in der ersten Reihe zu stehen, ist ziemlich unangenehm. Vielleicht hätten wir den beiden erst einen Moment für sich geben sollen.

»Und wie immer in Weiß.« Mrs Wang grinst amüsiert, aber Riley stimmt nicht ein, mehr noch, tritt ein beinahe ohnmächtiger Ausdruck in ihren Blick, als hätte sie jetzt schon genug von ihrer Mutter. Keine Ahnung, wie ich die Situation einschätzen soll. Sind sie sauer aufeinander? Mrs Wang macht einen fröhlichen Eindruck, doch vielleicht lässt sie sich ihren Zorn auch nicht anmerken und brodelt innerlich.

»Das ist mein Sohn, Ryan«, stellt mich Mom hinter ihr vor.

»Freut mich sehr, Mrs Wang.« Ich strecke meine Hand nach ihrer aus, und bin überrascht über den festen Händedruck.

»Bitte, nenn mich Abby.«

Abby?!

Ich lächele neutral und nicke.

Riley und Sam haben sich schon gestern kennengelernt, reichen sich aber trotzdem kurz die Hand, ehe sich Riley höflich meinen Eltern vorstellt. Mein Blick fällt dabei auf meine Mutter, die zwar nach wie vor ihr Pokerface wahrt, aber die Stressflecken an ihrem Hals geben einen leichten Hinweis darauf, wie angespannt sie ist. Situationen dieser Art behagen ihr nicht. Der Kontrollfreak in ihr tobt vermutlich, weil er zu wenige Informationen hat und nicht einschätzen kann, in welche Richtung der Abend gehen wird. Am liebsten würde ich sie kurz zur Seite ziehen und darüber aufklären, dass uns Abigail Wang vermutlich gar nicht verklagen wird, doch gerade als ich mein Vorhaben in die Tat umsetzen will, ruft sie uns zum Dinner.

Der Esstisch besteht aus einer langen schwarzen Marmorplatte und geschwungenen goldenen Beinen mit Löwenfüßen. In der Mitte ergießt sich die Tischdeko: eine Bahn aus goldenen Kerzen und ein Blumengesteck mit schwarzen Rosen. Die Farbwahl wirkt auf den ersten Blick ein wenig gothic, passt aber gut zur schwarzen Wandtapete mit den kleinen goldenen Fächern. Die Stühle sind mit schwarzem Samt gepolstert, im Hintergrund läuft sanfte Jazz Musik. Das Ambiente ist so perfekt, es hat beinahe etwas Filmisches.

Die Tischordnung sieht Mom und Dad am Tischrand vor, Riley und Abby auf der einen Seite, und Sam und mich auf der gegenüberliegenden. Mein Vater rückt den Stuhl erst für Abby, dann für Riley zurecht, und als meine Mutter mir einen kurzen Blick zuwirft, tue ich dasselbe widerwillig auch für sie und meine Schwester.

Die Kerzen werden angezündet, zwei Kellner kommen mit Weinflaschen hereingehuscht, und erst beim zweiten Hinsehen bemerke ich, dass es sich bei dem einen um Linus handelt. Da er bei seinen Schichten im *Kimberly's* ständig mit Ellis flirtet, bin ich nicht sein größter Fan, trotzdem hat seine Anwesenheit irgendwas Tröstliches. Jedes vertraute Gesicht macht diesen Moment weniger fremd. Die andere Kellnerin ist Rose, die ich schon öfter auf Veranstaltungen dieser Art gesehen habe.

Der Wein wird eingeschenkt, wir stoßen mit unseren Gläsern an, Abby macht eine Bemerkung über den wunderschönen Tisch, und Mom, dankbar für jedes Gesprächsthema, stürzt sich sofort auf die Anekdote dahinter.

»Er war das Hochzeitsgeschenk von meinem Urgroßvater und Hotelgründer Albert Van Day, an seine Frau Samantha Van Day.«

Natürlich muss sie erwähnen, dass er der Hotelgründer war. Im Geiste verdrehe ich die Augen.

»Angeblich hatte sie mehrere Verehrer, aber in erster Linie nur Augen für den Tisch, der seinerzeit noch bei einem Grafen in der ehemaligen Millionaires Row stand. Die Männer pokerten um den Tisch, mein Großvater gewann ihn und damit auch das Herz seiner Zukünftigen.«

»Wie romantisch!«, seufzt Abby, während Rileys Gesichtsausdruck eher das Gegenteil auszudrücken scheint. »Ich liebe Pokern.«

»Samantha pokert auch gern«, sagt Dad. »Schon als Kind hat sie ihrem Großvater sein halbes Portemonnaie abgezogen.«

Abby lacht. »Du bist nach deiner Großmutter benannt?«

»Urgroßmutter« korrigiert sie lächelnd. »Aber die meisten nennen mich Sam.«

»Oh, ich liebe genderneutrale Namen! Aus diesem Grund war ich auch so vernarrt in den Namen Riley. Ich wollte unbedingt einen, der zu allen Geschlechtern passt.« Sie nimmt einen Schluck von ihrem Wein und verschluckt sich fast, als ihr kichernd ein neuer Gedanke kommt. »Um ein Haar hätten wir sie Tokyo genannt.«

Mir fällt auf, dass ihre Art irgendwas Jugendliches an sich hat. Obwohl sie im Alter meiner Eltern sein muss, wirkt sie deutlich jünger als sie.

»Tokyo wäre auch schön gewesen«, wendet Dad freundlich ein. »Städtenamen sind doch immer im Trend.«

»Ryan hätten wir beinahe Jesus genannt«, bringt sich Mom ein, und prompt lacht der ganze Tisch auf. »Mein Vater hatte sich einen Namen aus der Bibel gewünscht, den es in unserer

Familie nicht gab«, erklärt sie ebenfalls lachend. »Und als wir uns nach vielem Hin und Her endlich auf *Ruben* einigten, verstand die Hebamme bei der Frage nach dem Namen allerdings *Ryan*.« Mom macht eine kurze Pause, wie ein Comedian, der gleich die Pointe raushaut. »Zumindest ist das die offizielle Geschichte.«

Wieder prustet der ganze Tisch, doch diesmal ist mein Lachen gekünstelt. Genau wie diese Anekdote. Jede Wette, dass Mom sie sich gerade aus dem Arsch gezogen hat, denn ich höre zum ersten Mal davon, dass ich eigentlich Ruben hätte heißen sollen. Oder Jesus.

Aber immerhin erreicht Mom, was sie will: Die Stimmung steigt.

Als Rose und Linus die Vorspeisen servieren, ist die Atmosphäre von einer lockeren Leichtigkeit erfüllt. Schweigend betrachte ich das herzhafte Soufflee, das auf einem bunten Salatbett thront, und merke sofort, dass das Essen nicht aus Kellys Händen stammt; dafür ist der Salat mit den blauen Blüten und gelben Himbeeren zu farbenfroh und extravagant. Kellys Stil ist viel sanfter und schlichter. Dennoch ist der Teller ein Hingucker, und Abby wirkt besonders entzückt. Gegen meinen Willen muss ich lächeln. Ihre Begeisterungsfähigkeit ist irgendwie … ich weiß nicht, liebenswert.

Die Vorspeise verläuft problemlos, Abby ist freundlich, redet viel, nimmt aber nicht den ganzen Raum ein. Wann immer sie etwas sagt, fragt sie auch nach unserer Meinung. Die Gespräche kratzen zwar nur an der Oberfläche (»Aus welchem Jahr ist der Wein?« »Der Käse im Soufflee schmeckt unglaublich«), wird allerdings immer von einer Anekdote begleitet, die ein wenig mehr in die Tiefe geht. (»Ich habe mich mal bei einer Weinverkostung mit Steve Martin unterhalten und ihn die ganze Zeit Rick genannt, weil ich dachte, er wäre Richard

Gere«. »Den besten Käse habe ich in Amsterdam gegessen. Stammen die Vorfahren der Van Days eigentlich aus den Niederlanden?«)

Auch Mom und Dad steuern allerlei Geschichten bei, die meisten von ihnen allerdings so aufgehübscht, dass sie kaum noch an die Wahrheit erinnern. Dad überrascht mich besonders, richtet seine Aufmerksamkeit hauptsächlich auf Abby und saugt jedes ihrer Worte auf wie ein Schwamm. Er hat die Gabe, anderen das Gefühl zu geben, der wichtigste Mensch auf der Welt zu sein. Manchmal vergesse ich, dass er genauso manipulativ sein kann wie meine Mutter.

Sam und ich sind allerdings auch nicht besser. Wie Roboter halten wir uns an das Skript, das wir schon tausendmal vorgetragen haben, bleiben freundlich, charmant, bescheiden, charismatisch. Nach all den Jahren gelingt es mir zwar wie auf Knopfdruck, den Modus zu wechseln, der Kraftaufwand bleibt jedoch derselbe. Meine Eingeweide verkrampfen sich vor lauter Anspannung, Übelkeit steigt in mir auf, der Appetit verlässt mich, und obwohl mein Magen knurrt, schaffe ich nur die Hälfte der Portion auf meinem Teller.

Nach der Vorspeise weiß ich Folgendes über Abigail Wang: Sie wohnt in einem Haus in West Los Angeles, meditiert jeden Tag, reist gern, liebt das Meer, kann aber nicht schwimmen. Über ihren Mann erzählt sie, dass er der Sohn eines taiwanesischen Produzenten ist, eine Vorliebe für Oolong Tea hat, allergisch auf jede Art von Nuss reagiert, und die beiden seit ihrer Hochzeit nie länger als maximal fünf Tage voneinander getrennt waren.

Was ich nicht erfahre, ist, wie ihre Beziehung zu Riley ist. Überhaupt interagieren die zwei kaum miteinander und wirken nach wie vor angespannt, wann immer sich ihre Blicke kreuzen. Ich frage mich, warum Abby ausgerechnet dieses Essen als erste Begegnung mit ihrer Tochter gewählt hat. Dachte sie, dass Riley ihr andernfalls aus dem Weg gehen würde? Und wenn ja, sind ihr Rileys Gefühle dann völlig egal?

Irgendwann spüre ich, wie es in meiner Hosentasche vibriert. Unauffällig zücke ich mein Handy und lese unter dem Tisch die Nachricht.

Ellis:
Und? Wie läuft's???

Gute Frage. Der Alkohol hilft, aber bis auf Abby wirken die meisten von uns noch immer angespannt, am allermeisten Riley, die stetig an ihrem Glas nippt und sich kaum an den Gesprächen beteiligt. Über Edith Langston haben wir auch noch nicht gesprochen, und die Ungewissheit, wann und wie das Thema zur Sprache kommt, lässt meinen Puls nicht zur Ruhe kommen.

Nach ein paar Sekunden geht der Bildschirm aus, und ich beschließe, nach dem Essen zu antworten. Minuten später schaut auch Riley auf ihr Handy, und ich könnte wetten, dass die Nachricht ebenfalls von Ellis ist. Ich verkneife mir ein Lächeln. Mein kleiner neugieriger Engel. Riley überlegt einen Moment hin und her, kann ihre Eindrücke aber wohl auch nicht auf ein paar Worte runterbrechen, und verschiebt das Antworten ebenfalls auf einen anderen Zeitpunkt.

*

Auch der Hauptgang verläuft ohne irgendwelche Schwierigkeiten. Das Essen wird gelobt, der Wein fließt in Strömen, die Stimmung behält ihre Leichtigkeit, die Gespräche sind lebhaft. Mein Blick fällt auf die Kerzen. Sie sind bis zur Mitte abgebrannt. Halbzeit. Jetzt müssen wir nur die nächste durchstehen.

Zwischen Hauptspeise und Dessert folgt eine längere Pause. Abby will zum Rauchen nach draußen verschwinden, und nach einem kurzen Blickaustausch, folgen Mom und Dad ihr. Vielleicht wollen sie ja jetzt, wo alle ein wenig angeschickert sind, den Versuch wagen, endlich auf Edith Langston zu sprechen zu kommen. Einen besseren Zeitpunkt kriegen sie vielleicht gar nicht.

Die Balkontür fällt ins Schloss, zurück bleiben Sam, Riley und ich. Ein paar Sekunden lang sagt niemand von uns ein Wort, und trotz der leisen Jazzklänge im Hintergrund ist es plötzlich viel zu still.

»Ähm, ich gehe mal kurz wohin«, verkündet Sam und lässt die Stuhlbeine beim Aufstehen über den Teppich schaben. »Bis gleich.«

»Bis gleich«, murmeln wir und sehen ihr lächelnd hinterher. Jede Wette, dass sie nur deshalb rausgegangen ist, um Riley und mir einen privaten Moment zu geben.

»Deine Schwester ist heiß«, verkündet Riley, als Sam außer Hörweite ist.

Ich lächele mit einem Mundwinkel. »Versuch es gar nicht. Du verbrennst dir nur die Finger.«

»So?« Sie hebt eine Augenbraue, der Blick belustigt und herausfordernd.

»Im Ernst«, sage ich. »Sie knackt dein Herz wie eine Walnuss.«

Nichts gegen meine Schwester, aber ihre Beziehungen haben die Lebensdauer einer Eintagsfliege. Dabei liegt es nicht daran, dass sie keine ernste Bindung eingehen will, sondern dass sie es einfach nicht kann. Sobald sie einem Menschen näherkommt, verliert sie augenblicklich das Interesse. Das Problem ist, dass sie dabei so kalt wird, dass ein Schlag ins Gesicht nicht weniger schmerzen würde.

»Ach, da gibt es nichts zu knacken«, spöttelt sie, und ich verdrehe die Augen.

»Jetzt fischst du aber nach Komplimenten, Frau mit großem Herz.«

Riley lacht leise, ein ehrlicher Klang, den ich schon öfter gehört habe. Aber am heutigen Tag zum ersten Mal.

Zögernd lehne ich mich über den Tisch vor. »Wie geht es dir?«, frage ich geradeheraus.

Riley greift nach ihrem Glas und schwenkt den Wein darin. »Nicht so gut.« Ihr Blick gleitet zum Fenster, und ein tiefes Seufzen verlässt ihren Hals. »Diese Frau ist so peinlich.«

Überrascht runzele ich die Stirn. »Sie war doch nett.«

Wieder vibriert mein Handy, doch ich ignoriere es.

»Ja, ich finde es auch immer nett, wenn Menschen extrem selbstbezogen sind. ›Oh, die Weinverkostung mit Steve Martin‹«, zitiert sie säuselnd. »›Wie lustig das war, hahaha! Ich hab nur vergessen zu erwähnen, dass ich meine siebenjährige Tochter mitgenommen habe, die sich inmitten all der Säufer extrem unwohl gefühlt hat. Und apropos Niederlande. Die Dealerin meines Vertrauens hat meinen Mann und mich spontan nach Amsterdam eingeladen. Während wir uns fröhlich zudröhnten und mit Gouda vollstopften, haben wir unsere Zwölfjährige eine Woche lang allein gelassen. Ist es nicht toll von uns, ihr so viele Freiheiten zu geben?‹«

Ich öffne den Mund und schließe ihn wieder. Das rückt die Anekdoten definitiv in ein anderes Licht. Heiße Scham trifft mich wie eine Ohrfeige. Dass ausgerechnet ich mich von ihrer Freundlichkeit habe benebeln lassen. Dabei hätte ich doch wissen müssen, wie sehr der Schein trügen kann.

»Tut mir leid«, sage ich betreten.

»Schon gut. Ich versteh's ja. Die süße Abigail Wang ist ehrlich und nahbar. Man redet mit ihr und hat das Gefühl, sie ewig zu kennen. Ihre Art ist nicht einmal gespielt. Sie ist wirklich so, aber das ist eben nur ein Teil ihrer Persönlichkeit.«

Ich krümme mich innerlich.

»Deine Eltern hingegen haben eine wirklich oscarreife Leistung hingelegt. Dieses ›glückliche kleine Familie‹-Gehabe war schon preisverdächtig. Baby Ryan hätte Ruben heißen sollen? Ja klar.« Riley legt die Hand auf den Tisch und fährt über die Maserung des Marmors, die sich wie kleine Adern durch den Tisch ziehen. »Jede Wette, dass ihr hier normalerweise nie esst.«

Treffer, versenkt.

Es passiert nicht oft, dass wir durchschaut werden. Aber natürlich hat Riley recht, mit allem. Heute war das reinste Impro-Theater, alles war gespielt, nichts war echt. Instinktiv streiche ich mir über mein Hemd, will sichergehen, dass ich nicht so entblößt bin, wie ich mich gerade fühle.

»Und keine Sorge. *Abby* wird euch nicht verklagen. Geld ist ihr nicht wichtig, mein Vater und sie haben ohnehin genug davon. Das Einzige, worum es ihr geht, ist eine gute Zeit zu haben. Lecker essen, Wein trinken und im Hier und Jetzt leben.«

»Aber ist sie sich denn nicht ihrer Macht bewusst?« Mein Blick huscht zum Fenster, und zur Sicherheit senke ich die Stimme. »Ihr muss doch klar sein, dass sie das Hotel, nach allem, was es getan hat, vernichten könnte.«

Ich denke an die Artikel, in denen sogar Edith Langstons Verwandten allerlei unterstellt wurde. Zwar hat das Hotel die Gerüchte von sich gewiesen, aber Abby hätte trotzdem jedes Recht, das Hotel zur Rechenschaft zu ziehen.

»Natürlich weiß sie das, sie ist ja nicht blöd. Aber das will sie gar nicht.«

»Warum? Sie kann doch nicht aus reiner Herzensgüte hier sitzen und nichts im Schilde führen.«

»Sie hat ja auch was davon. Ihr kaputter Selbstwert nährt sich von den liebevollen Worten anderer. Je mehr Leute ihr sagen, wie cool und toll sie ist, desto besser. Ein kleines Foto mit euch wird ihr riesige Aufmerksamkeit verschaffen.«

»Das soll alles sein? Ihr reicht ein Foto?«

»Jepp.« Riley trinkt den letzten Schluck und setzt ihr Glas wieder ab. »Sie hasst Konflikte. Wenn es eines gibt, was sie nach dem Aufwachsen mit einer cholerischen Mutter, die nur Zorn und Enttäuschung für sie übrighatte, gar nicht abkann, dann ist es Streit. Jeder noch so kleine Disput gleicht für sie einem Atomkrieg. Einen öffentlichen Streit würde sie nicht überleben.«

Edith Langston, eine Cholerikerin … Bei ihrem freundlichen Omagesicht kaum vorzustellen. Allerdings war Grandpa Al auch nicht immer der Netteste, und davon weiß ebenso niemand.

»Sie ist zu harmoniebedürftig. Na ja, außer bei mir.« Riley lächelt, doch die Traurigkeit in ihren Augen verzerrt ihren Ausdruck. »Ihre Tochter kann sie rausschmeißen und danach trotzdem ruhig schlafen.«

Ihre Worte hängen tonnenschwer im Raum, dehnen sich aus, verdrängen die Luft.

»Wenigstens ist sie dir nachgereist«, sage ich, in dem Versuch, irgendwas Tröstendes beizusteuern. »Damit will ich nichts kleinreden, aber wenn du ihr wirklich komplett egal wärst, hätte sie sich doch gar nicht die Mühe machen müssen, oder?«

Riley runzelt die Stirn und sieht mich an, als ob sie sich fragen würde, ob ich wirklich so blöd bin oder nur so tue.

»Ist das dein Ernst?«

Shit. Vermutlich hätte ich doch einfach den Mund halten sollen.

»Ich …«

»Sie hat meine Konten gesperrt. Sie hat mich rausgeschmissen und sich wochenlang nicht darum geschert, wo ich bin und was ich treibe.«

»Du hast recht«, sage ich schnell und hebe die Hände. »Tut mir leid.«

Riley sinkt ermattet in ihren Stuhl. Eigentlich wollte ich sie aufbauen, aber jetzt wirkt es, als hätte ich sie noch trauriger gemacht. Ich unterdrücke ein Seufzen, wünschte, Ellis wäre hier. Sie kann so viel besser mit Worten umgehen, wüsste, was man in einer solchen Situation sagt oder nicht sagt.

Wir unterbrechen das Gespräch, als Sam wieder an den Tisch kommt. Kurz darauf schwingt die Balkontür auf, Stimmengemurmel dringt aus dem Salon, und meine Eltern und Mrs Wang – nach dem Gespräch mit Riley kann ich sie nicht mehr länger Abby nennen – kehren fröhlich schwatzend zurück.

Mom sieht sich nach den Kellnern um, und als sie niemanden entdeckt, verziehen sich ihre Lippen zu einer schmalen Linie. Vermutlich wollte sie Bescheid geben, dass jetzt der Nachtisch serviert werden kann, doch bevor sie zur Küche marschieren und Rose und Linus den Marsch blasen kann, stehe ich auf und signalisiere ihr mit einem kurzen Blick, an ihrer Stelle nachzusehen.

Im Flur riecht es bereits nach Zucker, und mit jedem Schritt in Richtung Küche wird der Duft intensiver. Als ich an die Türschwelle trete, ist Maël, der Souschef im *Kimberly's* und Koch des heutigen Abends, gerade dabei, frittierte Hefebällchen auf weiße Porzellanteller zu drapieren – Mom hat bei der Nachspeise auf die traditionell niederländischen Oliebollen bestanden. Die beiden Kellner sind ebenfalls da; Rose, die auf jeden fertigen Teller eine Wunderkerze steckt, und Linus, der mit dem Handy in der Hand unruhig durch die Küche läuft.

»Eine Minute«, sagt Maël, als er mich entdeckt.

Ich nicke, und will mich gerade abwenden, als meine Aufmerksamkeit zurück auf Linus fällt.

»Ich hab dir doch gesagt, ich kann nicht«, schimpft er in sein Handy. »Nein, niemand hat irgendwen beschuldigt … Keine Ahnung, ich kann ja nicht die ganze Zeit mithören … Das weiß ich auch nicht, ich hab wirklich kein Wort … Mann, Ellis, ich hab dir doch gesagt, dass ich mitten in der …«

Beim Klang ihres Namens schießt mein Puls in die Höhe.

»Kannst du nicht warten, bis …« Linus dreht sich zur Tür, und als er mich entdeckt, zuckt er so heftig zusammen, dass er gegen die Arbeitsplatte stolpert.

»Sorry«, sage ich schnell, schaffe es aber nicht, das Lächeln aus meinem Gesicht zu wischen, das eindeutig nicht ihm gilt. Mit einem fragenden Blick deute ich auf sein Handy und forme die Hand zu einer Telefongeste. Linus braucht einen Moment, bis er versteht, doch schließlich reicht er mir sein Handy, und wirkt beinahe erleichtert, dass Ellis nicht mehr länger sein Problem ist.

»Jetzt belästigst du also die armen Kellner«, begrüße ich sie und trete aus der Küche, um den anderen nicht im Weg zu stehen.

Kurze Stille am anderen Ende der Leitung. »Ihr anderen antwortet mir ja nicht.«

»Woher wusstest du, dass er hier arbeiten würde?«

»Recherche.«

Ich unterdrücke ein Lachen. »Es ist alles gut. Wir konnten nur nicht ans Handy gehen. Kann ich dein Gesicht sehen?«

»Mein Gesicht?«

»Ja. Face Time.«

»Ach so!« Kurzes Schweigen. »Okay, warte.«

Ich nehme das Handy vom Ohr und wechsele zu einem Videoanruf. Sekunden später erscheint Ellis' Gesicht auf dem Display. Sie ist ungeschminkt und hat einen Handtuchturban um ihre Haare gewickelt. Im Hintergrund erkenne ich den Erker ihres neuen Zimmers.

»Hey«, sage ich und spüre, wie mich bei ihrem Anblick augenblicklich Ruhe überströmt.

»Hey.« Sie betrachtet mich einen Moment und beißt sich auf die Unterlippe. »Ich hatte vergessen, dass du einen Anzug tragen würdest.«

Ich schaue an mir hinab. »Mom war dagegen, dass ich nackt gehe.«

Sie lacht leise. »Wie spießig von ihr.«

»Jepp.« Mein Blick fällt auf die Babyhaare vor ihrem Ohr, und ein warmes Kribbeln durchfährt meine Lippen. »Du siehst süß aus.«

»Du auch.« Ihr Lächeln wird weich, doch dann scheint ihr der Grund für ihren Anruf einzufallen, und ihr Blick wird wieder ernst.

»Wie läuft es so?«

»Bis jetzt überraschend gut. Rileys Mutter ist … nett.«

»Sie war nicht wütend?«

»Nein. Keine Klage, keine Drohung. Wir haben noch nicht mal über Edith Langston gesprochen.«

Ellis ist so überrascht, dass ich kurz glaube, dass das Bild eingefroren ist. »Was? Wie kann das sein?«

Weil sie laut Riley *konfliktscheu* ist. Aber das klingt selbst in meinen Gedanken viel zu absurd.

»Das erzähle ich dir lieber in Ruhe.«

»Ryan.« Sam erscheint im Flur und nickt in Richtung Esszimmer.

Ich nicke, deute an, gleich nachzukommen.

»Du musst gehen?«, fragt Ellis.

»Ja, tut mir leid.«

Ellis hält kurz inne. »Meinst du, du kannst mich mit zum Tisch nehmen und auf lautlos stellen? Dann kriege ich auch was mit.«

Ich unterdrücke ein Lachen. »Ich glaube, Linus braucht sein Handy wieder.«

»Dann ruf mich über deins an. Und positionier mich am besten so, dass ich auch was sehe. Schieb mich in deine Jackettasche.«

Gott, ich liebe diese Frau.

»Was?«, fragt sie, als ich sie einfach nur lächelnd anstarre.

»Nichts.«

Aber wie immer errät sie meine Gedanken.

»Du willst es wieder sagen, oder?« Sie grinst.

Mein Lächeln vertieft sich. »Aber nicht so.«

»Ryan, das ist lächerlich.« Sie lacht. »Es gibt nicht *den* einen richtigen Moment.«

»Dieser ist es jedenfalls nicht.«

Sie schnaubt.

»Ich ruf dich später an, okay?«

»Oder … du könntest vorbeikommen?« Wieder beißt sie sich auf die Unterlippe, lächelt scheu.

Mein Blick fällt auf ihren BH-Träger, der ihr halb von der Schulter gerutscht ist. Im Geiste schiebe ich ihn selbst runter, küsse ihren Hals, küsse ihren Arm und will nichts mehr, als dass diese Vorstellung Wirklichkeit wird.

»Das würde ich so gern«, seufze ich, und sofort erlischt die Hoffnung in ihren Augen.

»Aber?«

»Aber … ich glaube, jemand anderes braucht dich heute Abend dringender.«

16. KAPITEL

Ellis

Heller Mondschein bricht durch die Wolken und fällt wie ein Scheinwerfer genau auf den Punkt, an dem das Taxi hält. Im nächsten Moment steigt Riley aus, und obwohl das Fenster geschlossen ist, höre ich, wie sich das Klackern ihrer Schuhe dem Gebäude nähert. Schnell laufe ich zur Haustür und betätige den Türöffner, damit sie nicht klingeln muss. Das Flurlicht geht an, das Echo ihrer Schritte wird lauter, und als wir voreinander stehen, sehen wir uns einen Moment lang an, ehe wir uns fest in die Arme schließen.

In meinem Zimmer angekommen, sagen wir anfangs gar nichts. Riley liegt ausgebreitet auf meinem Bett, während ich auf meinem Schreibtischstuhl sitze und wie eine Therapeutin darauf warte, dass sie das Schweigen bricht. Ich will sie nicht zum Reden drängen, hoffe aber trotzdem, dass sie sich mir öffnet.

»Sie hat alle um den Finger gewickelt«, beginnt sie schließlich, jedes Wort schwer und träge, als würden die Buchstaben auf ihrer Zunge wackeln.

»Deine Mom?«, frage ich vorsichtig.

»Ja.« Ihr Lächeln ist so bitter, dass mein eigener Mund ganz trocken wird. »Du hättest sehen sollen, wie sie ihr an den Lippen hingen. Alle waren begeistert von ihr.«

»Also lief es gut?«

»Fürs Hotel schon.« Ein missbilligender Laut verlässt ihren Hals.

Aber anscheinend nicht für sie …

»Habt ihr, du und deine Mutter, denn noch mal geredet?«

»Nach dem Essen kurz. Sie hat mir ›verziehen‹, dass ich direkt nach Grans Beerdigung hierher bin, wo ich doch wusste, wie schlimm sie war.«

Gran. Edith Langston ist Rileys *Gran.* Mein Kopf, der das Ganze noch immer nicht begriffen hat, entlädt eine neue Ladung WTFs.

»Und sie hat sich nicht entschuldigt?«, frage ich, als die Fassung in meine Stimme zurückkehrt. »Nachdem sie und dein Dad dich aus dem Haus geworfen haben?«

»Nope. Dafür tut das, was ich im Streit zu ihr gesagt habe, noch zu sehr weh.«

»Sie hat den Spieß umgedreht?« Meine Züge verhärten sich. »Weiß sie denn nicht, wie schmerzhaft es für dich war, rausgeschmissen zu werden?«

»Nö. Außerdem ist das, was ich getan habe, ja *so* viel schlimmer.«

»Schlimmer? Es gibt doch kein Maß für Gefühle, jeder empfindet anders. Abgesehen davon geht es nicht um ›Der Verletztere gewinnt‹. Niemand ist perfekt, wir alle machen Fehler. Aber dann entschuldigen wir uns.«

»Ha, nicht Abigail Wang. Sie ist immer das Opfer.«

Tiefes Mitgefühl steigt in mir auf, und irgendwo zwischen all dem Verständnis und der Anteilname auch ein kleiner Funken Kränkung, weil Riley mir nie etwas von ihrer Verwandtschaft mit Edith Langston erzählt hat. Nachdem ich in den letzten Wochen über kaum etwas anderes geredet habe als den Langston Skandal, fühlt sich die Erinnerung daran, wie wir gemeinsam in der Ballentine Suite saßen und auf ihrem Bett über mögliche Täter philosophierten, ein bisschen an wie Verarsche.

»Warum hast du nie etwas gesagt?«, frage ich leise.

Riley starrt an die Decke, zuckt mit einer Schulter. »Ich weiß es nicht. Manchmal wollte ich, aber dann dachte ich daran, wie rein und unbefleckt unsere Freundschaft war. Dass du mich mochtest, weil ich *ich* war und nicht wegen meiner coolen Eltern … oder weshalb die Leute sonst mit mir abhängen wollten.« Sie hält kurz inne. »Außerdem hatte ich Angst, dass du es makaber und unsensibel fändest, wenn du den Grund für mein Interesse an der Ballentine Suite gewusst hättest.«

»Es ist makaber und unsensibel, dass deine Eltern dich rausgeschmissen haben«, wende ich ein, entschlossen, ihr zu zeigen, dass ich nach wie vor zu ihr stehe. »Dass du sie zu einer Reaktion provozieren wolltest, verstehe ich, nach allem, was zwischen euch passiert ist, sogar.«

»Tut mir trotzdem leid.«

»Muss es nicht«, winke ich ab. »Immerhin hast du nie gelogen. Außerdem kannten wir uns ja noch nicht lang. Aber Mann, Edith Langston, deine Großmutter … Das ist eine ziemlich witzige Wendung.«

Riley lächelt schwach.

»Kanntet ihr euch gut?«

»Nicht wirklich. Wir haben uns nur vier- oder fünfmal gesehen, weil meine Mutter die meiste Zeit über keinen Kontakt zu ihr hatte. Auch nicht mehr zum Schluss. Wir sind nicht einmal auf die Beerdigung gegangen, weil meine Mutter der Meinung war, dass der Tod einen Menschen nicht gleich heilig macht und es keinen Grund gäbe, ihr die letzte Ehre zu erweisen.«

Da ist irgendwie was dran. Zwar heißt es, man soll nicht schlecht über die Toten sprechen, aber was, wenn sie schon zu Lebzeiten keine guten Menschen waren?

»Ich wäre eigentlich gern hingegangen, hab's aber auch verstanden, weil es wirklich etwas heuchlerisch gewesen wäre.«

»Und wie war Edith Langston so als Mensch?«, frage ich, bevor ich es verhindern kann.

»Sehr durchwachsen. Einerseits nett – vor allem zu uns Kindern – aber die meiste Zeit über herrisch und exzentrisch. Zu Mom, der ›Schande, die nichts hingekriegt hat‹, war sie immer besonders fies.«

Das erinnert mich an Grandpa Al …

»Warum?«

»Das weiß niemand. Ich meine, zugegeben, Mom liebt es, in der Opferrolle zu sein und alle Schuld von sich zu weisen, aber ich habe ja mit eigenen Augen gesehen, wie Gran immer wieder grundlos auf sie losgegangen ist. Kein Wunder, dass meine Mutter keinen Kontakt zu ihr haben wollte. Oder konnte. Es ging ihr eindeutig besser ohne sie.« Riley schluckt. »Deshalb wusste ich, dass es sie verletzen würde, wenn ich hierherkäme. Ich … wollte ihr wehtun.« Obwohl ihre Stimme kaum hörbar ist, schwingt klare Erkenntnis in ihr, als würde ihr diese Tatsache erst jetzt so richtig bewusst werden. Sie seufzt, und als sie die Arme um sich selbst schlingt, kommt es mir fast so vor, als würde sie auch ihre Mutter umarmen wollen.

»Allerdings hatte ich gar nicht vor, so lange zu bleiben.« Riley dreht den Kopf zu mir, ihre Lippen beben. »Und jetzt kann ich mir nicht mehr vorstellen wegzugehen.«

Mein Hals wird dick. »Geht mir genauso.«

Die Stimmung schlägt um. Eben noch bei Edith Langston, sind wir nun bei uns und den gemeinsamen Wochen, die wir miteinander hatten.

»Du warst meine erste richtige Freundin, weißt du?« Ihre Stimme bricht, in ihren Augen schwimmen Tränen. »Ich hab dir zwar nicht viel von mir erzählt, aber ich hatte trotzdem das

Gefühl, dass ich dir vertrauen konnte. Du hast mich nicht in irgendeine Schublade gesteckt, sondern wirkliches Interesse an mir gezeigt.«

»Das ist doch selbstverständlich!«

Vertrauen und Interesse sind schließlich die absolute Basis für jede Freundschaft.

»Nein.« Riley schüttelt den Kopf und wischt sich über die Wangen. »Meine Freunde aus LA haben vermutlich nicht einmal bemerkt, dass ich weg bin. Niemand hat nach mir gefragt, nicht einmal die, die von dem Streit mit meinen Eltern wussten. Aus den Augen, aus dem Sinn.« Sie lacht traurig und mein Herz bricht ein wenig. Riley ist so liebenswert. Wie kann man sie nicht die ganze Zeit um sich haben wollen? Wie kann man sie nicht vermissen?

»Darf ich dich umarmen?«, frage ich leise.

Als sie nickt, stehe ich auf, hocke mich vors Bett und schiebe meine feuchten Haare zur Seite, ehe ich sie an mich ziehe. Ganz klein und zerbrechlich liegt sie in meinen Armen, und der plötzliche Wunsch, sie vor all dem Schmerz zu schützen, weckt beinahe mütterliche Gefühle in mir.

»Ich werd dich vermissen, beste Freundin«, schluchzt sie in meinen Hals.

»Du weißt, dass du nicht gehen musst.«

»Doch. Ich kann mich nicht ewig bei dir durchschnorren.«

»Das hat nichts mit Schnorren zu tun.«

»Es geht trotzdem nicht.« Sie schnieft und zieht die Nase hoch. »Außerdem muss ich endlich mal mein Leben auf die Reihe kriegen, studieren oder was weiß ich.«

»Geh doch wirklich mit Rahim nach Europa«, sage ich, denn aus irgendeinem Grund würde ich sie lieber auf der anderen Seite des Atlantiks wissen als in der Nähe ihrer Eltern.

Riley schüttelt den Kopf und da ich sie nicht drängen will, belasse ich es dabei, halte sie einfach nur fest, bin für sie da.

Später liege ich auf dem Sofa im Wohnzimmer. Riley war so fertig, dass ich ihr das Bett überlassen wollte. Das Sofa tut es auch, wobei ich es nicht geschafft habe, es auszuziehen, und nun ein wenig zusammengekauert liege. Ich kann sowieso nicht schlafen. Vielleicht ist ja der Vollmond schuld, denke ich mit einem Blick aus dem Fenster. Oder aber mein Gehirn, das nach wie vor dabei ist, die Ereignisse der letzten Stunden zu verarbeiten.

Weil ich nicht schlafen kann, googele ich Riley zum allerersten Mal. Zumindest versuche ich es, aber als ich ihren Namen eingebe, werde ich nur von einem Schwall Artikel über einen amerikanisch-taiwanesischen Sänger und Schauspieler überschwemmt. Ich versuche es mit Abigail Wang, werde jedoch auch nicht fündig, und klicke mich weiter zum Wikipedia Eintrag von Edith Langston.

† 15. Juli 2023 in New York.

Ich zucke innerlich zusammen und scrolle weiter. Da, drei Kinder, Allen, Simone und Abigail Langston. Ich klicke auf Abigails Namen, doch in ihrem Eintrag steht nicht viel. Allerdings finde ich ihren Ehemann Wang Jian, Sohn des taiwanesischen Chipherstellers Wang Bing. Etliche Links später stoße ich auf ein altes Familienbild, auf dem ich neben einigen Mitgliedern der Wang Familie auch Abigail und Riley in jungen Jahren entdecke. *Endlich.* Ich zoome an jedes der Gesichter ran, vergleiche die Ähnlichkeit zwischen Riley und ihrem Dad und … halte dann inne. Was mache ich hier eigentlich? Jetzt habe ich sie gefunden, aber was habe ich davon? Einen Beweis, dass das alles wahr ist?

Kopfschüttelnd schließe ich den Browser und will gerade das Handy zur Seite legen, als eine neue Benachrichtigung aufploppt.

Ryan:
Die erste Nacht ohne dich.

Mein Herz macht einen Satz.

Ich:
Komisch, oder?

Ryan:
Ja. Niemand klaut mir die Decke, kickt mir gegen das Schienbein oder drückt meinem Arm mit seinem Kopf das Blut ab …

Ich lache leise.

Ich:
Klingt, als ob dein Körper eine Menge Erholung bräuchte …

Seine Erwiderung folgt in Sekundenschnelle.

Ryan:
Nein.

Ryan:
Morgen musst du wieder neben mir liegen.

Hitze wallt in mir auf. Eigentlich mag ich es nicht, wenn Männer so herrisch klingen, aber Ryan hat jahrelang nicht den Mund aufgekriegt. Dass er nun deutlich zum Ausdruck bringt, wie sehr er mich will, und dann auch mit diesem dominanten Tonfall … Ein bittersüßes Gefühl schießt zwischen meine Beine.

Am liebsten würde ich gleichermaßen bestimmt kontern, aber als mir dämmert, dass uns ohnehin nicht mehr viele gemeinsame Nächte bleiben, weil er schon bald in Boston sein wird, ringe ich mir nur ein kleines »Okay« ab und schicke ein Herz hinterher.

Trauer kneift mir in die Rippen, ich verziehe das Gesicht, schließe die Augen und versuche die Vorstellung von mir zu schieben. So weit, bis ich alle Gedanken abhänge.

Und wegdämmere.

*

Es ist seltsam, dass ich, sobald ich erst mal schlafe, nicht mehr so leicht wach werde. Mom weiß das und hat sich vermutlich deshalb nicht gescheut, die Gardinen aufzuziehen und das Radio laut aufzudrehen, während sie sich in der Küche Kaffee kocht. Letztendlich ist es mein Handy, das mich weckt, als es mit einem lauten Plumpsen auf den Dielenboden knallt. Brummend taste ich danach und spähe durch halb geschlossene Lider nach der Uhrzeit. Halb acht. Na toll. Aber einmal wach, kann ich auch nicht mehr wieder einschlafen.

»Machst du mir auch eine Tasse?«, krächze ich in Richtung Küche, doch meine Mutter hört mich nicht. *Leave before you love me* von den Jonas Brothers dröhnt durch die Lautsprecher, und es überrascht mich, dass meine Mutter den ganzen Text mitsingen kann. Andererseits läuft bei ihrer Arbeit in der

Küche ständig das Radio. Sie kennt die neuesten Songs meist immer vor mir.

»Mom«, sage ich etwas lauter.

Abrupt fährt sie herum. »Oh, du bist wach.«

»Ja«, sage ich und setze mich auf. »Kriege ich einen Kaffee?«

»Klar.«

Ich schreibe Riley, ob sie ebenfalls einen will, aber sie antwortet nicht. Vermutlich schläft sie noch.

»Wo ist Dad?«, frage ich, als ich in die Küche getrottet komme.

»Bagels holen.« Sie schiebt mir meine Tasse hin.

Mom macht Kaffee, Dad holt Bagels. Ein trauriges Lächeln zupft an meinen Lippen. Dies scheint wie der Beginn einer wunderschönen Morgenroutine, und doch fühlt es sich an, als wäre ich dieser Mutter-Vater-Kind-Idylle entwachsen und würde nun nicht mehr hineinpassen. Weil dieses Leben – so schön es auch sein mag – nicht meines ist. *Weil ich es nicht will.* Früher vielleicht, aber nicht mehr.

Was das im Klartext bedeutet, weiß ich allerdings auch nicht.

»Schläft Riley noch?«, fragt Mom.

»Vermutlich. Wir sind ziemlich spät ins Bett gegangen. Waren wir zu laut?«

»Nein.«

Ein Glück. Ich umfasse den Henkel und puste kleine Wellen auf die Oberfläche des Kaffees. Als ich zu meiner Mutter schaue, runzele ich die Stirn. Irgendwas ist anders. Sie macht zwar einen unbeschwerten Eindruck, aber wenn man Menschen so gut kennt, spürt man die innere Unruhe förmlich in der Luft flirren. Außerdem wischt sie schon seit einer Minute über dieselbe saubere Stelle.

»Alles okay?«

Mom schaut nicht auf, ihre herabhängenden Locken verdecken ihr Gesicht, doch ihre Finger schließen sich fester um den Lappen. Einen Moment schweigt sie, als würde sie abwägen, ob sie ihre Gefühle mit mir teilen sollte oder nicht. Schließlich holt sie tief Luft.

»Weißt du, was mir Maël gerade erzählt hat?«

Maël? Oh Gott. Hat er gestern nicht das Essen für die Van Days zubereitet? Ein Frösteln durchfährt mich.

»Was hat er gesagt?«

»Das *Kimberly's* wird seinen ersten Michelin Stern bekommen.«

Puh, okay. Schon mal kein neuer Skandal. Doch die Erleichterung darüber, dass ihr Missmut nichts mit dem gestrigen Abend zu tun hat, währt trotzdem nicht lang.

»Was?«, platze ich viel zu laut heraus.

»Offenbar waren die Inspektoren wohl wieder unangekündigt da.«

Wieder. Erst vor ein paar Monaten erzählte Mom, sie glaube, einer, der mit seinem Begleiter die halbe Karte bestellt habe, wäre zu Besuch gewesen. Aber da sich diese Inspektoren nicht zu erkennen geben dürfen, war sie nicht sicher.

»Aber heute hat wohl einer in die Küche geschaut und wollte mit dem Chefkoch reden.«

Souschef, korrigiere ich im Stillen, denn bis jetzt ist Moms Posten noch nicht neu besetzt worden. *Sie* ist die Chefköchin.

»Vielleicht war es nur ein einfacher Restaurantkritiker«, überlege ich. »Schließlich müssen sich diese Michelin Guides doch am Ende zu erkennen geben, oder?«

»Keine Ahnung.« Mom seufzt. »Aber es ist mal wieder typisch, dass das alles genau dann passiert, wenn ich gehe.«

So richtig *typisch* ist es eigentlich nicht, da es eine Situation wie diese noch nie gab. Aber ja, es ist ärgerlich. Und unfair. Jahrelang hat Mom auf einen Michelin Stern hingearbeitet, und das *Kimberly's* in einem neuen kulinarischen Licht erstrahlen lassen. Wenn das Restaurant mit irgendeinem Stern ausgezeichnet wird, dann nur ihretwegen.

Ich schlucke, will irgendwas Aufbauendes sagen, aber »Dein Traum wird noch wahr werden«-Parolen scheinen mir in diesem Moment noch weniger angemessen als betretenes Schweigen.

»Mir fehlt die Arbeit«, gesteht sie plötzlich.

Überrascht sehe ich sie an. »Wirklich?« Neulich hieß es doch noch *Entschleunigen* und yolo-mäßig auf die Zukunft blicken.

»Ja. Mir fällt fast die Decke auf den Kopf vor lauter Nichtstun.«

Interessant. Insbesondere, weil ich vor wenigen Tagen fast das Gleiche gesagt habe …

»Vielleicht muss sich dein Körper erst an die Pause gewöhnen?«

Nachdem sie in den letzten Monaten fast rund um die Uhr gearbeitet hat, sollte es kein Wunder sein, wenn sie die viele Freizeit ein wenig überfordert.

»Und was ist mit deinem Urlaub?«, frage ich weiter. »Wolltest du nicht irgendwo hinfahren?«

»Ja, für zwei Wochen. Oder höchstens drei. Aber danach brauche ich einen Plan, wie es weitergeht.«

Ich horche auf. Ist das Unsicherheit, die ich da raushöre?

»Mom, du müsstest nur schnippen und hättest schon einen neuen Job. Ich bin sicher, dass sich jedes Restaurant der Stadt um dich reißen würde.«

Meine Mutter zuckt nur mit den Schultern. Sie widerspricht mir nicht, stimmt mir allerdings auch nicht zu.

»Was willst *du* denn?«, frage ich.

Mom wirft den Lappen in die Spüle und seufzt. »Ich will, dass mir meine ehemalige beste Freundin nicht meinen Traumjob zerstört hat. Das Hotel war alles, was ich wollte. Ich war dort glücklich und hatte mir einen Namen gemacht. Und jetzt … jetzt hat das *Kimberly's* sogar einen Michelin Stern.«

Schweigend nippe ich an meinem Kaffee. Ob sich Mom trotz ihres Grolls auf Jules vorstellen könnte, wieder dort zu arbeiten? Ich wage es nicht zu fragen.

Im Flur wird ein Schlüssel im Schloss gedreht, die Tür schwingt auf, Schritte knarzen über den Dielenboden, und im nächsten Moment erscheint Dad im Flurrahmen, in der Hand eine Tüte voll Bagels. Als sein Blick auf uns fällt, hält er sich die Brust, als wäre er vom Blitz getroffen.

»Miss World und Miss Universe in meiner Küche.«

Mom und ich schnauben kollektiv auf, dennoch muss ich lächeln. Dads peinliche Sprüche sind das Beste, das der immer tiefer sinkenden Stimmung passieren konnte.

»Hast du einen mit Rosinen und Zimt gekauft?«, frage ich mit einem Blick auf die Tüte.

»Dir auch einen guten Morgen, Shamsi. Und ja, ich hab noch den letzten bekommen.« Er stellt die Tüte neben mich.

»Danke. Aber ich glaube, ich warte, bis Riley wach ist.«

Ich will gerade einen Schluck nehmen, da …

»Shamsi, nicht im Stehen trinken!«, ermahnt mein Vater mich.

Oh Mann. Die Augen verdrehend stoße ich mich von der Kücheninsel ab und laufe zum Wohnzimmer. Eigentlich ist mein Vater nicht besonders gläubig, trotzdem sind ihm einige islamische Vorgaben lächerlich wichtig – beispielsweise die, nicht im Stehen zu essen und zu trinken.

»So besser?«, frage ich und lasse mich mit einem demonstrativen Ächzen aufs Sofa plumpsen.

»Wenn du mich richtig glücklich machen willst, nimmst du die Tasse noch in die rechte Hand.«

Ach ja, die Regel, mit der rechten Hand zu essen und zu trinken gab's ja auch …

»Gilt das auch für Linkshänder?«, frage ich, aber Dad reagiert nicht, denn seine Aufmerksamkeit gilt nun Mom, die sich wieder den Lappen geschnappt hat. Während die zwei leise tuscheln, ziehe ich mein Handy unter der Decke hervor und halte den Kaffee in der *linken* Hand (denn ich bin nun mal keine Rechtshänderin!), während ich mich mit der anderen durch meine neuesten Benachrichtigungen scrolle. Immer noch nichts von Deb. Zwar ignoriert sie uns nicht, vertröstet uns aber schon seit gestern mit »Ich kann grad nicht«- und »Bin schwer beschäftigt«-Nachrichten. Emory hat mir auch noch nicht geantwortet, und inzwischen suhlt sich meine Ungeduld in quälender Neugier. Ich will endlich wissen, was passiert ist.

Auf Instagram erwartet mich ich eine Nachrichtenanfrage von einem Account, dem ich nicht folge.

@desi.ree49
Hi Ellis, hier ist Desiree vom Hotel. Da ich deine Nummer nicht habe, frage ich einfach mal hier. Leider bin ich krank geworden und finde einfach keinen Ersatz für meine Schicht (12–18 Uhr). Hättest du zufällig Zeit, um für mich einzuspringen? Ich weiß, es ist super spontan, aber du würdest mir echt das Leben retten! Unter der Woche ist es auch echt entspannt. Wenn nicht viel los ist, kannst du Musik hören oder ein Buch lesen. Es wäre quasi bezahlte Freizeit!

Desiree arbeitet als Aushilfe im Souvenirshop. Ich kenne sie kaum, habe sie nur ab und an bei Bingo-Abenden gesehen, aber da ich diesen Sommer ständig im Hotel ausgeholfen habe, überrascht mich ihre plötzliche Anfrage nicht.

Im Hotel arbeiten … Allein die Aussicht darauf, heute dort zu sein, bringt mein Herz zum Hüpfen.

Allerdings gibt es ein Problem. Mein Blick gleitet zur Küche, und das Hochgefühl schwindet. Seufzend lege ich den Kopf in den Nacken.

»Mom?«, rufe ich, ohne aufzuschauen.

»Ja?«, dröhnt es aus der Küche.

Mist. Sie hat gerade erst das mit dem Michelin Stern erfahren. Ein schlechteres Timing gibt es kaum.

»Ich …« Okay, einfach wie ein Pflaster abreißen. »Ich wurde gerade gefragt, ob ich im Hotel aushelfen kann.«

Stille.

»Im Souvenirgeschäft«, rede ich weiter und schaue nun doch auf. Den Lappen noch immer in der Hand starrt sie mich ausdruckslos an. Dad steht nicht mehr bei ihr. Mist. Sein Talent, die Stimmung zu lockern, wäre gerade ziemlich hilfreich.

»Ähm, Desiree ist krank und sie hat keinen anderen gefunden. Und … also … wäre es okay für dich, wenn ich die Schicht annehme?«

Sekundenlang halte ich den Atem an, und endlich zeigt sich eine Regung in ihrer Miene. Zu meiner Überraschung ist es sogar ein Lächeln, wenn auch ein trauriges.

»Wir sind hier nicht bei *Girl's Club*, Ellis. Du musst nicht aus Loyalität das Hotel meiden. Es ist dein Zuhause. Natürlich kannst du jederzeit dorthin. Du brauchst meine Erlaubnis nicht.«

Überrascht öffne ich den Mund. »Wirklich?«

»Ja.«

Ob das irgendein Test ist?

»Und … du wärst nicht sauer?«

Ihr Lächeln wird etwas aufrichtiger. »Nein.«

Oh mein Gott. Mein Puls rast, meine Vitalzeichen schlagen aus, mein Herz macht eine Rolle vorwärts.

Gleich werde ich im Hotel sein!

17. KAPITEL

Ryan

> **Ellis:**
> Ich darf heute für Desiree einspringen und im Souvenirshop aushelfen!!! 😍

Sie *darf*?

> **Ich:**
> Ich kenne keinen, den es glücklich macht, jemandes Schicht zu übernehmen.

> **Ellis:**
> Ey, freu dich für mich! Ich werde im Hotel sein! 😁

> **Ich:**
> Das tue ich.

> **Ellis:**
> Da du selten mit Smileys schreibst, weiß ich nicht, ob das nicht passiv aggressiv gemeint ist. 🙃

Ich verkneife mir ein Grinsen.

Ich:
Ich freue mich für dich, Baby. 💀

Ellis:
😂😂😂

Ellis:
Allerdings überlege ich, jetzt doch abzusagen, weil ich viel lieber dich und deinen Totenkopfschädel sehen will …

Ich:
Und was hindert dich daran?

Ellis:
Meine blöde kollegiale Loyalität?

Ja, die ist verdammt blöd. Missmutig wische ich über die Emojis, und suche nach einem, mit dem ich mir gegen den Kopf schlagen kann.

Ich:
🔨🔨🔨

Ellis:
… Dein Ernst? 😂

Ich:
Du wolltest doch, dass ich mehr Emojis benutze?

Ellis:
Ja, aber jeder weiß, dass das Emoji für »nail me« steht!

Ich lache los.

Ich:
Du liest auch nur, was du lesen willst … 🍆🍆🍆

Ellis:
Verstehe. Und damit willst du mir vermutlich nur sagen, dass du Cravings auf Baba Ganoush hast? 😉

Cravings, die sie sich gar nicht vorstellen kann. Wieder lache ich, doch diesmal endet es in einem Seufzen. Ich will sie so sehr sehen, dass es körperlich wehtut.

Ich:
Ich werd dich heut vermissen.

Ellis:
Ich dich auch.

Ich:
Wie lange arbeitest du?

Ellis:
Bis sechs.

Ich:
Und wann fängst du an?

Ellis:
In einer Stunde.

»Kann ich dich von zu Hause abholen?«, setze ich zum Tippen an, da erscheint bereits ihre neue Nachricht.

Ellis:
Natürlich kannst du mich von zu Hause abholen und zum Hotel fahren, damit wir uns vor meiner Arbeit kurz sehen. (Das wolltest du doch gerade schreiben, oder? 😉)

Diese Frau … Ich begreife einfach nicht, wie sie mich immer lesen kann, wie ein Buch. Als hätte sie einen VIP-Zugang zu meinem Kopf. Unsere Verbindung benötigt keinen Augenkontakt, nicht einmal physische Nähe. Ganze Stadtteile können uns trennen und sie weiß trotzdem, was ich denke.

»Aber nur bei dir«, hatte sie vor Jahren einmal gesagt.

»Ja, weil du extrem empathisch bist«, erwiderte ich.

»Oder weil wir eine ganz besondere Verbindung haben.«

Und da wusste ich, dass ich verloren bin.

Ich:
Also eigentlich wollte ich dir nur viel Spaß wünschen …

Ellis:
Das glaubst du ja wohl selbst nicht. 😉

Ellis:
Bis gleich! 🖤

*

Als ich eine halbe Stunde später vor dem Brownstone Gebäude parke, steige ich aus und schreibe Ellis, dass ich da bin. Kurz darauf tritt sie aus der Tür. Sie trägt ein weißes T-Shirt, blaue Shorts und helle Sneakers. Ihre Haare sind offen, wilde Locken umrahmen ihr Gesicht. Als sie lächelt, steigt Hitze in mir auf. Mit schnellen Schritten läuft sie auf mich zu. Ich öffne die Arme und ziehe sie mit einem Ruck an mich, presse meinen Mund auf ihren. Ihre Lippen sind weich und schmecken nach Zahnpasta, die Sehnsucht in mir sprudelt über wie eine Wasserfontäne. Wie kann es sein, dass wir uns erst gestern gesehen haben? Und wie verdammt soll ich die nächsten Monate ohne sie aushalten?

»Hi«, stößt Ellis aus.

»Hi.« Ihr süßer Geruch bringt mein Blut in Wallung. Ich lege meine Hände auf ihren Hintern und spüre, wie ein kribbelndes Gefühl von meinen Fingerspitzen aus in alle Nervenenden jagt. Ellis öffnet die Lippen, ich streife ihre Zunge mit meiner, drücke sie fester gegen mich, sauge ihren Duft ein, nehme alles, was sie mir gibt, konserviere den Moment, konserviere das Gefühl.

Als ein Hund von der anderen Straßenseite laut zu bellen beginnt, reißen wir uns widerwillig voneinander los und steigen ins Auto. Am liebsten würde ich genau da weitermachen, wo wir aufgehört haben, aber ich will nicht, dass sie meinetwegen zu spät kommt. Kurz warte ich, bis das Blut zurück in meine Beine sickert, dann schnalle ich mich an und starte den Motor.

Während ich uns in den Verkehr einfädele, spüre ich ihren Blick auf mir.

»Was, wenn ich die Arbeit doch absage?«, erklingt es leise von der Seite.

Ist das ihr verdammter Ernst?

Stöhnend komme ich an einer Ampel zum Stehen und senke den Kopf auf das Armaturenbrett. »Ich hasse dich.«

»Warum?«

»Weil ich jetzt der Vernünftige von uns sein muss. Du kannst nicht absagen. Du arbeitest gleich und freust dich.«

»Tue ich das?« Sie starrt auf meine Lippen und klingt, als wäre sie nicht sicher. Trüber Dunst vernebelt ihre Augen. »Gerade will ich einfach nur über die Mittelkonsole steigen und mich auf dich setzen.«

Hat sie nicht gesagt.

»Hör auf«, warne ich knurrend, nur einen weiteren Blick davon entfernt, sie selbst auf meinen Schoß zu ziehen.

»Ich bringe dich ins Hotel«, sage ich wieder, mehr zu mir als zu ihr.

»Na schön.« Ellis seufzt und im Spiegelbild der Frontscheibe sehe ich, wie sie die Arme vor der Brust verschränkt, wie ein Kind, das gerade bestraft wurde. »Aber dann lass uns das Thema wechseln und über irgendwas reden, das richtig abturnend ist. Die Klimakrise oder unser abgefucktes Gesundheitssystem. Ah, ich hab's!« Sie schnippt mit den Fingern. »Erzähl mir von gestern.«

Okay, das ist wirklich abturnend.

Während wir über die Brooklyn Bridge rattern, gebe ich eine kurze Zusammenfassung des gestrigen Abends. Zwar dachte ich, dass Riley ihr schon alles erzählt hätte, aber Ellis sagt, dass sie nach ihrer Ankunft so aufgelöst war, dass sie nicht viel aus ihr herausbekam, was mich nur darin bestärkt, dass es richtig war, gestern nicht zu Ellis gefahren zu sein. Auch, wenn ich sie vermisst habe, bin ich froh, dass Riley jemanden hatte, der wirklich für sie da sein konnte.

Wenig später halte ich vor dem Hotel, nehme ihr Gesicht in meine Hände und küsse sie innig. Bis ich plötzlich glaube, das Klicken von Kameras zu hören, und abrupt zurückweiche. Schnell blicke ich zum Fenster, doch dort steht niemand. Ein schwerer Druck legt sich auf meine Brust. Schnappt meine Paranoia jetzt völlig über?

»Alles okay?«, fragt Ellis und mustert mich besorgt.

»Ja.« Ich räuspere mich und zwinge mich zu einem Lächeln. »Aber du musst los, sonst kommst du zu spät.«

Ellis ist meine Freundin, und es ist eigentlich absolut nichts dabei, sie zu küssen. Aber ich will nicht, dass sie ins Zentrum der Aufmerksamkeit gerät. Sie sollen nicht auch noch auf sie losgehen.

»Ja, du hast recht. Danke fürs Bringen.« Sie schnallt sich ab und öffnet die Tür.

»Danke *dir*«, rufe ich ihr hinterher, und bevor Ellis die Tür zuschlägt, sehe ich noch, wie sie etwas überrascht lächelt.

Scheint, als würde sie wohl doch nicht all meine Gedanken lesen.

18. KAPITEL

Ellis

Keine Ahnung, warum ich dachte, dass sich kaum etwas ändern würde, wenn Ryan und ich zusammenkämen. Vermutlich, weil wir uns bereits unser halbes Leben lang kannten und schon davor eine tiefe Bindung hatten. Und doch ist jetzt alles anders. Unsere Freundschaft steht nicht mehr länger im Fokus, die Gefühle haben sich in den Vordergrund gedrängt. Gefühle, die viel zu lange eingesperrt waren und wie heiße Schockwellen meinen Körper fluten. Wenn Ryan mich ansieht, drehen meine Vitalzeichen durch. Mein Herz rast, mein Blut kocht, meine Haut kribbelt. Ich kriege nicht genug von ihm, will die ganze Zeit bei ihm sein, erkenne mich kaum wieder, so, so verliebt bin ich.

Auch der Umgang zwischen uns hat sich verändert. Während sein Verhalten früher eher albern und kumpelhaft war, ist es nun von einer sanften Ernsthaftigkeit gezeichnet. Wir wissen noch nicht, wie weit wir gehen dürfen, müssen uns erst neu aufeinander einstellen. Eigentlich denke ich nie darüber nach, was ich sage, doch jetzt schwingt in jeder Silbe eine schüchterne Vorsicht mit. Und obwohl ich sogar weiß, dass er schon seit Jahren genauso empfindet, habe ich trotzdem Angst, ihn mit meiner Liebe zu verschrecken oder gar zu erdrücken. Wird er mich irgendwann überhaben? Ich hoffe nicht.

Aaaaanyways, ich bin wieder im Hotel. *Endlich.* Jede meiner

Poren strahlt vor Glück, und obwohl meine Schicht vor zwei Stunden begonnen hat, ist das Hochgefühl noch immer nicht abgeklungen. Am liebsten würde ich jeden umarmen, der sich an die Kasse stellt – was, wie Desiree prophezeit hat, nicht oft passiert. Aber das ist okay, denn so hatte ich bisher die Zeit, mich in Ruhe mit all den lieben Menschen zu unterhalten, die auf einen Plausch vorbeikamen.

Louisa war die erste und schloss mich so fest in ihre Arme, dass ich kurz Angst hatte, sie würde mir die Rippen brechen. Sie hatte sich nicht einmal umgezogen, war mitten in ihrer Schicht nach unten gestürmt, nachdem sie erfahren hatte, dass ich hier bin.

Tratschonkel-Dennis kam ebenfalls vorbei, warf mit ein paar halbkargen »Schön dich zu sehen«-Floskeln um sich, und ging dann rasch dazu über, den neusten Klatsch aus mir herauszukitzeln. Dabei war er unverfroren wie immer und wahrte nicht einmal genug Anstand, über die Sache zwischen Mom und Jules zu schweigen. Natürlich bekam er nur schwammige Informationen von mir, weshalb er schnell wieder abzog.

Auch Linus ließ sich nach seiner Schicht kurz blicken, was mich besonders freute, weil ich nach unserem gestrigen Telefonat Angst hatte, ihn zu sehr genervt zu haben.

»Hast du auch«, sagte er und wuschelte mir durch die Haare. »Aber ich hab dich trotzdem vermisst. Man hat echt gemerkt, dass du nicht mehr da warst.«

Als er das sagte, kamen mir fast die Tränen. Dass ich das Hotel und meine Kollegen vermisst habe, ist kein Geheimnis, aber dass es andersherum genauso war …

»Na du.«

Der nächste Besucher kündigt sich an, und ein überrascht-freudiges Lächeln breitet sich auf meinen Lippen aus.

»Emory!«

»Welche Entschuldigung hast du dafür, dass du mich mit Dennis allein an der Rezeption lässt?«, scherzt er und lehnt sich vor, um mich über den Tresen hinweg zu umarmen. Obwohl unsere letzte gemeinsame Schicht kaum eine Woche zurückliegt, kommt es mir trotzdem vor, als hätten wir uns ewig nicht gesehen. Auf der Party neulich sind wir uns schließlich auch nicht über den Weg gelaufen.

Apropos …

»Das ist die Rache dafür, dass du nicht auf meine Nachrichten geantwortet hast.«

Seine Miene erstarrt. Unbehaglich streicht er sich über die Haare, deren dunkler Ansatz allmählich herauswächst. »Ähm, ja, sorry, hatte keine Zeit.«

»Weil du mit Deb beschäftigt warst?« Ich sage es mit einem Grinsen, aber Emory verzieht keine Miene. Schweigend sieht er mich an, auf eine so eindringlich bohrende Weise, dass ich die kühle Luft der Klimaanlage mit einem Mal viel deutlicher auf der Haut spüre. Aus dem Radio dröhnt der flippige Refrain von *Wake Me Up Before You Go-Go*, eine Melodie, die in einem völligen Kontrast zur Stimmung steht und den Moment noch unangenehmer macht.

»Und?«, breche ich die kurz eingetretene Stille.

»Und was?«, fragt er, ohne unseren Augenkontakt zu unterbrechen.

»Wie … also, wie war's?«

Irgendwas in seinem Blick regt sich. Ist das Überraschung?

»Deb hat dir nichts erzählt?«

»Ähm, nein?«

Emory nickt, und ich könnte schwören, dass sich seine Schultern ein wenig entspannen.

O-ha. Mein Herz klopft schneller.

»Also?«, hake ich nach.

Jetzt wendet er den Blick doch ab, sieht verlegen zu Boden. »Das … ist privat.«

Ich ziehe eine Schnute. »Komm schon.«

»Hör auf.« Er schüttelt den Kopf, wirkt beinahe beschämt. »Ich frag dich auch nicht nach deinen Eskapaden.«

Eskapaden?!

»Das klingt ja ziemlich abenteuerlich. Oder ist das ein Synonym für …«

Emory seufzt genervt. »Das geht dich nichts an.«

»Sag mir nur, ob ihr …«

»Ich habe gesagt, das geht dich nichts an!«

Überrascht zucke ich zurück. »Okay!« Automatisch hebe ich die Hände, als wollte ich sagen: »Guck, ich bin nicht bewaffnet. Kein Grund, auf mich loszugehen.«

Kurz darauf verabschieden wir uns. Beleidigt sehe ich ihm hinterher, doch schon bald glimmen die ersten Schuldgefühle in mir auf. Emory war wütend, aber nachdem ich ihn bedrängt habe, hatte er auch allen Grund dazu. Unsere Freundschaft gibt mir keinen Freibrief, pikante Details zu erfahren. Abgesehen davon geht es mich wirklich nichts an, was er und Deb getrieben haben.

Als mein Zorn endgültig verraucht, hole ich mein Handy hervor und öffne unseren Chat.

Ich:
Sorry.

Glücklicherweise ist Emory kein Mensch, der einen ewig schmoren lässt, denn nur wenige Minuten später antwortet er mit einem versöhnlichen Herz. Lächelnd stecke ich mein Handy wieder ein. Meine Neugier schlägt zwar noch immer frustriert um sich, aber was soll's.

Oder sie haben einen Mord begangen und die Leiche im East River versenkt … Ja, in dem Fall wüsste ich auch nicht, wie ich es meinen Freunden erzählen soll.

Deine Witze waren auch mal besser, bemerkt mein Unterbewusstsein, aber ich lache trotzdem.

Als eine junge Frau den Souvenirshop betritt, reiße ich mich wieder zusammen und richte mich auf.

»Hallo«, grüße ich freundlich.

»Hi.« Sie strahlt mich an. Ihre braunen Locken und ihr einnehmendes Lächeln kommen mir irgendwie bekannt vor, aber ich weiß nicht genau, woher. »Habt ihr Postkarten da?«

»Klar.« Ich deute zum zylinderförmigen Stand neben der Tür. Die Frau läuft hin, und ein rostiges Quietschen ertönt, während sie den Stand mehrmals hin und her dreht. Ich ziehe die Schultern hoch und verziehe das Gesicht. Dieses Ding muss mal dringend wieder geölt werden.

»Brauchen Sie noch Briefmarken?«, frage ich, als die Frau mit einem Stapel Karten an die Kasse kommt.

»Ja, gern.« Sie legt den Kopf schief und betrachtet mich mit leicht zusammengekniffenen Augen. »Bist du nicht die von der Rezeption? Ellis, oder?«

Überrascht hebe ich die Augenbrauen. »Genau.«

Oh! Jetzt weiß ich wieder, wieso sie mir so bekannt vorkam. Sie und ihr Freund – der, wie ich gerade erst bemerke, vor der Tür auf sie wartet – sind vor einer Woche aus Deutschland angereist. Die beiden waren total süß, aber leider kann ich mich beim besten Willen nicht mehr an ihre Namen erinnern.

»Hattet ihr einen schönen Aufenthalt?«

Schöner Aufenthalt … Am liebsten würde ich die Frage wieder zurücknehmen. Die Ärmsten haben ausgerechnet die hektischste Woche des Jahres erwischt, als die Presse das Hotel zerpflückte und Reporter wie Geier um den Eingang kreisten.

»Total!«, entgegnet sie dennoch ehrlich schwärmend. »New York war echt ein Traum. Die Gebäude, die ganzen Museen … Und dann das Hotel, das selbst wie eins aussieht.«

»Das freut mich«, sage ich und nehme die Kreditkarte entgegen, die sie mir reicht. *Victoria Malik.* Ach ja. Vince und Vicky. »Und wie lange seid ihr noch hier?«

»Nur noch bis morgen leider. Die Zeit ist wirklich wie im Flug vergangen.« Ihr Blick wird wehmütig. »Ich werde die Stadt echt vermissen. Vor allem das Hotel. Unser kleines Zimmer ist mir richtig ans Herz gewachsen.«

»Vielleicht kommt ihr ja eines Tages wieder.«

»Ach, wer weiß«, gibt sie wenig hoffnungsvoll zurück. »Ich reise nicht oft auf …« Sie vollführt eine ausladende Geste, die nicht nur den Raum, sondern das ganze Hotel einzuschließen scheint. »*Diese* Art.«

Ich nicke verständnisvoll und spüre den vertrauten Frust der Ungerechtigkeit in mir aufkeimen. Dass ich mein halbes Leben hier verbracht habe, ist nur einer Reihe von Zufällen zu verdanken. In einem Paralleluniversum hätte ich nicht so viel Glück gehabt.

»Aber ich folge euch jetzt bei Instagram«, teilt sie mir fröhlich mit. »Wenn ich mal Sehnsucht habe, schmachte ich einfach die Fotos an.«

»Wir haben seit Kurzem auch einen TikTok Account«, sage ich aus einem plötzlichen Impuls der Eigenwerbung. Vielleicht bin ich ja doch eine Influencerin … »Dort zeigen wir immer wieder kleine Ausschnitte vom Hotel und erzählen Anekdoten. Er ist ein bisschen persönlicher.«

»Dann folge ich dem auch« verspricht sie, und irgendwas in ihrem ehrlichen Ausdruck sagt mir, dass sie das wirklich tun wird.

Nach Vicky kommt lange Zeit niemand mehr, und ich überbrücke die restliche Zeit damit, um in einem dicken Fotobuch aus dem Hotel zu blättern. Einige Aufnahmen, wie den ausgebüxten Flamingo in der Lobby, kenne ich bereits, während ich andere zum ersten Mal bestaune. Eine Fotografie des ersten Hochzeitspaares, das in diesem Haus gefeiert hat, aus dem Jahre 1911, oder das alte, von Skulpturen umsäumte Schwimmbecken, das es inzwischen gar nicht mehr gibt, weil der Spa Bereich in den Neunzigern modernisiert wurde. Ich finde auch ein Bild vom Brand in der Redford Suite, von dem mir Louisa neulich erzählt hat, und erwische mich dabei, wie ich zu jedem Bild mehr erfahren will. Leider beschränkt sich das Buch ausschließlich auf Fotos, weswegen ich beschließe, den Wälzer zu kaufen, und bei Gelegenheit selbst ein wenig zu recherchieren. Genug Zeit habe ich ja jetzt.

»Klopf, Klopf.«

Ich hebe den Kopf – und erstarre. Julia Van Day steht an der Tür. Sie trägt ein knielanges dunkelgrünes Kleid mit einem überraschend tiefen Ausschnitt, dazu Pumps, in einer Höhe, dass mir beim Anblick allein schon die Füße schmerzen. Ihre Haare sind ausnahmsweise offen und als sie mir ein kokettes Lächeln schenkt, erinnert sie mich an eine schwarzhaarige Version von Donna aus *Suits*.

Mein Herz sackt in meinen Magen. »Hi«, presse ich hervor.

»Hi. Dennis hat mir verraten, dass du hier sein würdest.«

»Ja, ich, äh, soll für Desiree einspringen.«

»Verstehe.«

Eine unangenehme Pause entsteht.

»Nun, vermutlich kannst du dir denken, warum ich hier bin.«

»Wegen der T-Shirts, oder? Wusst' ich's doch, dass du dir den ›zwei zu einem‹-Preisrabatt nicht entgehen lassen wolltest«, scherze ich, weil ich verdammt noch mal nicht anders kann. Humor ist und bleibt mein Coping Mechanismus. Und Jules, die diese Wendung nicht hat kommen sehen, lacht kurz auf. In ihrem amüsierten Blick lese ich: »Du Quatschkopf schon wieder.«

Ich lächele halb, sie lächelt halb, das Radio spielt *I Love Rock 'n' Roll*, und wieder passt die Hintergrundmusik überhaupt nicht zur Stimmung.

»Okay, ich komme am besten gleich zur Sache.« Jules klatscht in die Hände und holt tief Luft, während ich instinktiv den Atem anhalte. »Bei unserem letzten Gespräch habe ich etwas zu dir gesagt, das eine Menge losgetreten hat. Was daraufhin alles passiert ist, hat wohl keinen mehr überrascht als mich, denn um ehrlich zu sein, hatte ich nichts Böses im Sinn. Es war eine spontane Idee, bei der ich dachte, dass wir beide etwas davon hätten.«

Leise atme ich wieder aus und muss mich stark zusammenreißen, um nicht die Augen zu verdrehen. Ist das ihr verdammter Ernst?

»Aber nachdem mir meine Kinder ordentlich den Marsch geblasen haben, bin ich noch mal in mich gegangen«, fährt sie fort und mein Puls beruhigt sich wieder.

Lass sie erst mal ausreden, Wheaton.

»Und je länger ich darüber nachgedacht habe, desto klarer wurde mir, dass … das, was ich zu dir gesagt habe … was ich dir vorgeschlagen habe, eindeutig zu weit ging. Du bist erst achtzehn und allem voran eine Freundin der Familie, keine Geschäftspartnerin. Ich hätte deine finanzielle Situation nicht ausnutzen dürfen, schon gar nicht hinter dem Rücken deiner Mutter.« Sie hält kurz inne und schluckt, als ob ihr dieser Teil der Geschichte besonders zusetzen würde. »Ich hab einfach nicht richtig nachgedacht«, sagt sie wieder, diesmal leiser. »Und dass ich dich, *euch* verletzt habe, tut mir sehr leid.«

»Danke«, murmele ich, und muss mir auf die Zunge beißen, um ihr nicht all die Lücken in ihrer Entschuldigung vorzuhalten. Sie sagt, dass sie nicht über die Konsequenzen nachgedacht hätte, und trotzdem wollte sie, dass ich unser Gespräch für mich behalte. Warum hätte sie mich darum bitten sollen, wenn sie nicht von vornherein gewusst hätte, dass ihr Angebot eindeutig falsch war?

Aber im Grunde ist das auch egal, denn wenn ich ehrlich zu mir bin, war ich nie wirklich sauer auf sie. Ihr Angebot war definitiv grenzüberschreitend, aber irgendwie auch typisch Julia Van Day. Sie denkt immer zuerst an das Hotel und hat mir kein anderes Gesicht gezeigt als jenes, das ich ohnehin schon kenne. Ihre Entschuldigung finde ich trotzdem nett.

Allerdings finde ich das Timing etwas komisch. Warum ausgerechnet jetzt? Aus reiner Pragmatik, weil ich schon mal hier bin? Oder …

Ich spüre förmlich, wie sich ein Gedanke seinen Weg nach draußen bahnt. Wie eine störrische Strähne hängt er zwischen meinen Locken und verflicht sich dann mit einem anderen, der mir schon, seit dem Gespräch mit meiner Mutter heute Morgen, ständig in die Stirn fällt.

Dann zähle ich eins und eins zusammen.

»Jules?«, sage ich, als sie schon fast an der Tür ist.

Sie dreht den Kopf leicht in meine Richtung. »Ja?«

Ich huste kurz, lockere den Kloß in meinem Hals. »Warst du das?«

Sie runzelt die Stirn. »Was meinst du?«

»Der … Michelin Stern?«

Kein Mensch wahrt ein so gutes Pokerface wie Julia Van Day, doch meine Worte erwischen sie unvorbereitet und in diesem Moment gibt ihr ertappter Blick die ganze Wahrheit preis. Eisblau liegen ihre Augen auf mir, lassen die Kälte darin bis in meine Knochen kriechen. Doch ich schaue nicht weg, halte ihren Blick.

Schließlich lächelt sie und bedenkt mich mit einem Ausdruck, der nicht vielen Menschen zuteilwird. Respekt.

»Vor dir kann man wirklich nichts verheimlichen. Na ja, ich lasse dich dann mal weiterarbeiten.« Sie strafft die Schultern wie nach einem erfolgreichen Geschäftsgespräch. »Danke für das Gespräch. Ich hoffe, wir sehen uns bald wieder. Und vergiss nicht, das Hotel ist auch euer Zuhause. Ihr könnt hier jederzeit wieder einziehen.«

Mit diesen Worten wendet sie sich zum Gehen.

19. KAPITEL

Ryan

Ich komme gerade aus dem Fitnesscenter, als ich auf meinem Handy eine neue Nachricht von Sam entdecke. Sie hat mir einen Link geschickt, der mich geradewegs zur Instagram-Seite von Abigail Wang weiterleitet. Offenbar hat sie keine Zeit verloren und schon jetzt eines der Fotos hochgeladen, die Rose gestern im dämmrigen Licht des Salons geschossen hat. Auf dem Bild sitzen wir zu fünft auf dem Sofa, Abigail und Riley in der Mitte, flankiert von Mom und Dad. Sam und ich lehnen am Rand und wir alle lächeln, als hätten wir die Zeit unseres Lebens.

Als Unterschrift steht: *Danke für den zauberhaften Abend. #hotelvanday #restinpeacemum #makelovenotwar*

Wow. Das Foto hat viermal so viele Likes wie ihre restlichen, die hauptsächlich aus Selfies, Sonnenuntergängen und akrobatischen Yogaposen bestehen. Die Anzahl der Kommentare ist auch nicht gering. Ich schlucke die bittere Vorahnung herunter und klicke nach einem kurzen Zögern dennoch auf das Sprechblasensymbol, das mich geradewegs zu den Kommentaren weiterleitet.

Wunderschönes Bild.
Sieht nach einem tollen Abend aus. 🖤
Seht ihr? Da hasst sich niemand. 😊
Warum sehen die alle aus wie Models?!

Okay, das ist nicht so schimm, wie erwartet … wobei – oh, zu früh gefreut.

Immer noch diese Geschichte?
Interessiert keinen.
Das ist doch alles Fake.
Wer ist die mit den rosa Haaren in der Mitte?
Findet es noch einer komisch, dass sie kurz nach der Presseerklärung dieses gemeinsame Foto hochladen?
Ein gemeinsames Abendessen bedeutet nicht, dass wir vergessen, dass in diesem Hotel ein Mensch eiskalt ermordet wurde. Wie konntet ihr die Ermittlungen einfach fallenlassen, @nypd?

Je länger ich die Kommentare lese, desto mehr verkrampft sich mein Magen. Einer von ihnen setzt mir besonders zu.

Warum redet eigentlich keiner mehr über den Tweet? Bin ich der Einzige, der denkt, dass er das einzig Wahre an dieser Geschichte ist?

Dieser verdammte Tweet. Warum, warum nur habe ich ihn geschrieben? Warum konnte ich meine scheiß Wut nicht im Zaun halten? Dank meiner verfickten Impulsivität hat Kelly gekündigt und Ellis ihr Zuhause verloren.

Es ist nicht meine Schuld? Na ja, irgendwie schon, oder? Und das Schlimmste ist, dass ich nichts mehr tun kann. Das Internet verliert sich in Verschwörungstheorien und mir sind die Hände gebunden. Das Gefühl der Machtlosigkeit implodiert in meiner Mitte, dörrt meine Gedärme aus und schrumpft sie auf die halbe Größe. Es ist, als hätte ich die Kontrolle über meinen Wagen verloren und könnte nicht mehr länger steuern, worauf wir zurasen.

Wie kann ich es nur schaffen, die Kontrolle wieder zurückzugewinnen?

»Hallo Liebling«, ruft Mom, als ich die Wohnung betrete.

»Hallo«, brumme ich und streife meine Schuhe ab.

»Hast du schon etwas gegessen? Wollen wir was bestellen?«

»Hab keinen Hunger«, winke ich ab und will gerade das Bad ansteuern, als sie weiterspricht.

»Ich nehme an, Ellis hat es dir schon erzählt?«

Zögernd bleibe ich im Gang stehen. »Was erzählt? Warte, du hast mit Ellis geredet?«

»Ja, ich habe gehört, dass sie im Hotel ist, und bin nach meinem Termin runter, um mich bei ihr zu entschuldigen.« Sie betont das letzte Wort, als erwarte sie dafür einen Orden.

»Okay«, sage ich unbeeindruckt.

»Setz dich doch«, fordert sie mit einer Geste auf.

Widerwillig überquere ich den kirschroten Teppich und nehme auf dem hellen Sessel Platz. Die Abenddämmerung fällt in einem warmen Kupferschein in den Raum, und erinnert mich an einen Kommentar von Ellis, die vor Ewigkeiten einmal gesagt hat, dass es sich bei dem Licht und der Kulisse so anfühle, als befände man sich inmitten einer alten Sepiafotografie.

»Und was hätte mir Ellis erzählen sollen?«, frage ich und schirme mein Gesicht von der Sonne ab.

Mom hält inne und macht eine viel zu affektierte Pause, wie die Moderatorin einer Castingshow, die die Verkündigung der Gewinner besonders in die Länge ziehen will. »Dass Kelly vielleicht doch zurückkommt.«

Ich reiße die Augen auf. »Was?«

»Und *du* hast mich auf die Idee gebracht.«

»*Ich?*«

»Ja, nachdem du meintest, dass ich Kelly einen Grund geben soll, das Hotel genauso sehr zu wollen wie wir sie. Und wenn sie schon nicht für uns bleiben will, dann vielleicht für ihre Karriere.«

Ich runzele die Stirn. »Was bedeutet das im Klartext?«

»Dass …« Wieder eine unnötig lange Pause. »… das *Kimberly's* demnächst seinen ersten Michelin Stern bekommen wird. Eine Auszeichnung, die … nun ja, zufällig ein langes Bestreben von ihr war.«

Ihre Worte brauchen einen Moment, um in mein Gehirn zu sickern.

»Du hast sie bestochen?«

»Ich habe ihr einen Grund gegeben zu bleiben«, berichtigt sie, und mustert mich herausfordernd. »Das waren doch deine Worte, oder?«

Stimmt. Aber in meinem Kopf klangen sie weniger manipulativ. Oder reagiere ich gerade über? Bei einer Manipulation weiß die betroffene Person ja nicht, wie ihr geschieht, und in diesem Fall geht es vermutlich mehr um einen Handel. Ein *Ich geb dir, was du willst, und du gibst mir, was ich will.*

»Heißt das, dass sie zurückkommt?«

»Vielleicht. Vorhin hat sie mich angerufen und war verständlicherweise sehr wütend und aufgebracht. Ich habe daraufhin ein privates Treffen vorgeschlagen, bei dem wir uns in aller Ruhe aussprechen können. Aber mein Gefühl sagt mir, dass wir uns einig werden.«

Einig. Schweigend massiere ich mir die Schulter. Das *Kimberly's* bekommt also einen Michelin Stern. Soweit ich weiß, ist es gar nicht so leicht, einen zu kriegen. Keine Ahnung, welche Fäden die einflussreiche Julia Van Day diesmal gezogen hat.

Manchmal frage ich mich, warum sie nicht schon längst über die ganze Welt herrscht.

Eine Sache verstehe ich aber trotzdem nicht. Wie konnte es sein, dass sich eine Frau, die so machtvoll ist wie sie, dazu herabsetzte, den Tod einer Person als PR auszuschlachten? Hätte sie das mit dem Michelin Stern nicht früher anleiern können? War es wirklich nötig, so tief zu sinken, um dem Hotel mehr Sichtbarkeit zu geben? So kopflos und irrational zu handeln war doch eher was, was Grandpa Al getan hätte. Und zu meinem Erschrecken finde ich seine Wesenszüge immer häufiger in meiner Mutter wieder.

»Und Ellis wusste davon?«, frage ich, als mir der Auftakt unseres Gesprächs wieder einfällt.

»Ja, na ja, sie hat eins und eins zusammengezählt.«

Komisch, dass sie es bei unserer Autofahrt nicht erwähnt hat. Andererseits blieb uns auch kaum die Zeit dafür.

Moment mal …

»Heißt das …« Die aufkommende Hoffnung lässt mich kurz stocken. »Heißt das, sie und Ellis ziehen wieder ein?«

»Keine Ahnung.« Meine Mutter fährt sich über die offenen Haare und zuckt mit den Schultern. »Noch ist nicht sicher, ob Kelly wieder hier anfängt. Erst müssen wir uns aussprechen.«

Ich taste nach meinem Handy, will schauen, ob Ellis mir schon geschrieben hat, vergesse mein Vorhaben jedoch, als ich den Bildschirm entsperre und mir das Foto in Abigails Instagram-Feed entgegenspringt.

»Hast du das schon gesehen?«, frage ich und drehe das Display in ihre Richtung.

Meine Mutter beugt sich zu meinem Handy vor und kneift neugierig die Augen zusammen. »Oh ja. Ein sehr schönes Bild. Aber für die Stange Geld hätte sie ruhig eins nehmen können, auf dem ich nicht so schiele.«

Mir klappt der Mund auf. »Ihr habt sie bezahlt?«

Meine Mutter lächelt milde. »Du hast doch nicht geglaubt, dass sie das Foto aus reiner Herzensgüte hochgeladen hätte?«

Doch, genau das habe ich. Gott, wie naiv bin ich eigentlich? Und wann wurde das überhaupt beschlossen? Als sie auf dem Balkon waren? Oder danach?

»Ich weiß nur nicht, ob es was gebracht hat«, sage ich mit einem erneuten Blick auf das Foto.

»Regel Nummer eins: Lies nie die Kommentare.«

»Die meisten von ihnen sind negativ.«

»Natürlich sind sie das.« Mom schüttelt missbilligend den Kopf, als wollte sie sagen: *Was erwartest du von der Menschheit?* »Mach dir keine Gedanken.«

»Aber sie …« Mein Rachen brennt, Schuld klammert sich an meine Stimmbänder. »… reden immer noch über den Tweet.«

»Auch das wird vergehen. Leute im Internet haben eine kurze Aufmerksamkeitsspanne. Schon bald werden sie alles vergessen haben. Das Hotel darf sich nur keinen weiteren Skandal erlauben.«

Keinen weiteren Skandal?

»Ein Mensch ist gestorben. Das war kein Skandal. *Ihr* habt es erst zu einem aufgebauscht.«

Mom zuckt überrascht zusammen, setzt zum Sprechen an, schließt den Mund jedoch wieder und seufzt resigniert.

Sofort bereue ich meine Worte. Frustriert fahre ich mir durch die Haare. Was ist los mit mir? So bin ich doch gar nicht.

Plötzlich muss ich an den ersten Streit denken, den ich mit Tyler hatte. Ich war sauer, weil er für unseren gemeinsamen Vortrag kaum etwas vorbereitet hatte, dabei galt die eigentliche Wut mir, weil ich vor lauter Aufregung eine Blockade hatte und mal wieder kein Wort herausbekam. Damals hatte ich versucht, ihm die Schuld zuzuschieben, damit ich sie nicht fühlen musste.

Genau wie jetzt. Ich stehe im Konflikt mit mir selbst und gehe auf andere los, fühle mich schuldig und will die Verantwortung auf jemanden abwälzen, der nicht ich ist.

»Tut mir leid«, sage ich leise.

»Schon okay, ich verstehe, dass …«

»Ich meine wegen des Tweets.«

Mom hält überrascht inne.

»Ich war sauer, weil du zu weit gegangen warst, aber das hat mir nicht das Recht gegeben, ebenfalls falsch zu handeln. Jetzt hab ich uns in die Scheiße geritten und muss mit den Konsequenzen leben.«

Meine Mutter sieht mich einen langen Moment an, ehe sie langsam den Kopf schüttelt. »Du hast uns nicht in die Scheiße geritten.«

»Der Tweet hat es aber auch nicht besser gemacht.«

»Deine Rede aber schon. Du hast wirklich ein Händchen für Worte.« Jetzt lächelt sie. »Genau wie für Menschen, das habe ich gestern wieder gemerkt.«

»Beim Abendessen?« Verwirrt halte ich inne. »Ich hab doch fast nichts gesagt.« Zumindest kann ich mich kaum noch erinnern. Mein Gehirn hat es sich irgendwann zu eigen gemacht, Abende dieser Art mit größter Mühe zu verdrängen.

»Das stimmt nicht. Du warst freundlich und charmant, und das auf eine so mühelose Weise, dass man dir am liebsten den ganzen Tag zuhören wollte.«

Ich blinzele. »Verarschst du mich gerade?«

»Nein.« Sie überrascht mich mit einem kleinen Lachen. »Das wollte ich dir und Sam sowieso noch sagen. Ihr wart einfach großartig. Dein Dad und ich sind sehr dankbar, dass ihr dabei wart. Und jetzt hast du vielleicht sogar Kelly zurück ins Boot geholt.«

»Das warst doch *du*.«

»*Deine* Idee, *dein* Verdienst. Genau wie die Rede.«

Oder meine Lüge …

»Ich bin wirklich …« Kurz glaube ich, dass meine Mutter so was wie »stolz auf dich« sagen wird, doch dann beendet sie den Satz mit »verblüfft von deinen Fähigkeiten«.

Jetzt muss auch ich lachen. »Was soll das denn heißen?«

»Nur dass wir uns glücklich schätzen können, falls du dich später doch dazu entschließen solltest, ins Hotelgeschäft einzusteigen.«

Darauf folgt Stille. Das Surren der Klimaanlage legt sich über unser Schweigen, vermischt sich mit dem Dröhnen des Hubschraubers, der am Hotel vorbeifliegt. Mit zusammengepressten Lippen blicke ich aus dem Fenster. Die Sonne steht jetzt noch tiefer, der Himmel schillert wie ein feuerfarbenes Aquarell. Tausend Gedanken jagen mir durch den Kopf. Der Sommer, Ellis, der Langston-Skandal, die Reporter, mein Tweet, das Chaos, meine Selbstvorwürfe, meine Schuldgefühle.

Der Wunsch, es wiedergutzumachen.

»Und du willst sicher nichts essen?«, durchbricht Mom meine Gedankenkette. »Ich glaube, ich bestelle mir die Avocado Pasta, von der gerade alle so schwärmen. Ich weiß nur nicht, ob …«

»Mom?«, fahre ich leise dazwischen.

»Ja?«

Ich knibbele an der Hülle meines Handys, mein Herz klopft viel zu schnell. »Was hältst du davon, wenn ich mein Studium um ein Jahr verschieben würde?«

Meine Mutter sieht von ihrem Handy auf und zieht die Stirn kraus. »Um stattdessen was zu tun?«

Ich hole tief Luft, spüre die Worte bereits auf der Zunge, und kann nicht glauben, dass ich sie gleich aussprechen werde. »Ins Hotelgeschäft einzusteigen.«

20. KAPITEL

Ellis

Als ich nach knapp einer Woche wieder in unsere Wohnung trete, glaube ich zu verstehen, was Deb damit meint, wenn sie nach dem langen Sommer auf der Farm ihr Zuhause in Queens mit einer Sardinenbüchse vergleicht. Auch meine Wahrnehmung der Größenverhältnisse scheint sich ein bisschen verzerrt zu haben, während ich mich verwundert in dem vertrauten Chaos umsehe, und frage, ob es hier schon immer so klein und beengt war. Dads Appartement schien mir nicht viel größer, was ich nun, da ich den direkten Vergleich habe, wieder zurücknehmen muss. Dabei liegt es vermutlich nicht an der räumlichen Abgrenzung der Zimmer, die in unserer Wohnung alle mehr oder weniger ineinander übergehen, sondern an den Fenstern. Mein Erker bei Dad lässt so viel Licht in den Raum, dass es sich anfühlt, als würde mit der Helligkeit auch das Volumen wachsen.

Dennoch liebe ich es hier. Mein neues Zimmer ist wunderschön, aber unsere kleine dunkle Angestelltenwohnung mit dem modrigen Teppich und dem Wasserschaden im Bad ist mein wahres Zuhause. Kein Brownstone und auch kein Erker kann mit dem Ort mithalten, der mich in wohlige Geborgenheit hüllt und mir das Gefühl gibt, genau am richtigen Ort zu sein.

Es dauert nicht lang, bis es an der Tür klopft. Als ich sie öffne, steht Ryan im Türrahmen. Er hat sich umgezogen und trägt nun ein schlichtes weißes T-Shirt und eine Jeans. Seine Haare hängen ihm noch etwas feucht ins Gesicht.

»Hi.« Ryan beugt sich vor und begrüßt mich mit einem kleinen, sanften Kuss. *Oh Gott.* Wie können sich fremde Lippen nur so perfekt auf den eigenen anfühlen?

»Hi«, bringe ich heraus und ziehe ihn über die Türschwelle. »Du riechst gut.« Vermutlich hat er gerade erst geduscht, denn an ihm haftet der frische Duft des hoteleigenen Duschgels.

»Nicht so gut wie du.« Er lächelt verwegen, und ja, auch daran muss ich mich gewöhnen. Spontane Komplimente dieser Art gab es früher nicht, schon gar nicht in dieser Frequenz.

»Entschuldige die Unordnung«, sage ich und schiebe mit dem Fuß einen von Moms Kartons aus dem Weg. Die Wohnung wäre definitiv größer, wenn sie nicht als Lagerraum für ihr Catering-Zeug herhalten müsste. Aber wie es aussieht, hat sie den Zusatzverdienst aus ihrer Selbstständigkeit nun ohnehin nicht mehr nötig. Mom und ich sind schuldenfrei, und diese Erkenntnis erschlägt mich noch immer.

»Da ist doch ein Plätzchen.« Ryan deutet auf das freie Stück Sofa, das nicht durch Bücher, Kissen und anderen Kram verdeckt wird. Als er sich hinsetzt, greift er nach meiner Hand und zieht mich mit einem Schwung auf seinen Schoß.

»Hi«, sagt er wieder, sein freches Grinsen lässt seine Zähne hervorblitzen.

»Hi.« Ich umklammere seinen Nacken und erwidere sein Lächeln.

»Was macht Riley heute eigentlich?«

»Sie und Rahim ziehen sich irgendeinen Horrorfilm im Kino rein. Sie wollte sich melden, wenn der Film vorbei ist.«

»Das heißt, du musst bald wieder los?«

»Ja, leider.«

Ryan seufzt und drückt sein Gesicht an meine Schulter. Ich

lehne meine Wange gegen seinen Kopf und spiele mit den feuchten Haaren in seinem Nacken. *Ich will auch nicht weg*, denke ich.

Apropos …

»Ich muss dir was sagen.«

»Ich muss dir auch was sagen.«

»Du zuerst«, entfährt es uns gleichzeitig.

»*Du*«, sagt Ryan eindringlich, und ich gebe nach.

»Okay, also …« Mein Blick fällt auf das Cover des Wälzers, den ich vorhin im Souvenirshop gekauft habe, und ein kleines Lächeln stiehlt sich auf meine Lippen. »Ich habe beschlossen, wieder zurückzuziehen. Mein neues Leben bei Dad ist wirklich toll, aber das Hotel ist mein wahres Zuhause. Sobald das College beginnt, endet die Ära und bis dahin möchte ich hierbleiben.«

»Wow. Das ist toll, Baby.«

»Danke.«

»Weiß deine Mom schon davon?«

»Nein. Aber ich hoffe, dass sie meine Entscheidung akzeptieren wird. Im Idealfall begleitet sie mich sogar. Und falls nicht … keine Ahnung, wie das mit der Miete wird, aber …«

»Darüber musst du dir keine Gedanken machen. Nach allem, was meine Mutter getan hat, könntest du alles verlangen, und sie müsste einwilligen. Es wäre sogar das Mindeste.«

»Mal sehen«, entgegne ich vage, denn um ehrlich zu sein behagt es mir nicht, kostenlos im Hotel zu wohnen.

»Und du?«, frage ich. »Was wolltest du erzählen?«

Ryan wiegt lächelnd den Kopf hin und her. »Tja … im Grunde dasselbe. Also – nicht direkt dasselbe, aber ich, … na ja … ich bleibe auch hier.«

Hä? Meine Miene wird verständnislos. »Was meinst du damit? Ich dachte, du gehst nach Harvard?«

»Nein. Ich hab beschlossen, den Beginn des Studiums aufs nächste Jahr zu verschieben.«

»Was? Warum?«

»Um das Hotel zu unterstützen. Ich will mich einbringen, aber auf meine Weise, ohne den intriganten Scheiß.«

Einen Moment lang steht mir der Mund offen.

»Du … du willst … aber … wie kann ich mir das vorstellen?«, stammele ich. »Ein Hotel zu leiten benötigt doch jahrelange Berufserfahrung.«

»Meine Rolle wäre auch eher repräsentativ. Auf Veranstaltungen gehen, zeigen, dass ich da bin, dass ich mich engagiere und so.« Seine Stimme wird leiser. »Ich denke, die Leute glauben mir erst, wenn sie wissen, dass ich es ernst meine.«

Leute? Damit meint er doch nicht etwa den wütenden Internetmob, der nichts Besseres zu tun hat, als den eigenen Frust in feindseligen Kommentaren abzuladen?

»Du schuldest ihnen aber nichts. Und genauso wenig dem Hotel.«

Ein Schatten fällt über sein Gesicht. »Ich habe einen Fehler gemacht.«

»Das war doch nur ein blöder Tweet, der nicht einmal mehr existiert. Willst du dafür wirklich dein Studium verschieben?«

»Beides würde ich nicht schaffen. Und da ich später vermutlich sowieso ins Hotelgeschäft einsteige, dachte ich, dass sich eine Art Sabbatical vor dem College besser anbietet als danach.«

»Aber ist deine Unterstützung überhaupt notwendig? Diese ganze Langston-Sache ist doch so gut wie vorbei. Das Hotel ist über den Berg. Nach dem Sommer wird niemand mehr darüber reden.«

»Die Geschichte hat trotzdem ihre Narben hinterlassen. Wir müssen dafür sorgen, dass die Gäste wieder zurückkommen.«

Wir?

»Abgesehen davon muss das Hotel weiterhin sichtbar bleiben. Es darf nicht wieder unter das Radar fallen.«

»Was hat deine Mom gesagt?«

»Sie war überrascht, aber einverstanden.«

War ja klar …

»Und Sam?«

»Keine Ahnung, ich habe es ihr noch nicht erzählt.«

»Und du bist dir wirklich sicher?« Ich suche seinen Blick. »Früher hast du doch immer gesagt, dass du auf keinen Fall ins Hotelgeschäft einsteigen willst.«

Ryans Miene verhärtet sich. »Meinungen können sich ändern.«

»Ja, aber deine Familie ist …« Im Geiste suche ich nach einem Wort, das nicht allzu beleidigend ist. »Du weißt schon, *intensiv*. Ich hatte immer das Gefühl, dass dir ihr Verhalten ziemlich zugesetzt hat.«

Besser gesagt weiß ich es. Ryan hat unter all der Fakeness unendlich gelitten.

»Ja, wegen all der Geheimnisse und Lügen.« Sein Blick verdunkelt sich. »Aber genau aus diesem Grund möchte ich ja dabei sein. Ich will jede Korruption verhindern. Abgesehen davon ist es anders als früher. Ich bin kein Kind mehr, dem irgendwas vorgeschrieben werden muss. Unsere Zusammenarbeit wäre auf Augenhöhe. Und ich würde mich auch nur so weit einbringen, wie ich will. Niemand zwingt mich zu irgendwas.«

Das bezweifele ich auch nicht. Ryan hat bereits den ganzen Sommer über Interesse am Hotel gezeigt und eine Menge Talent bewiesen. Seine Ideen sind klug, und auf der Pressekonferenz hat er sich ebenfalls sehr gut geschlagen und die Leute mühelos in seinen Bann gezogen. Das Hotel könnte sich glücklich schätzen, ihn als Unterstützung zu haben, und vielleicht, ganz vielleicht würde es mit ihm an Bord tatsächlich keine Intrigen mehr geben.

»Irgendwie habe ich gedacht, du freust dich, dass ich nicht weggehe«, meint Ryan dumpf.

»Das tue ich!«, sage ich schnell und kralle mich an seinen Arm, aus Angst, er würde mich loslassen. »Wirklich, Baby. Ich freue mich total.«

»Aber?« Er hebt die Augenbrauen.

»Kein aber«, versichere ich und zwinge mich zu einem Lächeln.

Aber … warum sagt mir mein Bauchgefühl, dass diese überstürzte Entscheidung ein sehr, sehr, sehr böses Nachspiel haben wird?

*

Am nächsten Morgen erzähle ich Mom von meinem Entschluss, zurück ins Hotel zu ziehen. Zu meiner Erleichterung hat sie keine Einwände und bietet sogar an, mich bei der Wohnung finanziell zu unterstützen. Womit ich aber nicht gerechnet habe, war, dass es Dad so mitnehmen würde. Traurig nimmt er mich in den Arm und lässt mich mehrmals versprechen, dass wir uns trotzdem regelmäßig sehen werden. Außerdem bleibt ja meine Mutter bei ihm. Und damit sind sie offiziell wieder zusammen.

Aber vielleicht wird Mom ihren alten Posten als Chefköchin dennoch wieder annehmen. Sie und Jules haben ein persönliches Treffen vereinbart. Meine Mutter meinte zwar, dass sie sich ihr Angebot »nur« anhören will, doch ein Gefühl sagt mir, dass sie trotz all ihres Zorns nicht auf den Michelin Stern verzichten wird. Er ist ihr Verdienst und niemand sonst sollte die Lorbeeren dafür ernten.

Der Wetterbericht kündigt ab dem Wochenende Regen an,

was sich mit Rileys Abreisedatum überschneidet und ein bisschen so anfühlt, als wäre der Sommer danach endgültig vorbei. Jeder Versuch, sie zum Bleiben zu überreden, war vergebens; Riley geht wieder zurück und will versuchen, »auf ihr Leben klarzukommen«.

»Ich bin richtig verloren, weißt du?«, sagte sie, als wir gestern Nacht in meinem Bett lagen. »Du weißt, was du willst, brennst für Dinge und hast irgendwie den Durchblick.«

»Ich hab ganz sicher nicht den Durchblick«, erwiderte ich schmunzelnd.

»Ich brenne für gar nichts«, sprach sie unbeirrt weiter. »Und seit meinem Schulabschluss habe ich ein Jahr lang nur vor mich hinvegetiert. Dabei wollte ich nie wie meine Eltern werden.«

»Das heißt doch nicht …«

»Trotzdem. Das kann so nicht weitergehen.«

»Okay«, sagte ich nur und beließ es dabei. Dennoch sorgt es mich, sie in jene kalte, lieblose Welt zurückzuschicken. Ich hoffe nur, dass sie weiß, dass sie hier in New York jederzeit willkommen ist.

An Rileys letztem Abend gehen wir essen – nur sie und ich. Ich habe das Japanese Barbecue in der 52ten vorgeschlagen, als kleine Anspielung auf unseren ersten gemeinsamen Abend, bei dem Riley Heißhunger auf Wagyu hatte. Das Grillen am Tisch ist neu und aufregend, und für ein paar Minuten können wir die Tatsache, dass sie in wenigen Stunden abreisen wird, getrost von uns schieben. In spannender Erwartung brutzeln wir das Fleisch und Gemüse, tunken es in Yakiniku Soße und essen es mit Reis. Das Kobe-Rind selbst ist … ich weiß nicht. Schmecken tut es natürlich schon, aber ob es den Hype wirklich wert ist? Allerdings konnte ich mich noch nie für teure Spezialitäten begeistern – Kaviar, Austern und all so was. Vielleicht bin ich ja wirklich eine Geschmacksbanausin, wie Mom einmal meinte, nachdem ich keine Begeisterung für ihren kohleschwarzen Stinkekäse aufbringen konnte.

Nach und nach leeren sich die Schälchen, und je mehr sich der Abend dem Ende neigt, desto stärker bemühen wir uns um eine heitere Stimmung, die allerdings so gezwungen ist, dass wir beim Nachtisch das Reden aufgeben und in einvernehmlichem Schweigen an unseren Mochi knabbern.

Wir zahlen und spazieren entlang der Madison Avenue, vorbei an Wohnblöcken, Cafés, Restaurants, ATMs. Kühle Abendluft weht uns entgegen, unsere Arme sind wie zwei Karabiner ineinander verhakt.

Schließlich erreichen wir pünktlich um zehn das Hotel. Abigail Wang steht bereits vor einem Taxi und winkt uns fröhlich zu. Während sie und Riley ein paar halbherzige Begrüßungsfloskeln austauschen, schreibe ich Ryan und Emory, für den Fall, dass sie sich noch verabschieden wollen. Kurz darauf tritt Emory in seiner Arbeitsuniform aus der Tür. Er und Riley nehmen sich fest in den Arm, wobei Emory irgendwas flüstert, das Riley ein ersticktes Lachen entlockt. Wenige Minuten später erscheint auch Ryan an der Tür, und als sich unsere Blicke treffen, macht mein Herz wie immer einen kleinen Sprung.

Ryan und Riley drücken sich ebenfalls fest, und als ich an der Reihe bin, spüre ich, wie eine seltsame Taubheit über meine Glieder zieht, als wollte mein Körper den Abschied nicht fühlen. Wir umarmen uns lang, der Druck in meiner Kehle wird immer enger, aber da Riley nicht weint, versuche ich mich ebenfalls zusammenzureißen. Ich war nie gut in Abschieden, denn sie haben etwas Endgültiges und sind einfach nur traurig. Vielleicht wäre es leichter gewesen, wenn ich im Restaurant durch das Klofenster verschwunden wäre und uns diesen Moment erspart hätte.

»Mach's gut, beste Freundin«, flüstert sie und ich schlucke, kann durch den Kloß in meinem Hals kaum noch reden.

»Mach's gut«, krächze ich.

Als sie abfahren, sehen wir drei dem Taxi hinterher. Nachdem es um die Ecke verschwunden ist, klopft mir Emory kurz auf die Schulter und verschwindet dann wieder ins Hotel. Ryan und ich rühren uns nicht von der Stelle.

»Hey.« Er legt einen Arm um mich und nun kann ich die Tränen nicht mehr länger zurückhalten. Mit einem leisen Schluchzen wische ich mir über die Wange und lehne meinen Kopf an seine Schulter. Wenigstens bleibt *er* hier, denke ich und kralle die Finger in sein T-Shirt. Anfangs hatte mich diese Neuigkeit überrumpelt, aber nachdem der Schock allmählich nachließ, wurde mir die Bedeutung seiner Entscheidung klar. Obwohl so viele Menschen nach diesem Sommer fortgehen, wird Ryan es nicht tun. Wir müssen uns nicht voneinander trennen. Wir bleiben zusammen, holen die verlorene Zeit nach.

»Ellis?«

»Ja?«, schniefe ich.

Als ich nicht aufschaue, hebt er sanft mein Kinn an. Sein grüner Blick gleitet über mein Gesicht, bis er an meinen Lippen hängen bleibt. Sein Mund verzieht sich zu einem kleinen, beinahe frechen Lächeln.

Und mit einem Schlag wird der traurigste Moment des Sommers zu meinem schönsten.

»Ich liebe dich.«

21. KAPITEL

Ellis

Drei Monate später

Hotel Van Day nach aktuellen Umfragen das beliebteste Hotel Manhattans

Nach einem turbulenten Sommer voller Schlagzeilen hat sich das Hotel Van Day seinen Platz an der Spitze der Popularität zurückerobert. Laut Nice Travel zeichnet es sich besonders durch Lage, Ausstattung, Komfort und Hotelpersonal aus. Viele Gäste stürmen das im Jahre 1910 gegründete Hotel, die Zimmer sind über Monate hinweg ausgebucht. Besucher sind begeistert.

»Das Hotel hat einfach diesen ganz bestimmten Zauber«, erklärt ein Gast. »Man ist da und will gar nicht mehr zurück. Ein bisschen wie zu Hause. Ich kann es gar nicht genau erklären.«

Auch der Charme der Zwanzigerjahre scheint mit den Renovierungen des Hotels zurückzukehren.

»Mein Highlight war die Livemusik im Restaurant«, so ein weiterer glücklicher Besucher. »Die Frau, die dort sang, hat mich geradewegs in die Golden Twenties katapultiert.«

Doch auch die Zwanziger der Neuzeit stehen im Fokus, denn die neuen barrierefreien Wege und die geplanten Solarpanels auf dem Dach zeigen, dass das Hotel eindeutig mit der Zeit geht.

»Mein Highlight war die Kinderbetreuung. Meine Tochter hatte viel Spaß und meine Frau und ich hatten zum ersten Mal richtigen Urlaub, wenn Sie verstehen, was ich meine.«

Hotels wieder im Kommen

Visiting New York *berichtet, dass nach einer langen Periode von Rental Appartements die Ära der Hotels eine Renaissance erlebt. Trotz der steigenden Inflation scheinen Menschen mehr in Entspannung und Luxus zu investieren. Ins Hotel einchecken und sich um nichts kümmern, nach dem Motto: Leben wie ein König. Ob das Van Day den Hype um Hotels zurückgebracht hat?*

Julia und Ryan Van Day – das erfolgreiche Mutter-Sohn-Duo

In nur wenigen Monaten hat sich eine Menge im Hotel verändert. Vermutungen legen nahe, dass der Grund dafür der Sohn Ryan Van Day sei, der mit seinem Engagement frischen Wind in das Hotel gebracht hat. Angefangen mit lustigen TikTok Videos hat er sich beständig ins Marketing eingebracht und laut Insidern trotz seines Alters schon eine Menge innovativer Ideen. Sein perfektes Gegenstück – Mama Van Day, die ihn durch ihre jahrelange Erfahrung in der Hotelleitung perfekt ergänzt.

»Och ne, sag mir bitte nicht, dass du wieder angefangen hast, diesen Mist zu lesen.«

Ich zucke zusammen, als Emory mit zwei Kaffeebechern im Backoffice erscheint. Ertappt fällt mein Blick zurück auf den Bildschirm. Hitze steigt mir in die Wangen. »Ich … nein, die Headline war nur … Ich les' das Zeug nicht mehr!«

»Ja klar.« Grinsend reicht er mir einen Becher und lässt sich neben mir nieder. Vorsichtig nippt er an seinem Kaffee und verzieht das Gesicht. »Das ist deiner.«

Wir tauschen unsere Becher. Emory hat neulich gesagt, dass er im Winter seinen Kaffee immer süß trinkt, weil es seinen Blutzuckerspiegel in die Höhe treibe und wachhalte. Mich hingegen macht Zucker nur müde, was angesichts der bevorstehenden Nachtschicht eher suboptimal wäre. Wie auf Knopfdruck muss ich gähnen. Da das Hotel inzwischen wieder mit ausreichend Arbeitskräften versorgt ist, werde ich kaum noch für die Rezeption eingeteilt und bin die späten Schichten gar nicht mehr gewöhnt.

»Und, was steht da?«, fragt Emory und legt die Füße auf den Tisch, dabei blitzen mir seine leuchtend roten Rentiersocken entgegen.

»Nicht viel.« Ich nehme einen Schluck des herben Getränks und blicke wieder auf den Bildschirm. »Aber ist dir jemals aufgefallen, dass positive News nie so trashig klingen wie negative?«

»Nein. Weil ich so was nicht lese.«

Touché.

»Trotzdem. Da stand kein Wort von Edith Langston und den Gerüchten. Nur ›turbulenter Sommer‹. Ist das nicht absurd? Das alles ist gerade mal ein paar Monate her, und heute spricht keiner mehr darüber.«

Emory hebt überrascht die Augenbrauen. Das Silber in seinen Haaren ist vollständig rausgewachsen, jetzt trägt er seine Haare kurz und behält seine natürliche dunkle Farbe, was einen völlig neuen Typen aus ihm macht. »Hättest du es lieber anders?«

»Nein, nein. Ich finde es einfach nur krass, dass die Menschheit wirklich vergisst.«

»Das Van Day hat ja auch eine Menge getan, um das Skandal-Image loszuwerden.«

»Stimmt.« Wieder nippe ich an meinem Getränk und lehne mich zurück, während ich im Geiste die letzten Monate reflektiere. Wenn man jeden Tag im Hotel ist, bemerkt man die Veränderungen kaum, da sie schnell zur neuen Realität werden. Aber der Artikel hat eine ganze Menge Punkte zusammengefasst. Kaum zu glauben, dass es die Livemusik im *Kimberly's*, die jeden Donnerstag und Samstag stattfindet, erst seit Kurzem gibt. Auch an die Räume für die Kinderbetreuung, aus denen stets glockenhelles Lachen ertönt, habe ich mich längst gewöhnt. Nach einer Reihe von Fehlentscheidungen hat das Hotel endlich wieder vieles richtig gemacht. Investoren haben eine Menge Geld fließen lassen, und wie es aussieht, wurde es diesmal für die richtigen Dinge ausgegeben. Seit September erlebt das Hotel einen konstanten Ansturm. Die Lobby ist immer voll, die Besucherzahlen höher als für die Saison üblich. Das Hotel hat sich vollkommen verwandelt und sich vom unscheinbaren Loser zum Cheerleader aller Hotels gemausert.

Und der ausgedachte *Insider* aus dem Artikel hat recht. Ryan hat einen erheblichen Beitrag zu diesem Erfolg geleistet.

Nur zu welchem Preis?

Mein Magen zieht sich zusammen. Schnell nehme ich noch einen Schluck und spüle den aufkommenden Schmerz runter. Eine Fehlentscheidung, wie sich herausstellt.

»Heiß!«, hauche ich mit pochender Zunge und stelle meinen Becher wieder ab.

»Was ext du das Zeug auch, als wäre es Tequila?« Emory pustet auf sein eigenes Getränk und schüttelt den Kopf.

»Deshalb verstehe ich nicht, wie man auf scharfes Essen stehen kann. Das brennende Gefühl ist doch nur purer Schmerz.« Ich strecke die Zunge raus und fächere mir mit beiden Händen Luft zu. »Meinft du, Memfen ftehen darauf, fu leiden?«

»Kann sein. Aber ich hab mal gehört, dass bei scharfem Essen sowohl Stress- als auch Glückshormone ausgeschüttet werden. Vielleicht gibt die Kombi einem ja den ultimativen Kick.«

»Vielleicht.« Glücklicherweise lässt das Pochen allmählich nach.

»Aber weißt du, was den gleichen Effekt hat?« Er hebt seinen Becher an und grinst. »Koffein und Zucker. Du musst nur warten, bis der Kaffee abgekühlt ist.«

Ich verdrehe die Augen und wische mit dem Finger über meine goldene Krawatte, die ein paar Kaffeespritzer abbekommen hat. »Mir haben deine mitternächtlichen Weisheiten echt gefehlt.«

»Ich hab noch eine für dich.« Obwohl wir zwei allein sind, lehnt er sich vor und senkt die Stimme. »Wenn du dich mit Dennis verstehen willst …« Er macht eine verschwörerische Pause. »… dann brauchst du nur eine Packung Beef Jerky mit zur Arbeit zu bringen.«

Ich pruste los. »Was?«

»Das ist sein Kryptonit. Im Ernst, er steht so sehr darauf wie Katzen auf Minze. Als ich neulich meine Packung mit ihm geteilt habe, hat er mich allen Ernstes angelächelt. Sogar mit Zähnen und so.«

»Sicher, dass er dich nicht nur angefaucht hat?«

»Ha, ha. Nein, er hat mich sogar zweimal Pause machen lassen, weil ich sicher ›total müde‹ bin. Ich sag's dir, Beef Jerky macht ihn fast ein bisschen liebenswert.«

Erneut lache ich los. »Und seit wann stehst *du* auf das Zeug? Hast du vor, einer Countryband beizutreten?«

»Bei 7-Eleven war alles andere vergriffen und ich hatte Hunger.«

»Glück für Dennis. Danke für den Tipp.«

»Gerne doch.« Er stupst meinen Fuß in einer neckischliebevollen Geste mit seinem an. »Voll cool, dass wir mal wieder zusammen arbeiten.«

Ich lächele. »Stimmt.«

Allerdings sehe ich Emory gerade ohnehin am häufigsten, da wir beide ständig im Hotel abhängen. Alle anderen sind schon seit einer ganzen Weile weg. Deb, Rahim, Riley.

Ryan.

Ein Frösteln überkommt mich. Schon im Sommer hatte ich prophezeit, dass seine plötzliche Entscheidung, im Hotel zu bleiben, Folgen nach sich ziehen würde.

Nie wünschte ich mehr, ich hätte mich geirrt.

22. KAPITEL

Ryan

Die letzten Minuten sind die schlimmsten. Wenn man den Mantel bereits halb angezogen hat und der Ausgang in Sicht ist. Plötzlich drückt die Zeit auf die Bremse und der Abschieds-Small-Talk dehnt sich bis in die Unendlichkeit aus. Mein Puls schießt in die Höhe, Cortisol rast durch meinen Körper. Aufregung und Ungeduld pochen im Einklang meines Herzschlags, während ich auf dem Weg zur Tür hoffe, dass uns niemand mehr in ein Gespräch verwickelt. »Wir müssen leider gehen. Der Wagen wartet«, rufe ich mir die Floskeln in Erinnerung, aber glücklicherweise kommen sie gar nicht erst zum Einsatz, denn meine Mutter und ich schaffen es ohne Zwischenfälle zur Tür.

Als ich nach draußen trete, schlägt mir eine eisige Windböe entgegen, die meinen Atem augenblicklich in Frost verwandelt. Eilig halten wir auf den schwarzen Mercedes zu, der in der ersten Spur parkt, und als wir endlich, endlich im Auto sitzen, lasse ich den Kopf erschöpft gegen das Kopfteil sinken.

»Müde?«, fragt Mom, die sich neben mir anschnallt.

»Und erschöpft«, seufze ich und schnappe ebenfalls nach meinem Gurt, als mich ein lautes Piepen dazu auffordert.

»Du hast gar nicht den Eindruck gemacht.«

»Ach nein?« Die Augen geschlossen massiere ich mir die Wangen, die vom vielen Lächeln ganz steif geworden sind.

»Du hast so gewirkt, als würdest du nichts lieber tun als auf einer Spendengala mit deiner Mutter zu tanzen.«

Obwohl sie sarkastisch klingt, weiß ich, dass sie es ernst meint. Schweigend blicke ich aus dem Fenster, beobachte, wie Frank den Wagen auf die Park Avenue manövriert.

»Warum mussten wir überhaupt da sein?« Mein Atem beschlägt die Fensterscheibe. »Versteh mich nicht falsch, ein Fundraising für die Tierrettung in Katastrophengebieten ist echt toll und wichtig, aber was hat das Hotel damit zu tun?«

»Wir wurden eingeladen.« Mom zuckt die Schultern, als würde das alles erklären.

»Und weiter?«, hake ich dennoch nach.

»Nun ja, Benedict Summerhill war auch da.«

Ich reiße die Augen auf. »Der Typ, der uns das Hotel abkaufen möchte, um es in eine Art ›Soho House‹ zu verwandeln?«

»Wir müssen ihn warmhalten. Für den Fall der Fälle.«

»Aber das Hotel läuft gut. Wozu dieses Backup? Und selbst wenn – als ob wir es jemals in seine schmierigen Hände geben würden. Der Typ macht doch glatt ein Bordell daraus. Oder ein Casino. Oder beides!«

»Natürlich wird er es nie kriegen. Aber es reicht schon, dass er es will. Dadurch steigt sein Wert.«

Erneut will ich etwas einwenden, doch dann sinke ich zurück und atme resigniert aus. Es spielt ohnehin keine Rolle, denn auch wenn ich die Regeln dieser Welt inzwischen etwas mehr verstehe, werde ich sie vermutlich nie nachvollziehen können.

Ich blicke auf meine Armbanduhr. Halb zwei. Ein langer Abend liegt hinter mir, während dem zu viele Hände geschüttelt und substanzlose Gespräche geführt wurden. Die ganze Zeit habe ich mich nach einem kalten Glas Wein gesehnt, aber ich konnte nicht riskieren, dass eine Kamera ein skandalöses

»Achtzehnjähriger besäuft sich auf einer Preisverleihung«-Bild von mir einfangen würde. Niemals wieder werde ich der Presse einen Grund geben, um über mich oder das Hotel herzuziehen.

Allerdings sind meine Akkus jetzt völlig leer. Am liebsten würde ich drei Tage durchschlafen.

»Ich hasse so was auch«, erklingt es plötzlich von der Seite.

Überrascht sehe ich zu meiner Mutter.

»Ja, wirklich.« Sie schließt die Finger um ihr schweres Collier und presst die Lippen zusammen, als wollte sie es sich am liebsten vom Hals reißen. »Nur weil ich gut in diesem ganzen Tamtam bin, heißt das nicht, dass ich es gern veranstalte.«

Ich lächele und spüre einen seltenen Moment der Verbundenheit. Manchmal kann ich kaum glauben, wie gut meine Mutter und ich uns inzwischen verstehen. Unser Verhältnis davor war nicht feindselig, aber auch nicht besonders liebevoll. Auf der Hierarchietreppe stand sie einfach oben und ich unten. Jetzt befinden wir uns auf derselben Stufe, begegnen uns auf Augenhöhe, kommunizieren ohne Imperativ.

»Nächstes Mal brauchst du nicht mitkommen, wenn du nicht willst.« Sie gähnt ausgiebig. »Ich weiß ja, dass du solche Veranstaltungen nicht magst. Dein Vater kann mich jederzeit begleiten.«

»Schon okay«, winke ich ab und verstehe nicht, warum ich das Angebot nicht einfach annehme. Ich hasse solche Events und biete mich dennoch jedes Mal freiwillig als Begleiter an. Warum tue ich das, wenn ich doch nicht muss? Warum zwinge ich mich selbst dazu?

Weil du gut darin bist, antwortet eine leise Stimme. *Und weil du dafür sorgen musst, dass das Hotel seinen neu gewonnenen Ruf beibehält.*

Das Hotel erlebt eine seiner größten Trendwellen und es gilt, möglichst lang auf ihr zu reiten. Das Problem ist, dass es immer mehr Konkurrenz kriegt. Nachahmer versuchen das Hotel zu kopieren, bauschen Todesfälle zu einer mysteriösen Mordgeschichte auf, lassen die Zwanziger ebenfalls aufleben, setzen auf Nachhaltigkeit, versuchen Mitarbeiter abzuwerben.

Anfangs hatte ich gedacht, dass es nur darum ging, dem Hotel eine kleine Starthilfe zu geben und es irgendwann allein weiterfahren zu lassen, aber man darf keine Pause machen, muss ständig dranbleiben und sich neue Dinge überlegen, die die alten übertreffen. Andernfalls werden wir wieder abgehängt und verlieren die Sichtbarkeit.

»Wohin?«, fragt Frank.

»Nach Hause«, antwortet Mom, womit unser Appartement im Battery Park gemeint ist. Ihr großer Kleiderschrank befindet sich dort, und auch sonst übernachtet sie, seit das Arbeitspensum zugenommen hat, kaum noch im Hotel.

»Und Sie, Sir?«

Kurz überlege ich, der Einfachheit halber ebenfalls in den Battery Park zu fahren. Mein Bett dort ist bequemer, und meine halb abgefrorenen Füße sehnen sich nach der Fußbodenheizung.

Aber ich will bei Ellis sein. Ich *muss* bei Ellis sein.

*

»Ryan?«, murmelt sie, als ich eine Viertelstunde später neben sie ins Bett sinke.

»Hey.« Ich küsse ihre Schläfe, woraufhin sie zusammenzuckt. »Sorry, ich bin kalt.«

»Wie spät ist es?«

»Zu spät.« Gähnend fummele ich am Verschluss meiner Fliege.

»Und wie war's?« Ihre Stimme klingt schlaftrunken.

»Ganz okay, aber ich hab dich vermisst.«

»Ich hab dich auch vermisst. Ich hätte dich wirklich gern unterstützt.«

Mit einem tiefen Seufzen werfe ich die Fliege zur Seite. »Ich weiß.«

Aber ich kann Ellis nicht zu solchen Veranstaltungen mitnehmen, kann nicht als Paar mit ihr auftreten und riskieren, dass sie ebenfalls ins Licht der Scheinwerfer gerät. Mom hält mich für paranoid, und auch Sam meinte, dass ich mir nicht zu viel auf uns einbilden sollte. Vielleicht haben sie recht. Vielleicht interessiert sich keiner für uns. Aber Vorsicht ist besser als Nachsicht.

Ellis legt einen Arm um meine Brust, ihre Nase berührt meine Wange, und sofort breitet sich eine tiefe Ruhe in mir aus.

»Hast du was gegessen?«, fragt sie, als mein Magen ein lautes Knurren von sich gibt.

»Vorhin, aber jetzt ist es sowieso zu spät.«

»Ich kann dir noch was raussuchen. Im Kühlschrank ist bestimmt eine Kleinigkeit.« Sie winkelt ein Bein an, um aufzustehen.

Mein Magen macht erst einen überraschten Satz und wird dann von heißer Panik geflutet.

»Musst du doch nicht, Baby«, sage ich gepresst und ziehe sie sanft zu mir. »Ich will jetzt einfach nur schlafen.«

»Okay.« Sie kuschelt sich enger an mich.

Eigentlich müsste ich mich noch umziehen, aber mein Körper wird mit jedem Atemzug schwerer, meine Finger scheitern am dritten Hemdknopf, und als ich die Augen schließe, schaffe ich es nicht mehr, sie erneut zu öffnen.

Am nächsten Morgen duschen wir zusammen. Inzwischen ist es eine Art Tradition geworden, um – da wir uns kaum noch sehen – zumindest gemeinsam in den Tag zu starten. Dicht unter dem Wasserstrahl gedrängt halten wir einander im Arm und küssen uns. Nebliger Dampf erfüllt die Luft, warmes Wasser rinnt über unsere Körper. Ellis lässt die Hand tiefer wandern und umschließt meine Härte, fährt langsam auf und ab. Ich schließe die Augen, küsse sie mit Zunge, versuche mich zu entspannen, versuche in Fahrt zu kommen, erregt zu sein, weil sich meine wunderschöne Freundin nackt gegen meinen Körper presst – und ich doch nicht hart werde. Ellis scheint es zu merken, denn sie drängt sich noch enger gegen mich und greift nach meiner Hand, positioniert sie auf ihre Brust. Ich drücke leicht zu, sie stöhnt auf, und obwohl ich spüre, wie sich ihre Brustwarze unter meiner Berührung tatsächlich aufstellt, ist uns beiden klar, dass sie es vor allem tut, um meine Erregung zu locken.

Vergeblich.

Als sie auf die Knie gehen will, halte ich sie auf.

»Baby, ich … bin noch total müde«, sage ich unter dem lauten Wasserprasseln.

»Oh. Okay.« Ellis richtet sich wieder auf und widerspricht nicht. Hält mir nicht vor, dass ich in den ersten Wochen unserer Beziehung nicht genug von ihr bekam, und keine Erschöpfung der Welt je ein Hindernis war. Doch das ist nun anders.

»Tut mir leid«, schiebt sie hinterher, ihr Ausdruck wirkt verunsichert, vielleicht sogar zurückgewiesen?

»Muss es nicht«, sage ich schnell, will nicht, dass sie denkt, dass es an ihr liegt. Immerhin ist nicht sie diejenige mit den Erektionsschwierigkeiten.

Die Blöße darüber lässt mich innerlich zerfließen, das Gefühl, versagt zu haben, prügelt gegen meine Rippen. Schnell brause ich mich ab, und trete kurz darauf aus der Dusche. Ellis folgt mir kurze Zeit später.

In ihrem Zimmer schlüpfe ich in meine zerknitterte Hose und das Hemd von gestern. Meine Armbanduhr finde ich nicht, vermutlich ist sie noch im Bad. Egal.

»Wollen wir zusammen frühstücken?«, fragt Ellis auf dem Weg zur Küche. »Ich glaube, hier waren irgendwo noch ein paar Pop-Tarts.«

Mein Puls schießt in die Höhe.

»Geht nicht, ich muss leider gleich zu einem Meeting«, sage ich schnell und schlüpfe in meine Schuhe.

Kurze Stille. »Okay.«

Überrascht halte ich inne. Irre ich mich oder klingt sie enttäuscht?

Mit meinem Mantel unter dem Arm geklemmt trete ich an die Küchentür, beobachte, wie sie zwei Pop-Tarts aus ihrer silbernen Verpackung befreit und in den Toaster schiebt. *Frosted Confetti Cupcake* – meine Lieblingssorte. Ich schlucke.

»Ist … alles okay?«, frage ich leise.

Ellis hebt den Kopf. Ihr Gesicht ist vom Duschen leicht gerötet, die nassen Haare in ein Handtuch gewickelt. Ihr Blick ist klar und herausfordernd. »Ja. Und bei dir?«

Ich runzele dir Stirn. »Auch?«

Zögernd wende ich mich wieder ab, und bin nicht sicher, ob ich mir das hinterhergeschobene »Wirklich?« nur eingebildet habe oder ein Teil von mir wollte, dass sie das fragt.

23. KAPITEL

Ellis

Manchmal vermisse ich unseren alten TikTok-Account. Zwar gibt es ihn noch immer, aber inzwischen kümmert sich Eve, die neue Marketing-Managerin, um ihn. Der Content ist echt gut. Humorvoll und intelligent, viel weniger amateurhaft als bei Ryan und mir. Aber auch nicht mehr so persönlich. Ryan und ich hatten keine Ahnung, was wir trieben, entschieden aus dem Bauch heraus, waren spontan und echt und trafen trotzdem den richtigen Ton.

Aber vermutlich fehlt mir gar nicht das Videodrehen, sondern vielmehr die Zeit, in der Ryan und ich uns noch jeden Tag sahen und ein gemeinsames Projekt hatten. Die Zeit, in der er noch nicht derart von der Arbeit im Hotel eingenommen wurde, und meine Sorge um ihn nicht von Tag zu Tag wuchs.

Eine neue Nachricht poppt auf. Ich verlasse meine Word Datei und öffne den Chat zwischen Deb und mir.

> **Deb:**
> Hast du schon mit Ryan geredet?

Ich schlucke. Wenn man vom Teufel spricht. Oder an ihn denkt.

Ich:
Nein. Ich weiß einfach nicht, wie ich es ansprechen soll. 😔

Deb ist bislang die Einzige, mit der ich meine Gedanken geteilt habe, und schon allein das hatte sich falsch angefühlt, weil es mir vorkam, als wäre ich Ryan in den Rücken gefallen. Aber ich konnte diese Angst nicht länger allein mit mir rumtragen, musste mir eine objektive Einschätzung einholen, mir versichern, dass ich nicht überreagierte.

Und leider, leider stimmte mir Deb zu.

Deb:
Frag ihn doch einfach ganz direkt.

Ich schnaube. Dass ausgerechnet *sie* mir diesen Tipp gibt …

Ich:
Und was, wenn er abblockt?

Denn genauso war es schließlich auch bei ihr. Nachdem Rahim und ich sie wegen der Sache mit Emory zu sehr bedrängt hatten, verschwand sie einfach von der Bildfläche und ließ wochenlang nichts von sich hören. Inzwischen habe ich meine Lektion gelernt. Deb will nicht darüber reden, und das muss ich respektieren. Abgesehen davon geht es mich wirklich nichts an.

Aber bei Ryan ist es trotzdem etwas anderes, denn in dem Fall *muss* ich was sagen, oder?

Deb:
Dann hast du es zumindest versucht.

Hm, ein valider Punkt. Wer nicht wagt, der nicht gewinnt. Aber Gott, wie soll ich das fragen, ohne total offensiv und grenzüberschreitend zu klingen?

»Schreibst du wieder an deinem Buch?«

Blinzelnd schaue ich auf und kehre mit einem Schlag zurück zur Hotellobby. Linus trägt ein Tablett mit benutzten Tassen und beugt sich über meinen Tisch vor, um nach meiner leeren zu greifen.

»Das ist kein Buch, nur eine Sammlung von Geschichten aus dem Hotel«, erkläre ich und schließe die Nachrichten App. *Wahre Geschichten*, wohlbemerkt. Keine, die für Marketingzwecke inszeniert wurden, um mehr Sichtbarkeit zu erlangen.

Es war das Fotobuch aus dem Souvenirshop, das mich irgendwann auf die Idee brachte. Durch die Seiten blätternd recherchierte ich anfangs nur aus Spaß nach ein paar Hintergrundinformationen, bis irgendwann ein richtiges Projekt daraus wurde. Außerdem macht es süchtig, denn das Hotel ist über hundert Jahre alt und hat nicht nur etliche historische Ereignisse miterlebt, sondern auch Millionen Gäste aus aller Welt beherbergt, von denen viele bereit sind, mir von ihren spannenden Geschichten zu erzählen.

Inzwischen habe ich schon sieben aufgeschrieben und bin noch nicht sicher, ob ich sie irgendwann teilen oder einfach für mich behalten will. Im Grunde geht es mir nur um das Schreiben und Recherchieren. Es hält meinen Geist auf Trab und gibt mir die Aufgabe, nach der ich gesucht habe, weil ich bis zum College nächsten Sommer nicht nur Däumchen drehen kann. Und wer weiß, vielleicht wird mir diese Sammlung an Geschichten eines Tages nützlich sein, für ein Essay oder einen Praktikumsplatz.

»Liest du uns später was vor?«, fragt Linus, der bereits am Nachbartisch aufräumt.

»Euch?«

»Ja, beim Bingo-Abend.« Er streicht sich eine verklebte Strähne aus seiner Stirn. »Du kommst doch, oder?«

»Klar. Ich, äh, bin nur nicht sicher, ob ihr euch das wirklich geben wollt.« Verlegen stülpe ich mir die Ärmel meines Pullis über die Fäuste. »Alles, was ich geschrieben habe, ist noch total amateurhaft.«

»Dein Publikum besteht ja nicht aus irgendwelchen Literaturkritikern, also keine Sorge.« Er lächelt aufmunternd und deutet auf sein Tablett. »Willst du noch einen?«

»Ja, bitte.« Es wäre zwar schon mein vierter Kaffee, aber ein bisschen Wärme tut immer gut, denn der Platz am Fenster ist echt kalt. Trotzdem bin ich froh, dass ich ihn ergattert habe, da er ein bisschen abgeschieden liegt und ich nicht die ganze Zeit fürchten muss, dass mir beim Schreiben jemand über die Schulter schaut.

»Wie kannst du dich bei dem Lärm überhaupt konzentrieren?«, fragt Linus, als er mit einer neuen Tasse zurückkehrt.

»Welcher Lärm?«

Linus verdreht die Augen.

»Spaß beiseite. Ich bin gern hier unten, umringt von vielen Menschen. Das beruhigt mich irgendwie. Wenn es zu still ist, kann ich mich nicht konzentrieren.«

Außerdem kann ich hier unten neue Geschichten sammeln, denn überall um mich herum sitzen interessante Menschen, mit denen man früher oder später ins Gespräch kommt. Ein älterer Mann fragte mich neulich, ob ich CIA-Agentin wäre. Ich spielte mit und antwortete wie ertappt, dass ich nicht wisse, wovon er spräche. Daraufhin witzelte er, dass ich den Test bestanden hätte.

Plottwist – wie lustig wäre es, wenn er wirklich ... Nein, jetzt schnapp nicht über, Wheaton.

»Ich meinte auch eher die Weihnachtsmusik. Wenn ich noch einmal *All I Want for Christmas is You* höre, kündige ich.« Linus schüttelt sich, als wäre eine Spinne über seinen Kopf gekrabbelt.

»Oha. Kein Mariah Fan, was?«

»Kein Weihnachtsfan«, korrigiert er und reicht mir finster die Hand. »Gestatten, Linus Grinch.«

Ich lache.

*

»Edward Norton war vierundzwanzig Jahre alt, als er im Jahre 1978 ins Hotel Van Day eincheckte und eine Woche später sein gesamtes Zimmer demolierte«, lese ich später beim Bingo-Abend vor.

»Warte. Der Schauspieler Edward Norton aus *Fight Club*?«, fragt Emory dazwischen.

»Keine Ahnung, wer das ist, aber nein, er war kein Schauspieler.« Ich räuspere mich und lese weiter. »Obwohl er noch eine zweite Person eingecheckt hatte, sah man nur ihn und war dennoch verwundert, weil man ihn in seinem Zimmer ständig mit jemandem streiten hörte.«

»Das klingt immer mehr nach *Fight Club*«, bemerkt Levi und stopft sich eine Hand voll Erdnussflips in den Mund.

»Edward galt als Eigenbrötler und sprach mit niemandem. Mitarbeiter erzählten, dass er wenig zu schlafen schien, da bis spät in die Nacht laute Geräusche aus seinem Zimmer kamen.«

Der ganze Raum ist totenstill, Anittas entgeisterter Ausdruck lässt mich vermuten, dass meine Worte schon wieder eine Anspielung auf *Fight Club* sein könnten.

»Hat er jemanden verprügelt?«, stößt Linus hervor.

Verwirrt runzele ich die Stirn. »*Darum* geht's in *Fight Club*? Wobei, dann verstehe ich zumindest den Titel. Aber nein, es gab keine Schlägerei«, versichere ich.

»Du hast doch gesagt, er hat das Zimmer demoliert«, erinnert Levi und klopft sich die Krümel von den Händen.

»Hat er auch.«

»Lass sie ausreden«, zischt Anitta und lässt die Hand nun ebenfalls in der offenen Chipstüte verschwinden.

»Edward Norton war Künstler«, löse ich auf, »und die Person, die er zusätzlich eincheckte, war seine personifizierte Depression. Er arbeitete an einem Projekt, um die Zerstörung seiner Krankheit zum Ausdruck zu bringen. Um die Symptome stärker zu spüren, isolierte er sich, und blieb so lange allein, bis das Kunstwerk vollbracht war.« Ich drehe den Bildschirm, um meinem Publikum die Fotos des zertrümmerten Zimmers zu zeigen, die ich in einem alten Kunstwälzer der New York Public Library gefunden habe. »Obwohl psychische Krankheiten seinerzeit noch stärkere Diskriminierung erfuhren, fand sein Werk in vielen Künstlerkreisen positiven Anklang, da es roh, hässlich und echt war. Leider musste Mr Norton kurz darauf das Hotel verlassen und für die Sachbeschädigung aufkommen. Als ich ihm schrieb, sagte er, dass er gehofft hatte, das Zimmer als eine Art Ausstellung nutzen zu können, aber Grandpa Al … ich meine, der ehemalige Hotelleiter Albert Van Day war wohl streng dagegen.«

»Du hast mit Edward Norton geredet?«, fragt Emory mit großen Augen.

»Ja, er lebt noch und ist in der Künstlerszene gar nicht so unbekannt. Aber noch mal: Ich rede nicht vom Schauspieler.«

»Ich weiß. Es ist trotzdem krass.«

»Ja, davon habe ich noch nie gehört.« Linus macht ein ehrfürchtiges Gesicht. »Welches Zimmer war das denn?«

»Zimmer 907. Wenn man über die Tapete fährt, spürt man an einigen Stellen sogar noch ein paar alte Dellen.«

»Kraaass«, sagt Emory wieder, und mein Herz macht einen erfreuten Sprung. Kurz hatte ich Angst, sie mit der Auflösung, die offenbar nicht *Fight-Club*-mäßig ist, zu enttäuschen. Aber der Effekt ist wohl wie bei True Crime. Wenn die Geschichte wahr ist, berührt sie uns noch mehr.

»Du solltest echt ein Buch daraus machen«, bestärkt mich Linus wieder. »Ich bin jetzt nicht so der Leser, aber als Hörbuch würde ich mir diese kleinen Erzählungen trotzdem geben.«

Zustimmendes Gemurmel von allen Seiten.

Hitze steigt mir in die Wangen. »Jetzt übertreibt mal nicht. Wen außer euch sollte das überhaupt interessieren? Selbst für Historik-Nerds wäre das nicht spannend genug.«

Abgesehen davon dürfte ich die skandalösesten Geschichten – das Langston-Drama oder Grandpa Als Suizid – sowieso niemals erzählen …

»Egal. Wollen wir endlich spielen?«

Minuten später stößt Gonzales mit zwei Packungen Eggnog dazu, und da wir nun genau zu sechst sind, beschließen wir, *Die Siedler von Catan* zu spielen. Anitta kennt das Spiel noch nicht, und Emory braucht fast eine halbe Stunde, um ihr die Regeln zu erklären. Ich bediene mich derweil am süßen Eierpunsch und stoße mit mir selbst an.

Als wir loslegen, bin ich Feuer und Flamme, reiße Rohstoffe an mich, als ginge es um Leben und Tod, und baue so viele Straßen, bis ich keine mehr habe. Beim Spielen neige ich zu leichtem Größenwahn und bin so gewinnorientiert, dass ich keine Niederlage zulasse. Schon bald liege ich vorn, die anderen klagen über Glück, aber ich nenne es Talent.

Ja, Spiele machen mich auch ein bisschen arrogant.

Zu den lauten Bässen von Machine Gun Kelly (Linus hat die Bluetooth Box mit seinem Handy gekoppelt, vermutlich aus Angst, es würde andernfalls wieder nur Weihnachtsmusik laufen), ersetze ich meine Siedlungen durch Städte und sammele immer mehr Rohstoffkarten. Dicht hinter mir Anitta, die als Anfängerin ein wirklich gutes Händchen hat. Aber nicht so gut wie ich, muhahaha!

»Gewonnen!«, lalle ich nach meinem fünften Glas Eggnog.

»Verdammt Wheaton, mir hat nur noch eine Stadt gefehlt«, murrt Anitta.

»Welch ein Jammer«, säusele ich und breite die Arme aus, inhaliere den Sieg.

»Du bist echt schlimm«, meint Emory, der auf dem letzten Platz gelandet ist.

»Warum? Das war ein faires Spiel.«

»Ich wette, du hattest die ganzen guten Entwicklungskarten in deinem Ärmel versteckt. Niemand kann so viel Glück haben.«

»Hörst du das?« Grinsend reibe ich Daumen und Zeigefinger aneinander.

Emory verdreht die Augen. »Die kleinste Violine der Welt?«

»Ganz genau!« Ich lege den Kopf in den Nacken und lache. Leider gefällt das meinem Karma überhaupt nicht, denn mein Stuhl kippt nach hinten und ich plumpse auf den Boden.

Jetzt lachen auch alle anderen.

»Gut gespielt, Wheaton.« Levi reicht mir die Hand.

»Danke. Du auch.« Ich ziehe mich an ihm hoch und klopfe mir den Staub vom Pulli.

Wir sitzen noch eine Weile zusammen, trinken und reden. Für eine weitere Runde ist es zu spät, da die erste schon drei Stunden ging und die meisten einen langen Heimweg vor sich haben.

Als ich irgendwann auf mein Handy schaue, entdecke ich eine neue Nachricht von Ryan und falle vor lauter Aufregung fast wieder von meinem Stuhl, würde mich Emory nicht genervt zurückziehen. Erneut lese ich die Nachricht, und ein freudiges Feuerwerk explodiert in meiner Brust.

Ryan:
Der Weihnachtsbaum wird gerade geschmückt.

24. KAPITEL

Ryan

Jedes Jahr verwandelt sich das Hotel Van Day in der Nacht vom ersten auf den zweiten Dezember in ein glitzerndes Weihnachtswunderland. Girlanden und Lichterketten werden aufgehängt, Mistelzweige über Türen verteilt; es weihnachtet von jeder Seite, und das große Highlight: der riesige Tannenbaum, der in der Lobby aufgestellt wird und jeden Besucher, der ins Hotel tritt, mit seiner funkelnden Pracht begrüßt. Als wir Kinder waren, haben Ellis und ich jedes Jahr versucht, uns in der Nacht nach unten zu schleichen, um zu beobachten, wie der Baum geschmückt wird. Allerdings waren wir entweder zu früh dran oder wurden von unseren Eltern erwischt und zurück in unsere Betten befördert.

Aber in diesem Jahr wurde ich in die Planung einbezogen, wusste, wann der Baum eintreffen und das Dekorieren beginnen würde.

»Ryan!«

Ich drehe den Kopf und lächele, als Ellis in ihren Leggins und einem weißen Oversized Pulli auf mich zustürmt. Ihre Locken fliegen im Wind, ihr breites Lächeln erhellt den ganzen Raum. Als sie nicht abbremst, hebe ich reflexartig die Arme und fange sie auf. Stürmisch schlingt sie die Hände um meinen Hals und knutscht mich ab. Hier, mitten in der Lobby, umgeben von etlichen Mitarbeitern, obwohl normalerweise *sie* diejenige ist, die sich in der Öffentlichkeit zurückhält. Schmunzelnd versuche ich, sie wieder auf den Boden zu setzen, doch sie klammert sich an mich wie ein Koala.

»Was ist denn los mit dir?«, frage ich lachend.

»Nichts, ich hab dich einfach nur vermisst! Ey!«, protestiert sie, als ich ihre Seite kitzele und sie automatisch von mir ablässt.

»Bist du betrunken?«, frage ich amüsiert.

»Trunken vor Sieg!«, ruft sie aus und reckt die Faust in die Höhe, wie Thor seinen Hammer. Ich will nachfragen, was sie damit meint, doch da richtet sich ihre Aufmerksamkeit hinter mich, und ihre Augen werden kugelrund.

»Oh mein Gott, der ist ja unglaublich riesig.«

Ich grinse. »That's what she said.«

Ja, ich weiß, ziemlich ausgelutscht, aber Ellis lacht, als hätte sie noch nie etwas Witzigeres gehört. Kichernd hält sie sich beide Hände vor den Bauch, und ich kann nicht anders, als in ihr Gelächter einzustimmen. Wenn Ellis betrunken ist, ist sie lauter, alberner, ein bisschen so wie früher, als wir Kinder waren. Manchmal vermisse ich diese Seite an ihr, die Zeit, in der ihr die Verantwortung noch nicht die Leichtigkeit geraubt hatte.

»Können wir helfen?«, fragt Ellis einen Mitarbeiter, der genervt durchatmet, als sie anfängt, um den Baum zu hüpfen.

»Das geht nicht«, erwidert er schroff.

»Auch nicht beim Aufhängen der Kugeln?«

»Nein.«

»Alles klar. Aber stört es, wenn wir einfach nur zusehen?«

»Ja.«

»Oh.« Abrupt hört Ellis auf zu hüpfen und sieht aus, als hätte man sie mit kaltem Wasser bespritzt. Wieder muss ich lachen.

»Komm.« Ich greife nach ihrer Hand. »Lassen wir die Leute in Ruhe arbeiten und schauen später wieder vorbei.«

»Aber dann sehen wir gar nicht, wie er geschmückt wird«, schmollt sie.

»Das dauert sowieso noch Stunden. Jetzt verpassen wir nicht viel.«

»Na gut.« Widerwillig trottet sie mir hinterher.

»Wo wollen wir hin?« Ich schaue hinauf zu den Wendeltreppen, deren Geländer bereits im warmen Schein der Lichterketten erstrahlen. »In den Ballsaal, vielleicht? Da waren wir lange nicht mehr.«

Ellis denkt kurz über meinen Vorschlag nach, dann erhellt sich ihr Blick. »Ich habe eine noch bessere Idee. Lust auf einen kleinen Ausflug?«

»Klar.«

Ellis strahlt. »Und deshalb bist du der Eine.«

Ich pruste los. »Was?«

»Du machst allen Quatsch mit. Jeder andere würde erst mal nachfragen, wohin es geht, und mir dann mit irgendwelchen vernünftigen Gegenargumenten kommen. Aber du sagst einfach nur: ›Klar‹.«

»Rauben wir 'ne Bank aus, oder was?«

»Nein, aber selbst da würdest du mitkommen.« Ihr Ausdruck wird weich. »So warst du immer.«

Lächelnd ziehe ich sie an mich.

Und du bist die Eine, weil es keinen anderen Menschen gibt, der mich so mit sich reißt.

*

Ich habe mich noch nie mitten in der Nacht in den Spa Bereich geschlichen, dann, wenn die Gäste weg und die Mitarbeiter in ihren Feierabend entschwunden sind. Vermutlich würde niemand außer Ellis überhaupt auf die Idee kommen.

Alles ist dunkel, das einzige Licht kommt vom erleuchteten Schwimmbecken im neoklassizistischen Stil, das von weißen korinthischen Säulen umrahmt wird. Die warme Luft um uns herum ist schwül und riecht nach Chlor.

»Lust, eine Runde zu schwimmen?« Ellis' leise Stimme hallt im leeren Saal wider. Mein Atem stockt, als sie erst aus ihren Boots schlüpft und sich anschließend die Leggings von den Beinen schiebt.

»Jetzt?« Meine Stimme klingt kratzig und viel zu überrascht. Was habe ich denn erwartet? Dass wir eine Runde spazieren gehen würden?

»Ja, jetzt.« Sie befreit sich aus ihren Socken und wirft sie irgendwo hinter sich.

»Aber … wir haben keine Badesachen.«

Ellis zieht sich den Pulli über den Kopf, ihre Augen funkeln im türkisen Licht des Pools. »Welch ein Jammer.«

Jetzt steht sie nur in einem schwarzen Balconette BH und rotem Höschen vor mir. Ihr Lächeln ist verschmitzt, weil sie genau weiß, dass ich eine Schwäche für nicht zusammenpassende Unterwäsche habe. Um ihren Bauch zieht sich der waagerechte Abdruck vom Bund ihrer Leggings, das Lichtspiel des Wassers reflektiert auf ihrer Haut. Mein Hals wird trocken, in meiner Hose baut sich ein vertrauter Druck auf.

Okay, überredet.

Ohne den Blick von ihr zu wenden, befreie ich mich aus meiner Kleidung und werfe sie neben ihre.

Ellis sieht zur kleinen Treppe, die ins Becken führt, ihr Blick wirkt unschlüssig, als wäre sie nicht sicher, ob sie zum Geländer laufen oder einfach in den Pool springen soll. Mit einem teuflischen Grinsen nehme ich ihr die Entscheidung ab, schlinge von hinten einen Arm um sie und springe gemeinsam mit ihr rein. Ellis quiekt überrascht auf, einen kurzen Moment schweben wir in der Luft, im nächsten sinken wir in warmes, sprudelndes Wasser.

Japsend taucht Ellis wieder auf, die nassen Haare hängen ihr wie einem begossenen Pudel vor den Augen.

»Du Arsch«, prustet sie und spritzt Wasser in meine Richtung. Ebenfalls lachend hebe ich die Hände vors Gesicht, werde jedoch trotzdem von einem Schwall getroffen. Als sie immer weitermacht, packe ich ihre Handgelenke und ziehe sie mit einem Ruck an mich.

»Sorry.« Ich küsse ihre Nasenspitze und wische über die Stelle unter ihrem Auge, wo die Schminke verlaufen ist. »Wie kann ich es wiedergutmachen?«

Ellis denkt kurz nach, ihr Blick zuckt vom Wasser des Pools zu meinen Lippen. Ein schüchternes Lächeln breitet sich auf ihrem Gesicht aus. »Küsst du mich unter Wasser?«

Mein kleiner kitschiger Engel.

»Ich küsse dich, wo du willst.«

Ellis grinst über die zweideutige Anspielung, lässt sich von ihrem Vorhaben allerdings nicht abbringen und zieht mich tiefer in den Pool, wo uns das Wasser bis zu den Schultern geht. Tief holen wir Luft, dann tauchen wir ab. Reflexartig öffne ich die Augen, sehe alles nur verschwommen, finde aber sofort Ellis' Gesicht, und umfasse es mit beiden Händen, ehe ich meinen Mund sanft auf ihren drücke. Eine Sekunde, vielleicht auch zwei oder zehn. Die Zeit bleibt stehen, die Geräusche sind gedämpft, unsere Körper schweben wie schwerelos unter Wasser. Wie in einer Glaskugel, nur Ellis und ich, abgeschottet vom Rest der Welt. Wenn ich könnte, würde ich für immer hierbleiben.

Irgendwann stößt sich Ellis vom Boden ab und zieht mich mit sich an die Oberfläche.

»Und?«, frage ich etwas atemlos.

Ellis streicht sich die Haare zur Seite, Wasser tropft über ihr Gesicht, ihr Brustkorb hebt und senkt sich schnell, doch sie lächelt. »Wenn meine Lunge das mitmachen würde, könnte ich den ganzen Tag weitermachen.«

Ich lache. »Dito.«

»Dito, ja?«, wiederholt Ellis, und umschlingt meinen Nacken mit ihren Armen, ehe sie die Beine anhebt und sich damit an meine Taille klammert. Ihr Becken reibt über meine Erektion, die sofort auf die Berührung reagiert.

Ellis spürt es auch, denn ihr Mund öffnet sich leicht.

»Oh. Hi«, raunt sie, und ein Brennen erfasst meine Brust, als sich Scham wie ein Hagel heißer Splitter durch meine Rippen bohrt. Doch bevor das Gefühl überhandnimmt, bevor die Versagensangst meinen restlichen Körper infiltriert, presse ich meine Lippen hart und fest auf ihre. Ellis stößt einen sehnsüchtigen Laut aus und öffnet den Mund. Ich dringe mit der Zunge vor, umkreise ihre mit meiner, spüre ein Kribbeln am ganzen Körper, als sie an meiner Unterlippe saugt. Ihre Finger vergraben sich in meinen Haaren, ihr nasser Körper drängt sich fest an meinen. Stichflammen jagen durch meine Nervenenden, brennen auch den letzten Rest Scham fort.

Meine Hand gleitet von ihrer Halsbeuge zu ihrem Rücken, streift den Verschluss ihres BHs, öffnet ihn mit einem Klick.

»Was machst du da?«, wispert sie an meinen Lippen.

»Ich finde, du hast zu viel an.«

Ellis hebt den Kopf, Begierde lodert in ihren Augen. »Ach ja?«

»Ja.« Ohne den Blick von ihr zu wenden, streife ich ihr die Träger von den Schultern, erst den linken, dann den rechten. Sie erschaudert leicht, ihr warmer Atem streift meine Haut, ihre Finger krallen sich fester in mein Haar.

»So besser?«, bringt sie heraus.

Als Antwort grinse ich nur und lasse die Hand zu ihrer Brust gleiten, umspiele ihre Spitze, spüre, wie sie sich immer mehr zusammenzieht. Gänsehaut bedeckt ihre Arme, ihr Kopf fällt leicht in ihren Nacken, ihr erregtes Seufzen trifft mich bis ins Mark.

Als sie wieder aufschaut, durchbohrt mich ihr glühender Blick. »Ich glaube, du hast auch zu viel an.« Ihre Hände wandern von meinem Hinterkopf meine Wirbelsäule hinab, immer tiefer, bis sie den Saum meiner Boxershorts streift. Sie lehnt sich vor, ihre Lippen finden meinen Hals, ihre Zungenspitze malt Linien über meine Haut. Mein Blut gerät in Wallung, meine Lider fallen zu, jeder Muskel meines Körpers spannt sich an.

»Fuck«, stoße ich unter einem harten Atemzug aus. »Du … bist so heiß.«

Ellis legt den Kopf zurück, ihr Blick ist glasig, ihre Unterlippe bebt. »*Du* machst mich heiß. Ich will dich so sehr, Ryan. Ich …« Sie schluckt, ihr Atem geht flach. »Ich hab das Gefühl, ich muss sterben, wenn ich dich nicht sofort in mir spüre.«

Ihre Worte zerspringen in meiner Brust wie Knallerbsen. Mein Mund öffnet sich, doch die Erwiderung bleibt mir im Hals stecken. Eilig setze ich sie wieder ab, reiße am Bund ihres Höschens, kann keine Minute länger warten. Ellis zerrt ebenso an meiner Boxershorts, und Sekunden später schwebt unsere Kleidung im Wasser. Ich packe ihre Hand ziehe sie zum seichten Teil des Pools, dort, wo uns das Wasser nicht mal mehr bis zu den Knien reicht. Hastig greife ich in meine Hose, die auf dem Beckenrand liegt, nestle mit meinen nassen Fingern nach einem Kondom. Die Hände vor Erregung zitternd, versuche ich es überzustreifen, bis Ellis mir hilft, mich anschließend grob nach unten in Richtung des Beckenbodens drückt, ihre Beine links und rechts von meinen positioniert und sich kurz darauf auf meinen Schoß setzt.

Ich lege die Hände auf ihren Po und vergrabe meinen Kopf an ihrem Hals, stöhne, während sie ihr Becken in die richtige Position bringt. Und sich schließlich auf mich sinken lässt.

Es ist Ellis, die das Tempo bestimmt, sich in einem schnellen, harten Rhythmus auf mir bewegt, als hätte sich ihre Lust durch all jene Male, in denen ich sie abgewiesen habe, angestaut, und würde sich nun auf einen Schlag entladen. Mit den Händen folge ich ihrer Bewegung, schiebe sie rauf und runter, rauf und runter. Wasser schwappt bei jedem Stoß über den Rand. Das Geräusch hallt im Raum wider wie Tosen von Wellen, vermischt sich mit ihrem leisen Stöhnen.

Es ist anders als sonst – vertraut, aber weniger sanft. Härter, beinahe aggressiv. Ihr schneller Atem, der sich mit meinem vermischt, wie sich ihre Muskeln immer fester um mich schließen, die Anspannung, die immer mehr ihren Höhepunkt erreicht. Ihr Blick, Gott, ihr Blick.

Ein letztes Mal stoße ich in sie, dann überrollt mich die Ekstase, ich falle in den Abgrund, und reiße sie mit mir.

Schwer atmend sehen wir uns an, Wasser tropft an uns hinab, meine Sicht verschwimmt, mein Puls hämmert in meinen Ohren.

»Ich liebe dich«, sage ich kaum verständlich.

Ellis lächelt, ihre Stirn fällt erschöpft gegen meine.

»Ich liebe *dich.*«

*

Still und heimlich trocknen wir uns ab, schlüpfen in unsere Kleidung und machen uns mit einem Bündel nasser Unterwäsche auf den Weg zum siebten Stock. Im Aufzug legt Ellis ihren Kopf an meine Schulter. Ich schlinge einen Arm um sie, küsse ihre Stirn, betrachte unser Spiegelbild, die feuchten Haare, unsere geröteten Gesichter.

Sekunden später gleiten die Aufzugstüren auseinander. Hand in Hand steigen wir aus und schreiten durch den leeren Flur.

»Hast du Hunger?«, fragt Ellis, als sie die Tür ihrer Wohnung aufschließt. »Wollen wir vielleicht noch was essen?«

»Jetzt?« Mein bis eben noch müder Puls schießt in die Höhe. »Es ist doch schon richtig spät.«

»Ja, aber ich glaube, ich brauche trotzdem eine Kleinigkeit. Nicht, dass wir nach unserem heimlichen Ausflug dehydrieren.« Sie tippt sich gegen die Unterlippe und denkt einen Augenblick lang nach. »Ich könnte uns French Toast Bagels machen.«

Mein Herz überspringt einen Takt. »A-Also, ich glaube, mir reicht Wasser.« Ich räuspere mich, klopfe mir kurz gegen den Brustkorb, als wollte ich meiner Stimme wieder Antrieb geben. »Außerdem kommt Sam übers Wochenende nach New York. Wir sind morgen zum Lunch verabredet.«

»Bis dahin sind es doch noch locker zehn Stunden.« Sie lächelt, als könnte es sich nur um einen Witz handeln, so lang nichts zu essen. »Würdest du dir einen mit mir teilen?«, nimmt sie den Faden wieder auf.

Mir wird übel, Panik steigt in mir auf. »I-Ich brauche wie gesagt nichts.«

»Aber einen ganzen Bagel schaffe ich wahrscheinlich nicht.«

»Ich …« Will nicht, fühle mich aber nun in die Enge getrieben, weiß nicht, wie ich erneut ablehnen soll.

Nur eine Hälfte. Nur eine Hälfte.

»Ja, okay.«

In der Küche holt Ellis eine Packung Eier aus dem Kühlschrank, schlägt drei davon in eine Schüssel und verquirlt sie miteinander. Während sie noch einen Schuss Milch hinzugibt, erzählt sie von ihrem glorreichen Sieg beim Bingo-Abend, allerdings kann ich kaum hinhören, weil ich viel zu sehr davon eingenommen bin, wie viel Zucker sie in die Eiermasse schüttet. Mein Kopf pocht, kalter Schweiß bildet sich auf meiner Stirn.

Als sie mich bittet, etwas Fett in die Pfanne zu geben, folge ich wie benommen ihrer Aufforderung. Mit klammen Fingern schneide ich eine Ecke Butter aus dem Block, meine Sicht verschwimmt, mein Körper fühlt sich taub an.

Ellis wirft einen prüfenden Blick in die Pfanne. »Da muss viel mehr rein, Baby. So verbrennt alles.«

Natürlich, was auch sonst …

Mit zusammengepressten Lippen schneide ich noch etwas ab, meine Finger beben, meine Nerven flattern.

»Willst du noch irgendeinen Belag dazu? Cream Cheese oder Peanut Butter? Ich hab auch Obst da, das wir uns dazu schnippeln …«

»Nein! Ich … hab wie gesagt nicht so viel Hunger«, stoße ich aus.

»Okay.« Fröhlich wirft Ellis die Bagels in die Pfanne. Es zischt laut, mein Herz brennt ebenfalls. Mit einem Pfannenwender brät sie die Bagels von beiden Seiten an, der süße Duft von Zimt und Zucker erfüllt die Luft, erinnert mich an den Geruch von Ellis, von dem ich eigentlich nie genug kriege. Doch in diesem Moment wird mir beinahe schlecht. Leise atme ich durch den Mund aus, verspüre einen seltsamen Fluchtinstinkt, will am liebsten wegrennen.

Ellis füllt uns Gläser mit Wasser und richtet die Bagelhälften liebevoll auf zwei Tellern an.

Im Wohnzimmer erkundigt sie sich mit vollem Mund nach meinem Tag. Den Teller auf meinem Schoß stochere ich an meinem Essen herum und antworte in lieblosen, einsilbigen Sätzen. Keine Ahnung, warum ich plötzlich wütend bin. Keine Ahnung, was der Grund dafür ist.

Irgendwann fragt Ellis, wie es mir schmeckt. Ich zwinge mich zu einem Bissen und gebe zustimmende Geräusche von mir, während sich die Süße in meinem Mund und die Enge in meinem Brustkorb entfalten.

Als Ellis fertig ist, schiebe ich meinen Teller ebenfalls von mir.

Überrascht betrachtet sie mein angebissenes Brot. »Du hast es ja kaum angerührt.«

»Ich kann nicht mehr.«

»Aber das waren doch gerade mal zwei Bissen.«

»Ich hatte dir gesagt, dass ich keinen Hunger habe.« Meine Stimme bebt. »Und ich hatte dich nicht darum gebeten, für mich zu kochen!«

Ellis weicht überrascht zurück, ihre vom Chlor geröteten Augen blinzeln mich verwirrt an. »So habe ich das nicht gemeint, ich …« Sie bricht ab, und als ich ebenfalls nichts sage, bekommt die Stimmung endgültig einen Knick.

Als wir später im Bett liegen, sagt niemand von uns ein Wort. Die Luft zwischen uns ist dick und schwer, das Gewicht unseres Schweigens drückt mich immer tiefer in die Matratze, schnürt mir die Luft ab.

»Ist alles okay, Baby?«, bringt Ellis schließlich mühsam hervor.

»Ja«, erwidere ich dumpf.

Stille.

»Habe ich irgendwas falsch gemacht?«

»Nein.«

Wieder ist es einen Moment still.

Schließlich seufzt sie. »Na gut.«

Kurz darauf raschelt die Bettdecke. Ellis lehnt sich vor, um ihren Kopf auf meine Schulter zu legen, doch ich weiche instinktiv zurück.

»Ich … du bist zu warm«, presse ich hervor, will sie nicht abweisen, aber kann sie gerade auch nicht berühren. »Sorry, du heizt in der Nacht nur immer so auf. So kann ich nicht schlafen.«

»Oh. Okay.« Ihre Stimme klingt heiser, wackelig, als würde sie die Tränen mit aller Kraft zurückhalten, was mich noch wütender macht, weil ich mich jetzt zusätzlich schuldig fühle, dabei war sie es doch, die … die … die …

Fuck, ich weiß nicht einmal, warum ich so fühle.

25. KAPITEL

Ellis

»Ich weiß nicht genau, wann es begonnen hat. Nach dem Sommer, oder vielleicht sogar davor? Um ehrlich zu sein habe ich nie auf Ryans Essverhalten geachtet, war viel zu glücklich, dass er wieder da war, dass wir uns näherkamen, ein Paar wurden.

Ich registrierte es erst, als ich die Auswirkungen sah. Das feine Sixpack auf seinem Bauch, von dem ich mich fragte, woher es kam, wo er doch kaum noch zum Sport ging. Dabei hatte er *nur* abgenommen. Oder besser gesagt *so viel*, dass seine Muskeln allmählich zum Vorschein kamen.

Es war, als wäre ein Vorhang von meiner Wahrnehmung gefallen. Zum ersten Mal sah ich ihn richtig, bemerkte die kleinen Veränderungen, das schmaler gewordene Gesicht, den immer dünner werdenden Brustkorb. Und mir war es bis dahin nicht aufgefallen. Es geschah genau vor meinen Augen, und ich sah es zu spät.

Ich begann auf sein Essverhalten zu achten, bemerkte, dass seine Portionen kleiner wurden und er ständig Gründe fand, um nicht zu essen. *»Ich muss gleich zu einem Meeting.« »Ich bin immer noch satt vom Mittagessen.« »Ich habe keinen Hunger.«* Als ich ihn neulich fragte, ob wir mal wieder ins *Alfredo's* gehen wollten, lehnte er mit der Begründung ab, dass er in letzter Zeit zu viel Fast Food gegessen habe. Nachdem er am Abend zuvor schon wieder auf das Abendessen verzichtet hatte.

Und da bekam ich Angst.

Gestern war ein Versuch, ihn zum Essen zu motivieren. Nach unserem Ausflug in den Spa Bereich dachte ich, es wäre der ideale Moment. Zusammen kochen, eine Kleinigkeit snacken. Cinnamon Bagels, sein liebstes Frühstück, als wir Kinder waren. Kein ganzer, nur eine Hälfte.

Aber meine Mission scheiterte, denn Ryan brachte kaum zwei Bissen runter und wurde so wütend, dass er es nicht einmal verbergen konnte. Ich hatte völlig vergessen, wie kalt er werden kann. Bei unserem großen Streit damals war es genauso. Er zog sich zurück und verweigerte jedes Gespräch, wollte mich nicht einmal berühren. Das hat am meisten wehgetan.

Doch so kann es nicht weitergehen. Ich muss ihn darauf ansprechen, am besten, wenn …«

Plötzlich schwingt die Badezimmertür auf und vor lauter Schreck sackt mein Magen in den Keller. Aber es ist nicht Ryan, der mich dabei erwischt, wie ich mit mir selbst über ihn rede, sondern niemand anderes als meine Mutter, die in ihrem roten Mantel und der grünen Bommelmütze ein bisschen was von einem groß gewachsenen Wichtel hat.

»Oh, du machst das immer noch?« Sie grinst amüsiert. »Und wer hat dich diesmal interviewt?«

Ein lautes Knacken ertönt, als der schwarze Kajal in meiner Hand in zwei Teile bricht.

»Mom!«, kreische ich wutentbrannt. »Du kannst nicht einfach hier reinspazieren, ohne mir Bescheid zu sagen!«

»Na, hör mal. Ich habe hier zehn Jahre lang selbst gewohnt.«

»Das gibt dir trotzdem nicht das Recht, meine Privatsphäre zu missachten!«

Oh Gott, hoffentlich hat sie nicht gehört, *worüber* ich geredet habe …

»Ist ja gut. Ich habe nur meine zweite Kochhaube gesucht. Ich glaube, im Schrank war noch eine.«

»Das klingt nicht wie eine Entschuldigung.«

Mom verdreht die Augen. »Tut mir leid, dass ich deine Privatsphäre ignoriert habe.«

»Danke«, entgegne ich ebenso sarkastisch. »Und bitte komm nicht mehr einfach so unangekündigt. Du bist hier natürlich immer willkommen, aber wenn du so reinplatzt, kriege ich den Schock meines Lebens.«

»Tut mir leid, Schatz.« Jetzt klingt ihre Entschuldigung aufrichtiger. »Nächstes Mal klopfe ich.«

Ich nicke nur, während mein erhitzter Kopf ein wenig abkühlt.

»Ich muss jetzt eh weg. Aber falls du meine Kochhaube findest, könntest du sie im Restaurant abgeben?«

»Klar. Ich gehe sowieso gleich runter, weil ich mit Ryan und Sam zum Essen verabredet bin.«

Nach der Kuschelverweigerung gestern hat es mich gefreut, als er mir vorhin geschrieben hat, ob ich Lust hätte, mich ihnen anzuschließen. Überhaupt schien heute Morgen alles wieder normal zu sein. Als hätte ich mir die Stimmung letzte Nacht nur eingebildet.

»Oh, wie schön.« Sie lächelt erfreut. »Grüß die beiden von mir.«

Für Ryan und Sam hat meine Mutter weiterhin nur positive Worte übrig. Für ihre ehemalige beste Freundin gilt das leider noch immer nicht, und inzwischen habe ich die Hoffnung darauf, dass sich die zwei jemals wieder vertragen werden, so gut wie aufgegeben.

»Mach ich.«

Als Mom weg ist, schnappe ich mir die kleine Hälfte meines Kajals und umrande meine Augen. Anschließend wühle ich in meiner Schminktasche nach meiner Mascara, dabei fällt mein Blick auf meine halb leere Body Lotion. *Cotton Candy Dream*, lese ich den Schriftzug, und plötzlich zupft eine Erinnerung an meinem Bewusstsein. Wie in einem Spielfilm verfolge ich jenen Tag im August, als Ryan und ich im Domino Park waren und er sich ganz spontan eine Portion Zuckerwatte kaufte.

Nein, im Sommer war noch alles gut. Es begann erst danach.

Auf dem Weg zu den Aufzügen laufe ich an einer offenen Tür vorbei und entdecke Louisa, die gerade dabei ist, ein Bett neu zu beziehen. Obwohl ich weiß, dass ich nicht einfach so in ein fremdes Zimmer marschieren kann, setzen sich meine Füße trotzdem in Bewegung.

»Huch!«, macht Louisa, als ich von hinten die Arme um sie schlinge. »Hallo, Liebling.«

»Hallo.«

»Ist alles okay bei dir?«

»Ja.« *Ich brauche nur eine Umarmung.* Aber das muss ich ihr nicht sagen, denn sie versteht auch so. Seit meine Mutter nicht mehr im Hotel wohnt, sind Louisa und ich uns noch nähergekommen. Einmal hat sie sogar in ihrem alten Bett übernachtet, nachdem sie mir bei einer Kochsession in unserer kleinen Küche gezeigt hat, wie man Arepas zubereitet.

»Ich hab dich beim Bingo-Abend vermisst«, murmele ich in ihre Schulter.

»Ich konnte doch nicht, wegen Terences Geburtstag.«

Terence ist einer ihrer Söhne, glaube ich.

»Aber mir wurde gesagt, dass dein Sieg ungerechtfertigt war, weil du geschummelt hast.«

Geschummelt, ja klar …

»Haters gonna hate«, seufze ich und löse mich von ihr. »Nächstes Mal bist du aber wieder dabei, oder?«

Sie nickt und streicht sich über ihren schwarzen Pony, den sie neuerdings seitlich trägt. »Vor meinem Urlaub schaffe ich es bestimmt.«

»Cool.«

Irgendwas in meinem Tonfall lässt sie aufhorchen.

»Ist wirklich alles okay, Schätzchen?«

Das »Ja«, liegt mir bereits auf der Zunge, doch dann seufze ich und schüttele den Kopf. Das hier ist schließlich Louisa. Ich kann und will ihr nichts vormachen.

»Ich möchte jemandem helfen«, erkläre ich ohne Kontext.

»Aber?« Sie hebt eine Augenbraue.

Zögernd halte ich inne, beiße mir auf die Unterlippe. »Die Person will das, glaub ich, nicht.«

»Und du willst mir nicht verraten, worum es geht?«

Betreten schüttele ich den Kopf. »Das stünde mir nicht zu.«

Louisa sieht mich einen Moment an.

»Na ja, du kannst niemandem helfen, der sich nicht helfen lassen will.« Sie zuckt mit den Schultern, als wäre es zwar hart, aber wahr. »Manche Menschen müssen erst am Boden sein, um den Ernst der Lage zu erkennen.«

Meine Brust zieht sich zusammen. »So weit darf ich es aber nicht kommen lassen.«

»Dann versuch, zu ihm durchzudringen.«

Ihm? Ob sie weiß, dass ich von Ryan spreche?

»Wie?«, bringe ich heraus.

»Das kann ich dir auch nicht sagen. Aber du bist Ellis Wheaton.« Sie tätschelt meine Schulter. »Und du hast bisher noch jedes Rätsel gelöst.«

Das *Kimberly's* begrüßt mich mit einer flippigen Pianoversion von *Jingle Bells* und einem am Stehpult lehnenden Linus, der heute als Oberkellner eingeteilt ist und sich erneut über die

Weihnachtsmusik aufregt. Da er gerade allein ist, unterhalten wir uns kurz, dabei lasse ich den Blick durch den mit Tannengirlanden und Lametta verzierten Raum schweifen und entdecke Ryan, der an seinem üblichen Platz an Tisch sieben sitzt. Sam ist ebenfalls schon da, und die beiden scheinen in ein Gespräch vertieft zu sein.

Ein neuer Gedanke kommt mir. Vielleicht mag Ryan nicht mit mir reden, aber eventuell mit seiner Schwester, immerhin stehen sie sich ziemlich nahe. Ich hoffe es.

Bald darauf trudeln neue Gäste ein. Schnell verabschiede ich mich von Linus und quetsche mich durchs volle Lokal. Ryan ist der Erste, der mich entdeckt, und als sich unsere Blicke treffen, breitet sich ein warmes Lächeln auf seinen Lippen aus.

»Hey.« Er steht auf, legt einen Arm um meine Taille und gibt mir einen langen, gefühlvollen Kuss, so sanft und innig, als wollte er sich damit für sein gestriges Verhalten entschuldigen.

Sam steht ebenfalls auf und begrüßt mich mit einer freundlichen Umarmung. Wie immer sieht sie umwerfend aus, trägt eine schwarze Bluse mit Chiffonärmeln und hat die Lippen dunkelrot geschminkt. Die schwarzen Haare trägt sie fast so kurz wie Ryan, was die Ähnlichkeit zwischen den beiden umso deutlicher macht. *Irish Twins*, denke ich. Geschwister, die kurz nacheinander geboren wurden und tatsächlich als Zwillinge durchgehen könnten.

Ryan wiederum trägt einen dicken Pulli, der seinen Oberkörper weitestgehend verhüllt und nicht erahnen lässt, dass er unter der voluminösen Wolle ganz schön abgenommen hat. Ob das Absicht ist? Versucht er die Veränderung zu verbergen? Oder schnappen meine Gedanken jetzt über?

Ryan rückt einen Platz weiter, und ich setze mich neben ihn, lächele, als er seine Hand auf meinen Schoß legt und unsere Finger miteinander verschränkt. Sam nimmt den Gesprächsfaden wieder auf und berichtet von einer nervigen Situation mit einer Dozentin. Schweigend lausche ich dem Ende der Geschichte, meine Gedanken stolpern, als ich versuche, den Zusammenhang nachzuvollziehen, doch ich traue mich nicht, nach dem Kontext zu fragen, weil mich Ryans Schwester nach wie vor ziemlich einschüchtert. Obwohl auch sie sich verändert hat, fühlt es sich trotzdem komisch an, mit ihr am Tisch zu sitzen und abzuhängen, als wären wir Freundinnen.

Als die Menükarten gebracht werden, lässt Ryan meine Hand los und schiebt Sams kleine Tory Burch Tasche zur Seite, damit wir alle Platz haben. Schweigend überfliege ich die Gerichte, von denen, seit das *Kimberly's* seinen ersten Michelin Stern verliehen bekommen hat, viele neu dazugekommen sind.

»Die Qual der Wahl«, meint Ryan, während er auf der Seite mit den Pasta Gerichten hängen bleibt. »Die Trüffel Ravioli klingen echt gut.«

Mein Herz macht einen hoffnungsvollen Sprung.

»Mit denen habe ich auch geliebäugelt« entgegnet Sam. »Aber ich glaube, ich habe mehr Lust auf das Lachsfilet.«

»Oh ja, das klingt auch lecker.« Ryan blättert weiter. Als er merkt, wie ich ihn beobachte, schwenkt sein überraschter Blick zu mir. »Weißt du schon, was du möchtest?«

Ich unterdrücke ein ertapptes Aufzucken und bemühe mich um eine neutrale Miene. »Ich glaube, ich nehme wieder die Nudeln mit Avocado Pesto.« Seit Riley sie einmal bestellt hat, bin ich an dem Gericht hängen geblieben.

Die Ryan damals auch gegessen hat, erinnert mich mein Unterbewusstsein, das noch immer nach dem alles verändernden Moment sucht.

»Ja, damit kann man nichts falsch machen.« Ryan blättert weiter, dann wieder zurück zu den Nudeln, schürzt die Lippen, wiegt den Kopf nachdenklich hin und her, wirkt unentschlossen.

»Ich glaube, ich nehme den Salat.« Er klappt die Karte zu. »Da bin ich zumindest auf der richtigen Seite.«

Nein, oder? Ich spanne den Kiefer an, beiße auf knirschenden Frust. Das hat er schon öfter gemacht, ewig hin und her überlegt, von Gerichten geschwärmt, und am Ende doch den Salat genommen. Natürlich verstehe ich es, aus Angst vor einem kulinarischen Fail lieber beim Gewohnten zu bleiben, aber in seinem Fall …

»Wenn du willst, kann ich auch die Ravioli nehmen«, schlage ich leise vor. »Dann kannst du bei mir probieren.«

»Ach, das brauchst du nicht.«

»Sicher? Wir könnten uns auch beides teilen«, versuche ich es weiter. »Nudeln und Salat passen doch gut zusammen.«

»Passt schon, Baby«, winkt er erneut ab.

Entmutigt sinkt mein Herz.

»Aber … bist du sicher, dass der Salat reicht?«, frage ich mit dem letzten Fünkchen Hoffnung.

Für den Bruchteil einer Sekunde ist alles still. Die Musik verklingt, kein Murmeln im Hintergrund, kein Geschirrklappern. Ryan sieht mich an, und ich bemerke, wie sich etwas in seinem Ausdruck verändert. Als würde er einen Riss in seiner Iris haben. Einen Sprung, deren spinnennetzartige Fäden sich immer weiter über das Grün ausdehnen.

Es ist derselbe kalte, harte Blick wie gestern.

»Ich glaube, ich weiß am besten, was mir reicht und was nicht.« Sein Tonfall ist herablassend, beinahe vermessen.

»Natürlich«, beeile ich mich schnell zu sagen. »Es ist nur … du bestellst immer den Salat.« Noch während ich die Worte ausspreche, weiß ich, dass ich der Katastrophe geradewegs entgegenrase. Doch ich kann nicht bremsen, weiß nicht wie.

»Ich … ich dachte nur, es wäre cool, auch mal was anderes zu probieren.«

»Es ist meine Entscheidung, was ich bestelle.« Sein scharfer Tonfall zerreißt die Luft. »Ich bin alt genug, um mir mein Essen selbst auszusuchen. Ich brauche niemanden, der mich bevormundet.«

Schockiert öffne ich den Mund, bin einen Moment lang völlig perplex.

»Ich hab dich nicht bevormundet …«

»Du willst darüber entscheiden, was ich esse, als wärst du meine Mutter.«

Seine was?!

»Das stimmt nicht. Verdreh mir nicht die Worte im Mund!«

»Misch dich einfach nicht ein.«

»Okay!«, pfeffere ich zurück und drücke mir die Fingernägel in die Handfläche, um vor lauter Verzweiflung nicht loszuheulen. Wie um Himmels willen soll ich ihn darauf ansprechen, wenn er bei diesem Thema gleich so ein *Chauffeur* wird?

Mein Blick gleitet zu Sam, die mit eingezogenen Schultern dasitzt und etwas unbehaglich wirkt. Ihre Pupillen flitzen von Ryan zu mir und zurück zu Ryan. Kurz öffnet sie den Mund, doch dann schießt sie ihn wieder, als wollte sie sich lieber nicht einmischen. Schließlich winkt sie einen vorbeikommenden Kellner an den Tisch, der unsere Bestellung aufnimmt.

Während wir auf das Essen warten, erzählt Sam ein paar weitere Anekdoten aus Harvard und bemüht sich wohl um eine fröhliche Stimmung. Dennoch stockt das Gespräch, Ryan sieht mich nicht an, und spricht kein Wort mit mir. Erst halte ich seine Reaktion für lächerlich und übertrieben, doch dann beschleichen mich die ersten Schuldgefühle. Ob ich vielleicht doch zu weit gegangen bin? Habe ich ihn tatsächlich bevormundet? Eigentlich hat er recht, es geht mich nichts an, was er isst. Außerdem habe ich selbst ein Gericht bestellt, das ich immer nehme.

Nein. Das Ziehen in meinem Magen weist mich an, auf mein Bauchgefühl zu hören. Ich bilde es mir nicht ein. Ich weiß, dass es ein Problem gibt.

Zehn Minuten später habe ich die Bestätigung. Ryan schafft bloß die Hälfte von seinem grünen Blätterhaufen und schiebt anschließend die Schüssel von sich, als würde er keinen weiteren Bissen mehr schaffen. Vielleicht hat ihm die gedrückte Stimmung auf den Magen geschlagen, ihm den Appetit verdorben, aber vielleicht ist es auch eine Trotzreaktion.

Ich seufze leise. Das ist es, was ich noch nicht verstehe. Isst er nicht, weil er keinen Hunger mehr hat? Oder entscheidet er ganz bewusst, es nicht zu tun? So oder so stellt sich mir dieselbe Frage.

Warum?

26. KAPITEL

Ryan

»Ich hatte doch recht, oder?«, frage ich, während meine Schwester und ich im Aufzug nach oben fahren. Ellis ist unten geblieben, hat sich in die Lobby gesetzt und ihren Laptop aufgeklappt. Der Abschied war kühl – keine Umarmung, kein Blickkontakt, nur ein flüchtiges Winken, das einer Ohrfeige gleichkam.

»Joa, schon«, erwidert sie vage.

»Aber?«, hake ich nach, weil ich weiß, dass noch etwas folgt. Ich kenne jeden ihrer Gesichtsausdrücke, erkenne, wenn sie einen Gedanken zurückhält. Ihr Kiefer schiebt sich dann immer vor und zurück, als wollte sie die unausgesprochenen Worte in ihrem Mund hin und her wiegen.

»Aber …« Sie sieht auf ihre rot lackierten Fingernägel, schweigt einen Augenblick. »Meiner Meinung nach hast du ein bisschen übertrieben.«

Übertrieben? »Sie wollte darüber entscheiden, was ich esse. Als ob ich es nicht selbst tun könnte.« Meine Finger umklammern den Mantel in meinem Arm ein wenig fester. »Du weißt, dass das ein wunder Punkt für mich ist.«

Sam hebt eine Augenbraue. »Ist das eine Rechtfertigung dafür, sie deshalb gleich anzukacken?«

Überrascht öffne ich den Mund. »Ich … hab sie nicht …«

»So wirklich freundlich warst du aber auch nicht.«

Verwirrt blinzele ich. »Und warum hast du das nicht vorher gesagt?«

»Ich wollte dir nicht in den Rücken fallen. Du bist mein Bruder. Ich stehe aus Prinzip auf deiner Seite.«

Die Aufzugstüren öffnen sich und mit ihnen die Erkenntnis, dass meine Schwester jenseits ihrer Loyalität eigentlich Ellis recht gibt.

»Ist das dein Ernst? Du kannst doch nicht einfach den Spieß umdrehen. *Sie* war im Unrecht. *Sie* hätte sich nicht einmischen sollen.«

»Das hättest du ihr auch in Ruhe nach dem Essen sagen können, anstatt sie …« Ihr Gang gerät kurz ins Stocken. »Mir kam es so vor, als wolltest du sie bloßstellen.«

Entsetzt klappt mir der Mund auf. *Das* denkt sie von mir?

»Und das macht man in der Regel immer dann, wenn man jemanden bestrafen will.« Sie hält die Schlüsselkarte vor den Sensor, entriegelt die Tür mit einem leisen Klicken. »Hattet ihr davor schon Streit? Hat sie irgendwas getan, weshalb du es ihr heimzahlen wolltest?«

Sekundenlang fehlen mir die Worte. Irgendwo zwischen Flur und Wohnung ist meine Sprachfunktion stehen geblieben. Wann hat dieses Gespräch eine so absurde Wendung genommen?

»Ich wollte es ihr nicht heimzahlen«, sage ich, als meine Stimmbänder wieder funktionieren. »Und ich wollte sie auch nicht bloßstellen.«

Sam schält sich aus ihrem Schal, ihr Ausdruck ist missbilligend, was die Kanten in ihrem Gesicht noch schärfer macht. Ob ich vorhin im Restaurant genauso ausgesehen habe?

»Dann verstehe ich noch weniger, was das gerade sollte.«

*

Später sitze ich in einem Meeting, bei dem es um die jährliche Weihnachtsfeier geht, die nach Grandpa Als Tod zwei Jahre lang ausgesetzt hat, und in diesem Jahr wieder eingeführt wird. Tish geht gerade das Programm durch, ich höre nur mit einem halben Ohr zu, bin nicht ganz bei der Sache, muss ständig an die Worte meiner Schwester denken.

Habe ich überreagiert? Vielleicht.

Wollte ich Ellis bloßstellen? Nein. Auf keinen Fall.

Habe ich es trotzdem getan? Vermutlich. Aber nicht absichtlich. Ich würde ihr niemals willentlich wehtun.

Mit gesenktem Kopf fixiere ich die graue Tischplatte des Konferenztisches, während sich das schlechte Gewissen in mir immer weiter ausdehnt. Je öfter ich mir den Moment beim Lunch im Geiste vorspiele, desto fremder kommt mir der Mensch vor, der ich vor ein paar Stunden gewesen sein soll. So lächerlich verletzt und wütend, im kompletten Verteidigungsmodus. Aber wogegen habe ich mich überhaupt wehren wollen?

Zum wiederholten Mal zücke ich mein Handy und presse frustriert die Lippen zusammen. Keine Nachricht von Ellis. Normalerweise finde ich immer eine vor, ständig hat sie ein Foto oder einen Gedanken, den sie mit mir teilen will. Ein Bild von ihrer mitgenommenen Laptop Tastatur, bei der die meisten Buchstaben mit Tipp-Ex nachgemalt sind, oder die random Information, dass Dennis anscheinend ein Faible für Beef Jerky hat.

Aber heute ... nichts.

Mit dem Daumennagel kratze ich über meine Unterlippe, eine lästige Angewohnheit, die zu allem Unmut süchtig macht und erst recht nicht aufzuhalten ist, wenn ich gestresst bin. Als ich einatme, bemerke ich, dass der Duft von Chlor noch ganz leicht an meinen Fingern hängt. Und als hätte ich mich auf eine Fernbedienung gesetzt, springt mit einem Schlag ein Film mit den gestrigen Erinnerungen in meinem Kopf an. Wir beide, mitten in der Nacht im warmen Pool, die Stimmung heiß und ekstatisch, ein völliger Kontrast zu der jetzigen Situation.

Warum war da unten alles viel leichter? Lag der Pool so tief, dass es dort kein Handynetz gab und ich nicht einmal meine Unsicherheiten empfangen konnte?

»Hast du noch irgendwelche Vorschläge, Ryan?«

Die Worte meiner Mutter dringen wie durch Watte zu mir. Langsam hebe ich den Kopf.

»Die … Gästeliste?«, versuche ich den Faden wieder aufzunehmen.

»Genau. Fehlt uns noch ein wichtiger Name?«

Ein wichtiger Name. Weil nur *wichtige* Menschen eingeladen sind.

»Keine Ahnung.« Ich sinke in meinen Stuhl und verschränke die Arme vor der Brust. »Um ehrlich zu sein, finde ich das alles ein bisschen affig.«

Totenstille senkt sich über den Raum.

»Ich meine, wozu dieses Prestigegehabe?«, fahre ich missmutig fort. »Wir sind ein Hotel und nicht die verdammte MET-Gala. Würde es sich bei einer Weihnachtsfeier nicht eher anbieten, die Gäste des Hotels einzuladen? Und vielleicht sogar die Mitarbeiter?«

»Die Mitarbeiter!«, blafft ein älterer Herr von der gegenüberliegenden Seite des Tisches. »Das hier ist kein Disneyfilm, in dem die Haustiere ebenfalls das Tanzbein schwingen.« Ein halb grunzender, halb lachender Laut entfährt ihm. »Am Ende helfen uns Vögel beim Anziehen und Mäuse zaubern Kleider.«

Wow. Hat er unsere Mitarbeiter tatsächlich mit Haustieren verglichen?

»Ich wurde lediglich nach meiner Meinung gefragt«, erkläre ich kühl. »Und das ist sie. Eine Weihnachtsfeier im Hotel sollte den Gästen zuteilwerden und nicht irgendwelchen Stars und Sternchen. Ich sehe keinen wirklichen Sinn darin, außer Geldverschwendung und das Einbüßen unseres familiären Images.«

»Warum können die Angestellten nicht eine eigene Party veranstalten?«, schlägt ein anderer vor.

»Etwa so wie die alten Dienstbotenbälle, als würden wir im vorigen Jahrhundert leben?«, entgegne ich, und bringe mit meinem spitzen Tonfall mehrere zum Zusammenzucken. »Ich verstehe einfach nicht, was so schlimm daran sein soll, die Mitarbeiter ebenfalls einzuladen. Das tut doch keinem weh. Wäre das nicht eine tolle Möglichkeit, um alle zusammenzubringen, und sich besser kennenzulernen?«

»Bei dieser Party geht es aber nicht ums Kennenlernen« widerspricht derselbe Mann von vorhin und schüttelt den Kopf, als wäre ich schwer von Begriff. »Es ist keine lustige Firmenfeier, die den Mitarbeitern zusteht.«

»Aber uns schon?«, falle ich ein. »Oder sind wir dann ebenfalls von der Party ausgeschlossen, weil wir nur für das Hotel arbeiten und keine wichtigen Namen haben? Wenn es bei dieser Feier wirklich nur um die Repräsentation des Hotels geht, dann verstehe ich nicht, warum wir hindürfen, aber die anderen Mitarbeiter nicht. Als ob wir in irgendeiner Weise wichtigere Arbeit leisten würden.«

Gemurmel bricht los, verächtliche Blicke blitzen mir entgegen. Ich bin daran gewöhnt. Sie alle halten mich für zu naiv, zu jung, während ich sie konservativ und altmodisch finde.

Nur Mom nimmt mich ernst, das zeigt mir die Art, wie sie mich aufmerksam über den Rand ihrer Lesebrille hinweg mustert. Allerdings kann sie auch nichts tun, wenn ich überstimmt werde. Ich unterdrücke ein Seufzen. Das ist das Problem. Mein Einfluss ist begrenzt, viel zu oft werde ich ignoriert, und muss den Leuten erst richtig auf den Sack gehen, damit sie mich sehen, hören.

Aber dann ist es halt so. Ich kann nicht jeden Kampf gewinnen, und wenn sie einfach nicht auf mich hören wollen, wenn die Meinung anderer deutlich in der Überzahl liegt, dann muss ich mich fügen.

Trotzdem nervt es.

»Wollen wir irgendwo was essen gehen?«, fragt meine Mutter, als das Meeting endlich zu Ende ist.

»Hab keinen Hunger«, sage ich und schnappe mir meinen Mantel, der noch nass vom Schneeregen ist, der mich vorhin erwischt hat.

»Aber vergiss es nicht, okay?«

»Hm?«

»Der Stress lässt einen das Essen manchmal vergessen.« Ihr Blick wandert vorsichtig an mir hinab. »Und … du wirkst in letzter Zeit ziemlich gestresst.«

»Okay«, erwidere ich nur.

Mom sieht so aus, als wollte sie noch etwas sagen, bremst sich aber, als würde ihr wieder einfallen, dass Fragen Probleme aufdecken könnten und Probleme in der Familie Van Day keinen Platz haben.

Ganz anders als Ellis, die immer fragt. Und immer erfährt.

Fast immer.

*

Zurück im Hotel mache ich mich geradewegs auf zum sechsten Stock. Als ich an Ellis' Tür klopfe, öffnet jedoch keiner. Ich horche nach Geräuschen, aber niemand scheint da zu sein.

Ich:
Arbeitest du heute?

Ihre Antwort trudelt erst ein, als ich die Tür zu meiner eigenen Wohnung schließe.

Ellis:
Nein. Bin zum Essen bei meinen Eltern.

Also ist sie nicht im Hotel. Ein dumpfes Gefühl breitet sich in meiner Magengrube aus. Normalerweise fragt sie immer, ob ich mit zu ihren Eltern will …

Ich:
Okay. Viel Spaß und liebe Grüße von mir.

Keine Antwort. Ob sie gerade am Essen ist? Vielleicht meldet sie sich später noch mal.

Aufgekratzt schleiche ich durch die Wohnung, die mir nie größer und verlassener vorkam. Mein Herz rast, während die Zeit viel zu langsam vergeht. Als mein Magen knurrt, schlurfe ich in die Küche und öffne wahllos ein paar Schränke, greife nach einer Banane, und lege sie nach kurzem Zögern doch wieder hin. Erneut schaue ich auf mein Handy, noch immer nichts.

Um mich abzulenken, scrolle ich durch Instagram, schaue mir die neuesten TikToks vom Hotel an, schreibe mit Tyler, und bin doch nicht bei der Sache.

Als ich die Ungewissheit nicht mehr aushalte, schicke ich eine weitere Nachricht hinterher.

Ich:
Sehen wir uns später?

Ellis schreibt …

Ellis:
Wahrscheinlich übernachte ich heute hier.

Wahrscheinlich? Meine Kehle schnürt sich zu. Also ist sie so sauer, dass sie mich nicht sehen will. Ich schlucke gegen das Brennen in meinem Hals, setze zum Tippen an, und habe doch keine Ahnung, was ich schreiben soll. *Tut mir leid, dass ich ein Arschloch war?*

Pliing. Eine neue Nachricht.

Ellis:
Den Rückweg traue ich mir nicht zu. Ich sollte in der Nähe einer Toilette bleiben. #Blasenentzündung

Erleichtert fasse ich mir ans Herz. Also ist es nicht meinetwegen. Moment … Eine Blasenentzündung?

Ich:
Aber nicht wegen gestern, oder?

Ellis:
Doch, vermutlich schon. 😕

Ich:
Shit. Tut mir leid.

Ellis:
Ist doch nicht deine Schuld.

Na ja, irgendwie schon …

Ich:
Hast du Schmerzen?

Ellis:
Zum Glück nicht. Muss nur ständig aufs Klo.

Ich:
Brauchst du irgendwas?

Was so viel heißt, wie: *Kann ich zu dir kommen? Kann ich dich sehen? Kann ich für dich da sein?*

Ellis:
Alles gut, Mom hat mich bereits mit allem versorgt!

Was so viel heißt, wie: *Nein, du kannst nicht herkommen. Nein, du kannst mich nicht sehen. Nein, du kannst nicht für mich da sein.*

Ich:
Okay. Dann ruh dich aus und hab noch einen schönen Abend.

Ellis:
Du auch.

»Tut mir leid wegen vorhin«, setze ich zum Schreiben an, doch dann lösche ich alles und tippe erneut.

Ich:
Ich liebe dich.

Nichts. Aber dann … drei Punkte.

Ich:
Ich liebe dich auch.

Tief ausatmend lege ich mein Handy zur Seite, schließe die Augen, spüre, wie das Adrenalin durch meinen Körper schießt.

Wieder knurrt mein Magen.

Ich lächele.

27. KAPITEL

Ellis

Das mit der Blasenentzündung stimmt, allerdings ist sie nicht so schlimm, als dass ich es nicht zurück ins Hotel geschafft hätte. Die Wahrheit ist, dass ich ein bisschen Abstand gebraucht habe. Eine räumliche Distanz, um in Ruhe nachzudenken. Wenn Ryan in meiner Nähe ist, geht das nicht, in seiner Anwesenheit sprudeln meine Emotionen über, und mir entgleitet die Kontrolle darüber, welche Gedanken ich ausspreche und welche ich für mich behalte. Dabei ist es gerade jetzt wichtig, meine Worte mit besonderer Vorsicht zu wählen.

Außerdem ist es schön, mal wieder bei meinen Eltern zu sein. Zwar versuche ich, sie einmal die Woche zu besuchen, aber manchmal vergehen auch zwei oder drei, bis wir uns sehen. Diesmal hat Mom gekocht – knuspriges Cranberry Chicken, ein neues Rezept, das sich schon nach dem ersten Bissen als wahrer Gaumenschmaus herausstellt. Außerdem sorgt der gedeckte Tisch mit seiner roten Decke, den viktorianischen Weingläsern und dem goldenen Besteck für ein festliches Ambiente und bildet einen lustigen Kontrast zu unserer gemütlichen Schlafkleidung. Dads Pyjama finde ich besonders amüsant, da er mit seinem khakigrünen T-Shirt und der ebenso grünen Hose aussieht, als käme er gerade aus dem OP.

»Und?« Mom sieht erwartungsvoll zwischen mir und Dad hin und her.

Wir beide nicken heftig.

»Unglaublich«, sage ich und lasse mir den herb-süßen Geschmack genüsslich auf der Zunge zergehen.

»Pornös«, pflichtet Dad mir bei.

Mom und ich prusten los.

»Was? Das Wort ist wieder im Kommen. Aber egal.« Dad winkt ab, als hätten wir beide keine Ahnung. »Das Essen ist großartig, Kells.«

»Ich hatte überlegt, es als Angebot auf die Karte zu setzen«, erklärt Mom und nimmt einen Schluck Wein. »Vielleicht auch mit einer veganen Alternative. Allerdings war die beste immer noch die mit dem Weizengluten und das wollten die Leute ja nicht.«

»Warum?«, frage ich.

»Weil Gluten *böse* ist«, höhnt Dad und schüttelt missbilligend den Kopf. »Ich habe diesen Anti-Trend noch nie verstanden.«

»Außer bei Deb«, erinnere ich und drücke mir meine Wärmeflasche enger gegen den Bauch.

»Ja, aber Deb verzichtet darauf, weil sie muss, nicht, weil ihr eingeredet wurde, es sei *ungesund*«, entgegnet Mom.

»Hast du von der neuen Welle mit den Seeigeln gehört?«, fragt Dad an meine Mutter gerichtet.

Mom nickt. »Seeigel Pasta.«

»Seeigel?«, echoe ich. »Sind die Dinger nicht total stachelig?«

»Doch, deshalb isst man nur die Geschlechtsteile«, erklärt Dad, und ich zucke zusammen. Ähm, okay …

Während sich meine Eltern weiter über irgendwelche Essenstrends unterhalten, klinke ich mich aus und scrolle mit der Gabel im Mund über meine neuesten Handybenachrichtigungen. Eine neue Mitteilung von Rahim, der mir einen Vortrag hält, wie folgenreich Sex im Wasser sein kann (danke, das weiß ich jetzt auch), und außerdem eine Verlinkung bei Instagram. Emory hat ein Bild vom Bingo-Abend in seiner Story geteilt; ein genervt dreinblickendes Selfie, und wie ich im Hintergrund vor mich hin jubele. Als Bildunterschrift steht: *Schlechte Verlierer nerven, aber schlechte Gewinner sind die allerschlimmsten.*

Hehe. Grinsend reposte ich meinen Sieg.

»Kommt Ryan eigentlich noch für den Nachtisch vorbei?«, fragt Mom, als ich das Handy wieder zur Seite lege.

»Oh, äh, nein.« Den Kopf gesenkt spieße ich ein paar Cranberrys auf, ignoriere die aufkommenden Gewissensbisse, weil ich ihn gar nicht erst gefragt habe.

»Gut«, erwidert Dad mürrisch und schiebt sich einen riesigen Bissen Fleisch in den Mund. Mom und ich verdrehen synchron die Augen. Seit Ryan und ich offiziell zusammen sind, ist mein Vater nicht besonders gut auf ihn zu sprechen. Mom hatte mich sogar noch vorgewarnt, und ich wollte ihr nicht glauben. *Als ob, Dad ist locker*, sagte ich. Dachte ich. Aber nope. Dass ich eine Frau mit Bedürfnissen bin, ist für ihn die Vorstufe zur Hölle. Wann immer er auf Ryan trifft, muss er ihn schwören lassen, mir kein Haar zu krümmen und mich unter gar keinen Umständen zu schwängern. Ein Glück, dass Mom ihm nichts von der Blasenentzündung erzählt hat …

»Heute ist ein Familienabend«, bestärkt er seine eigenen Worte.

»Ryan gehört auch zur Familie«, erinnert Mom mit einem tadelnden Unterton, und am liebsten würde ich sie für diesen Spruch küssen. Wenigstens hat sie kein Problem mit ihm.

»Warum auch?«, hatte sie neulich gesagt. *»Eure Beziehung kam jetzt nicht wirklich überraschend. Bis auf die Tatsache, dass das Zusammenkommen so lange gedauert hat.«*

Mein Blick fällt wieder auf meinen Teller, und ein drückendes Gefühl umschließt meinen Magen. »Er hätte vermutlich sowieso nichts gegessen«, murmele ich, bevor ich es verhindern kann.

»Warum?«, fragt Mom und zieht verwundert die Augenbrauen zusammen.

Weil er gerade so gut wie gar nichts isst …

»Er … mag kein Tiramisu«, bluffe ich.

Mom hält überrascht inne. »Seit wann?«

Oh Mist! Natürlich weiß sie, was er mag und was nicht.

»Keine Ahnung«, sage ich nur und versuche mir einzureden, dass Ryan inzwischen vielleicht wirklich kein Tiramisu mehr mag, und es in diesem Fall gar keine Lüge wäre.

Aber auch nicht die Wahrheit.

»Geschmacksbanause«, brummt mein Vater, und wieder verdrehe ich die Augen, muss aber trotzdem lächeln.

Ach Dad …

Nach dem Essen setze ich mich mit meinem Laptop aufs Sofa, um weiter an meinem neuesten Text zu schreiben. Diesmal habe ich mir die Vorfahren der Familie Van Day vorgenommen, möchte mehr über sie, ihr altes Gasthaus in den Niederlanden und die Umsiedlung in die Staaten erfahren. Nachdem mir Ryan nichts über seinen Stammbaum verraten konnte, hatte ich eigentlich vorgehabt, Sam beim gemeinsamen Mittagessen auszuhorchen. Aber dann, na ja …

Mom und Dad sind noch in der Küche und spülen das Geschirr, während mein Vater zu Mary Marys *Put a Little Love and your Heart* tanzt und meine Mutter um die eigene Achse dreht. Lachend schlägt sie mit dem Handtuch nach ihm, lässt die Hüften aber ebenfalls zum souligen Beat kreisen und stimmt kurz darauf zum Refrain mit ein. Lächelnd beobachte ich die zwei, während ein Teil von mir noch immer nicht fassen kann, dass sie nach all der Zeit wieder zusammen sind. Von allen Überraschungen, die dieses Jahr zu bieten hatte, ist dies die allergrößte.

Als mein Handy aufleuchtet, reiße ich den Blick von den beiden los und nehme es vom Sofatisch.

> **Riley:**
> Das Hotel hat meinen Eltern und mir eine Einladung zu eurer Weihnachtsfeier geschickt! New York, ich komme! 😁

Warme Sehnsucht macht sich in mir breit.

> **Ich:**
> Du kannst nicht zufälligerweise schon früher anreisen?

> **Riley:**
> Was ist los???

> **Ich:**
> Nichts. Ich vermisse dich einfach nur.

> **Riley:**
> Ich dich auch! Dein Besuch im September ist schon viel zu lange her.

> **Ich:**
> Ich weiß, die Zeit ist gerannt! Aber für den Fall, dass du doch früher kommen solltest, bist du jederzeit willkommen. Moms Zimmer wartet nur auf dich.

Riley:
Nicht die Ballentine Suite? 😏

Ich:
Nope, die ist den ganzen Dezember und Januar
über ausgebucht. 😉

Außerdem kostet die Suite inzwischen wieder achttausend Dollar pro Nacht, deutlich mehr als im Sommer, als Riley dort residiert hat …

Riley:
Schade! Aber noch mal zurück zu dir: Was ist los?

Ich:
Das erzähle ich dir in Ruhe, wenn wir uns sehen.

Riley und ich schreiben noch eine Weile hin und her, und gerade als ich mein Handy wieder zur Seite legen will, erscheint ein eingehender Anruf von Deb auf dem Display.

»Hey!«, grüße ich nach dem Abheben und schiebe mir die inzwischen abgekühlte Wärmflasche vom Bauch.

»Hey, Babe. Du hattest angerufen?«

»Oh, ja, stimmt! Ich wollte nur fragen, ob du mir eventuell ein Buch aus der Van Pelt Library ausleihen kannst?«

»Klar. Das ganze oder soll ich dir nur ein paar Seiten scannen?« Ihre Stimme hallt, als würde sie gerade durch die alten, steinernen Außenflure ihres Campus laufen. Die Vorstellung, dass sie gerade am College ist und die Zeit ihres Lebens hat, verursacht einen ungewollten Stich in meiner Rippengegend. Es tut nicht mehr oft weh, aber manchmal piekt der Schmerz dann doch.

»Scannen reicht auch«, sage ich.

»Geht es um dein Buch?«

»Es ist kein Buch! Aber ja … das Projekt.« Aus irgendeinem Grund kann ich meine Schreiberei einfach nicht *Buch* nennen, denn dann … ach, ich weiß ja auch nicht.

»Schick mir den Namen und ich schaue morgen mal, ob ich es finde. Ach übrigens, hast du schon mit Ryan geredet?«

Verdammt, ich hätte wissen müssen, dass sie das fragen würde.

»Nein, dazu ist es leider nicht gekommen.« Meine Stimme klingt belegt. Kurz huscht mein Blick zu meinen Eltern in der Küche, dann senke ich die Stimme, und erzähle im Schnelldurchlauf von der Situation im *Kimberly's*.

»Es war kein richtiger Streit oder so. Wir haben danach auch ganz normal geschrieben. Aber jetzt ist die Stimmung zwischen uns trotzdem ein wenig … na ja, angespannt.«

»Und du bist zu deinen Eltern gefahren?«

»Ja.«

Deb schweigt einen Moment, und erst glaube ich, dass sie meine Erwiderung akustisch nicht verstanden hat, doch dann wird mir klar, dass die Stille einen grüblerischen Unterton hat.

»Na schön. Kann ich was sagen, ohne, dass du böse wirst?«

Skeptisch runzele ich die Stirn. »Kommt drauf an.«

Deb holt tief Luft. »Es geht hier nicht um dich, Babe.«

Verdattert blinzele ich. »Was?«

»Ryan ist derjenige, dem es schlecht geht.« Ihre schnellen Schritte klackern über den Steinboden. »Und du haust ab und machst es zu deiner Geschichte.«

Empört reiße ich den Mund auf. »Ich hab eine Blasenentzündung!«

»Wir wissen beide, dass das nicht der Grund dafür ist, warum du ihn meidest.«

Argh! Ich hasse es, wenn sie mich mit meinen eigenen Gedanken konfrontiert, hasse es, wenn sie recht hat.

»Er … war gemein«, flüstere ich mit unverhohlenem Schmerz in der Stimme. »Und demütigend.«

»Ich weiß.« Ihr Echo verklingt, eine Tür fällt ins Schloss. »Und das ist nicht in Ordnung. Aber er braucht dich trotzdem. Selbst, wenn er dich von sich stößt. Selbst, wenn er ein bisschen über die Stränge schlägt. Das macht er ja nicht, weil er plötzlich zu einem Arschloch mutiert ist.«

»Also soll ich einfach alles schlucken? Mich beleidigen lassen und es ist okay, weil er mein Freund ist?«

»Natürlich nicht. Aber rede doch einfach Klartext mit ihm, anstatt dich hinter irgendwelchen Andeutungen zu verstecken, die ihn am Ende nur noch mehr aufbringen. Sag ihm ganz klar: ›Ey Ryan, mir ist da was aufgefallen, und ich mache mir Sorgen.‹«

»Das sagt sich so leicht.« Seufzend ziehe ich die Beine an meinen Körper. »Ryan mag mit den Jahren vielleicht offener geworden sein, aber er redet immer noch nicht über seine Probleme.«

»Wie wär's, wenn du es einfach versuchst, anstatt zu überlegen, wie er deiner Meinung nach reagieren wird?«

Missmutig zupfe ich ein Haar von meiner Schlafhose. »Warum bist du eigentlich immer so scheiß weise?«

»Bin ich doch gar nicht.«

»Bist du wohl.«

»Na gut, dann bin ich es halt.« Sie seufzt ergeben.

»Was gibt's eigentlich bei dir?«, erkundige ich mich lächelnd.

»Nichts. Ich bin nur am Lernen. Und du?«

»Auch nicht viel. Da im Hotel so viel Personal aufgestockt wurde, kriege ich nur noch ganz selten Schichten. Aber dafür schreibe ich in meiner Freizeit ganz viel.«

»Verstehe.« Kurz ist es still in der Leitung, bis auf das leise Rauschen, während sie ins Mikro atmet. »Und ... du warst gestern beim Bingo-Abend?«

Woher ... oh, sie hat wohl meine Story gesehen. Besser gesagt Emorys.

»Jepp, wir haben Siedler gespielt, und ich hab alle abgezogen.«

»Sehr gut.« Erneutes angespanntes Schweigen. »Und, ähm ... wie ... also ...wie ... geht es ihm?« Ihre Stimme ist kaum hörbar, und natürlich weiß ich, nach wem sie fragt. Es ist immer derselbe.

»Gut. Es geht ihm gut.«

»Verstehe.« Sie hakt nicht weiter nach, und ich verzichte ebenfalls darauf, ins Detail zu gehen. Es ist ohnehin eine Sackgasse. Deb ist ganz offensichtlich daran interessiert, von Emory zu hören, aber sie will weiterhin nicht mit der Sprache rausrücken, weshalb das so ist.

»Ich freue mich schon, wenn wir uns an Weihnachten sehen«, wechsele ich das Thema. »Das Hotel gibt so eine komische Weihnachtsparty. Willst du auch kommen?«

»Können Einhörner fliegen?«

»Es gibt keine Einhörner.«

»Und es gibt auch keine Deb auf einer versnobten Schnöselparty.«

Ich lache leise.

»Na ja, ich muss jetzt weiter. Halt mich wegen Ryan auf dem Laufenden.«

Die Erwähnung seines Namens lässt mich zusammenzucken.

Mit einem Kloß im Hals nicke ich. »Mach ich.«

28. KAPITEL

Ryan

In der Nacht kann ich nicht schlafen, wälze mich unruhig von einer Seite auf die andere und versuche darüber hinwegzukommen, dass Ellis nicht neben mir liegt. Die Einsamkeit ist ungewohnt, das Bett ohne sie zu groß, zu kalt. Ihre Abwesenheit ist deutlich spürbar, die Stille ohne ihren leisen Atem zu laut und einnehmend. Das schlechte Gewissen plagt mich noch immer, die Angst, dass sich irgendwas zwischen uns ändern könnte, lässt mich nicht los. Schon seit Stunden knurrt mein Magen, doch ich kann nichts essen, will nichts essen. Wenn mir alles zu entgleiten scheint, ist mein Körper das Einzige, das ich wirklich kontrollieren kann. Das Einzige, über das nur *ich* entscheide.

Irgendwann schnappe ich mir Ellis' Kissen und sauge ihren Duft ein, während ich die andere Hand in meine Boxershorts schiebe. Mit den Fingern umschließe ich meine Erektion, fahre langsam auf und ab, stelle mir vor, dass es ihre Hände sind, die mich berühren. Doch an Ellis zu *denken*, ruft mir umso mehr in Erinnerung, dass sie nicht da ist. Frustriert werfe ich das Kissen zur Seite, reibe schneller, härter, verzweifelter.

Doch die Erlösung bleibt aus.

Schließlich dämmere ich doch weg und schaffe es, ein paar Stunden zu schlafen. Graublaue Morgendämmerung strahlt durch das Fenster, irgendwo dröhnt eine Polizeisirene. Müde blicke ich auf die leere Stelle neben mir, dann hieve ich mich hoch, schlüpfe im Halbdunkel in meine Sportkleidung und mache mich auf nach unten.

Im Fitnessraum laufe ich eine Weile auf dem Laufband und versuche mich an ein paar Armübungen. Doch für richtigen Sport fehlt mir die Kraft. Ich bin müde und aufgekratzt, erschöpft und hibbelig. Der Tag wird lang, mein Kopf dröhnt schon allein bei der Vorstellung an die bevorstehenden Meetings. Außerdem bin ich nicht sicher, ob Ellis heute schon zurückkommt. Vielleicht will sie länger bei ihren Eltern bleiben. Vielleicht meidet sie mich ja doch.

Wenig später verlasse ich den Fitnessraum und komme auf dem Weg zu den Aufzügen am Spa Bereich vorbei. Warme, nach Chlor duftende Luft strömt mir in die Nase, bringt mich in Gedanken zurück zu unserem Ausflug neulich Nacht. In diesem Moment war alles perfekt. Unbeschwert, aber auch besonders, weil wir uns inzwischen kaum noch sehen, kaum noch etwas gemeinsam unternehmen. Das war so nie geplant. Als ich entschied, im Hotel zu bleiben, wollte ich den Beginn unserer Beziehung aufleben lassen, und nicht direkt im Trott versinken.

Kurzerhand treffe ich eine Entscheidung und schreibe meiner Mutter, dass ich mich heute nicht den Meetings anschließe. Dann wechsele ich den Chat.

Ich:
Wie geht's dir heute?

Ellis:
Zum Glück wieder gut.

Ich:
Super. Wollen wir später Schlittschuhlaufen gehen?

Ellis:
Im Ernst??? 😍😍😍

Ich:
Ja.

Ellis:
Ich dachte, du hasst Schlittschuhlaufen?

Stimmt. Ich finde es unnatürlich, auf Eisenkufen über glattes Eis zu schlittern. Aber Ellis liebt es.

Ich:
Ich kann der Sache ja noch eine Chance geben.

Ellis:
Hast du nachher nicht ein Meeting?

Ich:
Hab abgesagt.

Ellis:
Wirklich??? Oh mein Gott! 😍

Ich:
Ist das ein Ja?

Ellis:
JA!!! Ich freue mich voll! 🖤

Ihre Begeisterung ist ansteckend. Lächelnd tippe ich: *Ich mich auch, Baby.*

*

Die Hände in meinen Jackentaschen vergraben stehe ich an der steinernen Mauer zum Central Park, als ich Ellis auf der gegenüberliegenden Straßenseite entdecke. Sie trägt einen dunkelroten Mantel, eine schwarze Mütze, Schal und Handschuhe. Ihre klobigen Wanderschuhe brechen ihre elegante Aufmachung, aber Ellis meinte einmal, dass sie für den Winter das beste Profil haben.

Die Fußgängerampel springt auf Grün, Ellis fädelt sich in den Menschenstrom und lässt die Augen suchend umherwandern. Als sich unsere Blicke treffen, erhellt sich ihr Gesicht. Sofort läuft sie schneller, und ich setze mich ebenfalls in Bewegung. Als uns nur noch wenige Schritte trennen, streckt sie die Arme nach mir aus, und ich ziehe sie an mich.

»Hey«, flüstert sie.

»Hey.«

»Ich habe dich vermisst.«

»Und ich dich.« Ich hole tief Luft. »Und ich wollte dir noch … ich … du …«

»Mir tut es auch leid. Ich hätte mich nicht einmischen dürfen.«

»Hast du doch gar nicht. Ich … ich hab … ich hab …«

»Ja, du hast überreagiert. Aber ich wollte auch nicht bevormundend klingen. Du musst dir ohnehin ständig von anderen Leuten anhören, was du tun oder lassen sollst.«

Seufzend schlinge ich die Arme fester um sie, bin so dankbar, dass sie immer weiß, was ich sagen will, immer weiß, was in mir vorgeht.

»Ich liebe dich.« Diesen Satz kann ich zumindest rausbringen.

Ellis hebt den Kopf, ein warmes Lächeln umspielt ihre Lippen. »Ich dich auch.«

Hand in Hand laufen wir in den Park. Die Luft ist frisch, kalter Wind fegt umherliegende Blätter zur Seite. Auf den Wiesen liegt eine dünne Frostschicht, die Bäume wirken wie ausgefranst. Reges Treiben herrscht im Park. Eltern kaufen ihren Kindern Waffeln, Touris blockieren den Weg, ein Mann spielt auf einer Violine, ein Joggerpaar läuft an ihm vorbei.

Am Wollman Rink angekommen, stellen wir uns an die Schlange und leihen uns, wenig später, Schlittschuhe aus. Aufregung packt mich, während ich mir ungelenk die Schnürsenkel zubinde. Und was, wenn ich mich hinpacke?

»Das ist doch nicht schlimm«, meint Ellis von der Seite. »Dann stehst du einfach wieder auf.«

Ich werfe ihr einen ironisch-finsteren Blick zu. »Raus aus meinem Kopf.«

Sie lacht.

Laute Weihnachtsmusik schallt durch den Park, das Großstadtpanorama umspannt den Hintergrund wie eine Leinwand. Viele Menschen sind unterwegs, Paare, die Händchen halten, Kinder, die sich gegenseitig hinterherjagen, ein paar Amateure wie ich, aber auch Profis, die rückwärts an uns vorbeirauschen und es trotzdem schaffen, niemanden umzustoßen. Die erste Runde rutschen wir noch etwas wackelig über das Eis, aber nach einer Weile bekomme ich ein Gefühl für die Bewegungen, und zu aller Überraschung falle ich nicht hin. Die Hände fest ineinander verschränkt drehen wir eine Runde nach der anderen und bemerken gar nicht, wie sich der Abend über die Stadt senkt und die Scheinwerfer eingeschaltet werden.

»Amüsierst du dich?«, frage ich Ellis, deren Gesichtsausdruck puren Spaß verrät.

»Total«, ruft sie mir zu und lässt kurz meine Hand los, um die rückwärtsfahrenden Kids durchzulassen. »Und du?«

»Ich auch. Es ist lustiger als erwartet.«

Allerdings ist meine Kondition ziemlich im Arsch …

»Als Kind hattest du zu viel Angst, glaube ich«, überlegt sie. »Dadurch bist du oft hingefallen und mochtest es nicht. Dabei sind die Bruchlandungen doch das Lustigste.«

»Ach ja?« Ich grinse wölfisch.

»Oh nein, untersteh dich!« Ellis hebt die Arme, rollt ausweichend zurück und stößt dabei unsanft mit einem älteren Mann zusammen. Schnell schließe ich den Mund, doch der prustende Laut, der mir entrinnt, ist vermutlich noch schlimmer als ein Lachen. Glücklicherweise bekommt es Ellis nicht mit, da sie gerade dabei ist, sich überschwänglich bei dem alten Herrn zu entschuldigen.

»Okay, das war komisch«, meint Ellis, als sie wieder zu mir aufschließt.

»Was?«

»Als ich gegen ihn geknallt bin, hat er ›*Hohoho*‹ gesagt.«

»Wahrscheinlich hat er sich erschreckt.«

»Hältst du das wirklich für einen Zufall?«

»Was denn sonst?« Ich drehe mich noch mal zu dem Mann um, nehme ihn und seinen weißen Bart etwas genauer ins Visier.

»Oder willst du behaupten, dass *das* der Weihnachtsmann persönlich ist?«

Ellis schaut ebenfalls zu ihm, kneift die Augen leicht zusammen, als wollte sie sagen: *Ich hab dich durchschaut, Freundchen.*

»Ich sage nur, dass es verdächtig ist.«

Ich lache los. »Ich liebe es, dass du wirklich an ihn glaubst.«

»Tue ich gar nicht! Aber Mom sagt, dass sie die Kekse, die ich dem Weihnachtsmann hinstelle, nie isst, und irgendwer muss es gewesen sein.«

»Schon mal daran gedacht, dass sie dich anlügt, um dir die Freude nicht zu verderben?«

»Dieses Jahr wird sie nicht da sein, dann können wir ja sehen, ob die Kekse am Weihnachtsmorgen noch da sind. Aber wehe, *du* isst sie ihm weg!«, warnt sie, und ich lache.

Weihnachten mit Ellis ... Wie sehr mir das gefehlt hat.

»Mache ich nicht«, verspreche ich und strecke die Hand nach ihr aus, ziehe sie an mich. Küsse sie.

*

Stunden später verlassen wir den Wollman Rink und spazieren die Fifth Avenue entlang in Richtung Midtown. Die Fußgängerzone quillt über, etliche Fußgänger drängen sich mit ihren Einkaufstüten durch die Straßen. Der Weihnachtsbaum am Rockefeller Center strahlt wie leuchtendes Konfetti, die Schaufenster sind mit Rudolph und seiner Gang geschmückt, H&M-Puppen tragen Handschuhe und Weihnachtsmützen.

Um dem Menschenstrom zu entkommen, biegen wir in die 46th Street ab und beschließen, uns in einem Café aufzuwärmen. Das mit rosa Wänden und runden Glastischen ausgestattete Lokal ist ebenfalls voll, doch glücklicherweise stehen im Moment unserer Ankunft zwei Frauen auf und machen einen Tisch frei. Ellis ruft mir ihre Bestellung zu und flitzt schon mal rüber, während ich mich in der Schlange anstelle. Wenig später laufe ich mit zwei vollen Tassen zu unserem Tisch.

»So, einmal heiße Schokolade für die Lady im süßen Weihnachtspulli«, sage ich und stelle die Tasse vor sie.

»Danke Baby. Oh, der ist ja niedlich.« Lächelnd betrachtet

sie den an einem Stil befestigten Marshmallow, der mit braunen Schokoaugen, einer roten Nase und Rentierhörnern aus kleinen Brezelsalzstangen dekoriert ist. Als sie den Blick hebt, leuchten ihre Augen. »Heute war so ein schöner Tag.«

»Fand ich auch.«

»Ein richtiges Date.« Der Wind hat ihre Locken zerfranst, weswegen ihre Haare ein wenig so wirken, als hätte sie in eine Steckdose gefasst. Vermutlich ist das meine liebste Frisur an ihr, denn genau so sieht sie auch aus, wenn sie morgens aufsteht.

»Ja, die haben wir viel zu selten.«

»Sollten wir öfter haben.« Sie rührt in ihrem Getränk.

»Sollten wir«, bestätige ich und verziehe leicht das Gesicht, als ich mich strecke. »Boah, mein Rücken tötet mich.«

Ellis schaut auf. »Vom Eislaufen?«

»Nein, ich habe bei der Hantelbank zu viel Gewicht aufgeladen.«

Ihr Blick weitet sich. »Du warst heute beim Sport?«

»Ja, hab es nach Ewigkeiten endlich mal wieder geschafft«, sage ich und umfasse meine Tasse. »Aber vermutlich hätte ich nicht kurz danach eislaufen gehen sollen.«

»Hm«, macht sie und linst zum Inhalt meiner Tasse. Ein seltsamer Ausdruck tritt in ihre Augen. »Was hast du dir eigentlich bestellt?«

»Kaffee.«

»Pur? Ohne Sirup?«

»Ne, das wäre mir viel zu süß. Ich mag diese ganzen Aromen doch nicht.«

»Aber kannst du dann später überhaupt schlafen?«

»Ich glaube, du unterschätzt meine Erschöpfung. Zwei Stunden Schlittschuhlaufen haben mir den Rest gegeben. Ich bin auch nicht mehr der Jüngste«, scherze ich.

Ellis lächelt, doch diesmal wirkt es verkniffen und erreicht ihre Augen nicht. Mit einem Mal liegt eine seltsame Anspannung in der Luft. Den Kopf gesenkt rührt sie weiter in ihrem Kakao. Als sie aufschaut, erkenne ich Vorsicht in ihrer Miene.

»Ryan?« Sie schiebt ihre Tasse zur Seite und streckt die Hände aus, um nach meinen zu greifen.

Zögernd reiche ich sie ihr. »Ja?«

»Ich, also … kann ich kurz mit dir über etwas reden?«

Mein Puls schießt in die Höhe. »Worüber?«

»Über … okay, bitte sei nicht böse, aber …« Sie gräbt die Zähne in die Unterlippe und fixiert meine Hände, fährt mit dem Zeigefinger meine Lebenslinie entlang, als würde es sie in irgendeiner Weise beruhigen. »Mir … also, mir ist aufgefallen, dass du in letzter Zeit ein bisschen weniger isst.«

Mein Herz macht einen Schrecksprung.

»Und … auch ein kleines bisschen abgenommen hast.«

»Echt?« frage ich und bemühe mich um einen neutralen Tonfall.

Fuck, fuck, fuck!

»Ja.« Ellis wirkt überrascht, als hätte sie nicht erwartet, dass ich überhaupt etwas sage. »Aber vielleicht reagiere ich auch total über. Ich meine … ich sehe dich ja nicht jeden Tag, und vielleicht ist auch alles okay, ich … wollte es dir nur sagen, weil mich das ehrlich gesagt ziemlich beschäftigt hat, und ich … ich mache mir Sorgen«, schließt sie stammelnd.

Sekundenlang sage ich gar nichts. Die Erkenntnis, dass sie es bemerkt hat, die Blöße, entlarvt worden zu sein, legt sich brennend heiß auf meine Brust. Aber was habe ich bei jemandem wie Ellis auch erwartet? Sie sieht alles, kriegt alles mit. Meine kleine Journalistin.

Nur bin ich jetzt ihr Projekt, und das kann ich nicht zulassen.

»Das brauchst du doch nicht«, sage ich und ziehe ihre Hände an mein Gesicht, hauche einen sanften Kuss auf ihre Fingerknöchel.

Ihre Augen werden groß. »Also ist alles okay?«

»Denk schon.« Ich zucke mit den Schultern und bete innerlich, dass sie meine Gedanken ausnahmsweise nicht liest. »Ich meine ... keine Ahnung. Kann schon sein, dass ich mal eine Mahlzeit vergesse, wenn ein Meeting auf das andere folgt. Die meisten Tage sind echt stressig.«

»Aber du musst was essen, Ryan.« Ihre Stimme bebt. »Es ist wichtig.«

»Ja ... ja, du hast recht.«

Ellis mustert mich noch einen Moment, dann legt sie den Kopf in den Nacken und atmet tief aus. Ich kann förmlich sehen, wie ihr ein Stein vom Herzen fällt.

»Gott, ich bin gerade so erleichtert, dass du nicht sauer bist.«

»Warum sollte ich? Du hast dir Sorgen gemacht. Das ist doch voll süß.«

Jetzt wirkt ihr Lächeln echt, erleichtert, glücklich. »Ich liebe dich so sehr.«

Ich lächele verkrampft. »Ich dich auch.«

29. KAPITEL

Ellis

Einen kurzen Augenblick lang dachte ich, dass alles wieder gut wäre. Aber am nächsten Tag duschen wir nicht zusammen. Ryan sagt, dass er heute keine Zeit habe. Doch ich weiß es besser.

Dabei hätte ich gestern beinahe vergessen, dass es überhaupt ein Problem gab. Der Tag im Park, das Eislaufen … alles war so schön, so normal. Und dann hat er einen Kaffee bestellt. Von der riesigen Auswahl an Getränken, die das Lokal zu bieten hatte, wurde es bloß ein kalorienarmer schwarzer Kaffee.

So langsam bin ich am Ende mit meinem Latein, weiß nicht, was ich machen soll, wenn er sich weiterhin verschließt. Wohin soll das führen? Und was ist überhaupt der Grund für das alles? Der Stress mit dem Hotel? Die Verantwortung? Oder was ganz anderes?

Vielleicht bildest du es dir auch nur ein, sagt eine leise Stimme in meinem Kopf. *Er hat doch gesagt, dass alles okay ist.*

Oh Gott. Jetzt gaslighte ich mich schon selbst. Ryan wollte nicht mit mir duschen! Nein, es ist nicht alles okay!

Das Einzige, das mich vor einem inneren Zusammenbruch bewahrt, ist die Tatsache, dass Riley doch schon etwas früher nach New York reist. Als ich die Nachricht bekam, war ich so aufgeregt, dass Linus während unserer Schicht im *Kimberly's* dachte, ich hätte im Lotto gewonnen.

»Riley besucht mich«, teilte ich ihm glücklich mit.

Er hielt mit einem vollen Tablett in der Hand inne. »Die scharfe Braut mit den rosa Haaren?«

»Genau die!«

Nur, dass sie jetzt blond ist, wie ich später bei ihrer Ankunft in der Lobby feststelle. Eingepackt in einen dicken weißen Mantel aus Kunstpelz sieht sie aus wie ein riesiger Marshmallow. Hüpfend laufe ich ihr entgegen und schließe mich ihrem Quieken an, als wir einander in die Arme fallen.

»Hi, beste Freundin.«

Lächelnd umarme ich sie noch fester. »Hi, beste Freundin.«

»Du hast mir nicht gesagt, wie arschkalt es hier ist.« Fröstelnd pustet sie sich auf die Finger und reibt die Hände aneinander.

»Ich meinte doch, zieh dich warm an.«

»Da dachte ich an Mütze und Schal, nicht an Thermounterwäsche und eine tragbare Wärmflasche.«

»Wir sind hier nun mal nicht in Kalifornien.« Ich nehme ihr den Koffer ab. »Übrigens mag ich die neue Frisur.«

»Danke. Eigentlich wollte ich sie nur blondieren, um sie anschließend pink zu färben, aber dann gefiel es mir auch so.«

In der Wohnung angekommen, drehe ich die Heizung auf und biete Riley meine Weihnachtspantoffeln an, die mir Dad vor Kurzem geschenkt hat. Kurz darauf klopft es an der Tür, und herein kommt Emory, der unsere Freundin vor seiner Schicht noch abfangen wollte. Seine Augen weiten sich beim Anblick ihrer Haare.

»Waaas? Seit wann bist du blond?«

»Seit einer Woche. Seit wann bist du brünett?«

»Das ist meine Naturhaarfarbe.«

»*Naturhaarfarbe*«, wiederholt sie gurrend. »Hach, mir hat dieser östliche Zungenschlag gefehlt.« Sie kneift ihn in die Wange wie eine ältere Dame.

»Deine Schuld, dass du überhaupt gegangen bist.« Er reibt sich über die Wange. »Aber dir steht das Blond.«

»Und dir das Braun. Auch wenn du jetzt wie ein völlig anderer Mensch wirkst.«

»Dito.«

Zu dritt machen wir es uns auf meinem Sofa gemütlich, essen die übrig gebliebenen Kekse von Louisa und tauschen uns ein wenig aus. Emory erzählt von den neuesten Abenteuern an der Rezeption, ich berichte von meinem Schreibprojekt, und Riley plaudert über ihren aktuellen Job bei Sephora. Seit sie wieder in LA ist, hat sie in verschiedenste Arbeitsbereiche geschnuppert, um zu schauen, wo ihre Interessen und Stärken liegen. Drei Wochen lang war sie in einer Hundepension, kurz darauf als Beraterin in einem Feinkostladen, und jetzt versucht sie sich als Aushilfskraft bei Sephora.

»Ich finde deinen Weg so spannend«, sage ich voller Ehrfurcht. »Die meisten gehen einfach ans College, obwohl sie nicht einmal wissen, was sie machen wollen. Du hingegen findest erst heraus, was du magst.«

»Kriegst du eigentlich Rabatte bei Sephora?«, fragt Emory.

»Klar. Brauchst du noch ein paar Weihnachtsgeschenke?«

»Nein, ich bleibe über Weihnachten hier. Ich, äh, hab eigentlich wegen mir gefragt.« Er kratzt sich verlegen den Kopf.

Riley lacht. »Wenn du willst, können wir morgen eine kleine Shoppingtour machen.«

»Morgen werde ich nach meiner Nachtschicht den ganzen Tag durchpennen. Besser übermorgen?«

»Klar.«

»Was sagen eigentlich deine Eltern zu deiner Arbeit?«, frage ich an Riley gerichtet.

Riley schnaubt. »Sie finden sie *ehrenhaft*.«

»Ehrenhaft?«

»Ja. Bei einer Kosmetikkette zu arbeiten ist für sie das parfümierte Äquivalent einer Suppenküche. In deren Augen bin ich Ghandi.«

»Oh Gott.« Ich lache. »Aber ihr versteht euch inzwischen etwas besser, oder?«

»Seit ich sie wegen der Arbeit nicht mehr so oft sehe, ja.« Sie schnappt sich einen Peanut Butter Jelly Button und beißt genüsslich hinein. »Alscho, wasch machen wir heute?«

»Ich muss leider gleich los«, erklärt Emory und zupft einen Krümel von seiner Arbeitsuniform.

»Aber wir zwei könnten nachher im *Kimberly's* essen gehen«, schlage ich vor. »Heute ist Tiana wieder da.«

Riley hält mit vollem Mund inne. »Wer ischt Tiana?«

*

Tiana Bailey ist eine junge Jazzsängerin, die seit einigen Monaten im *Kimberly's* auftritt. Von allen Performerinnen ist sie mit ihrer sanft-rauchigen Stimme und ihren Songs, die jeden in ihren Bann ziehen, eine der beliebtesten. Jede ihrer Shows artet in ein kleines Konzert aus, bei dem alle Stühle in Richtung Bühne gedreht werden und niemand mehr ans Essen denkt. Manchmal schauen sogar Passanten von draußen zu. Es gibt ein unglaublich süßes Video, wie eine immer größer werdende Gruppe draußen vor dem Fenster steht, die Show filmt und mitjubelt. Das Hotel hat deshalb entschieden, die Artists während zwei Slots für jeweils dreißig Minuten auftreten zu lassen, weil die Aufmerksamkeit andernfalls nur auf sie fällt. Den restlichen Abend spielt jemand auf dem Piano, und auch das ist total schön.

Das Licht ist in einem atmosphärisch-warmen Orangeton gedimmt, die Gäste aufgebrezelt und ein wenig beschwipst.

Leider haben wir uns nicht den besten Tisch schnappen können. Er liegt ziemlich weit hinten, und die Bühne wird ständig von vorbeihuschenden Kellnern blockiert. Trotzdem bin ich froh, dass wir ihn ergattern konnten.

Tiana kündigt gerade ihren letzten Song an, als Ryan in der Türschwelle erscheint. Mein Magen schlägt einen freudigen Salto. Ich hatte ihm vorhin geschrieben, ob er sich uns nach seinem Termin anschließen wollte, mir aber keine großen Hoffnungen gemacht. Wie schön, dass er es doch noch geschafft hat.

»Hey«, flüstert er und tippt Riley auf die Schulter. Als sie den Kopf hebt, breitet sich ein strahlendes Lächeln auf ihrem Gesicht aus.

»Ryan, wie cool, dass du auch da bist.« Sie steht kurz auf, um ihn mit einer Umarmung zu begrüßen. »Ellis meinte, du wärst bei einer Vernissage?«

»Ja, so was in der Art«, bestätigt er und nimmt neben mir Platz. »Hey.« Er lehnt sich vor und haucht mir einen kleinen Kuss auf die Lippen.

»Hey«, entgegne ich heiser und spüre, wie meine Sicht kurz verschwimmt, als der plötzliche Anflug eines Déjà-vus über meine Gedanken huscht. Hoffentlich wird dieser Besuch im *Kimberly's* anders verlaufen als der letzte. Allerdings habe ich mir diesmal fest vorgenommen, weder seine Essensauswahl zu kommentieren noch irgendeinen anderen Spruch abzulassen. Wobei ich fast glaube, dass er sowieso nichts bestellen wird. Sicher wird er sagen, dass er schon bei der Vernissage etwas gegessen habe …

»Die Kellnerin ist gerade weg«, erklärt Riley. »Aber bestimmt kommt sie gleich wieder.«

»Alles gut, ich hab vorhin schon gegessen.«

Ich unterdrücke ein Seufzen.

»Aber vielleicht schaue ich später mal in die Dessertkarte. Mhh, du riechst schon wieder so gut.« Ryan lehnt sich vor und vergräbt seine Nase an meinem Hals, was ein kleines Kitzeln verursacht und meine Gedankenströme mit einem Schlag verpuffen lässt.

»Erklär mir das bitte. Warum riechst du immer so gut?«, fordert er mich ernst auf.

»Keine Ahnung, duschen?«, necke ich und erschaudere unter dem Funkeln seines frechen Blicks.

»Das tue ich auch, aber ich rieche trotzdem nicht so wie du.« Er greift nach meiner Hand und beißt in meinen kleinen Finger.

Kichernd ziehe ich meine Hand zurück. »Ryan!«

»Wow, das ist ja noch schlimmer, als würdet ihr rumknutschen«, bemerkt Riley und lächelt amüsiert. »Ist der Spruch ›Sucht euch ein Zimmer‹ noch in?«

Wir drei lachen laut auf, verstummen jedoch schnell, als uns klar wird, dass wir die Aufmerksamkeit auf uns ziehen. Das ist nicht respektvoll gegenüber Tiana. Dennoch tauschen Ryan und ich einen kurzen Blick aus.

»Ich hab dich vermisst«, sagt er mit seinen Augen.

»Ich hab dich auch vermisst.«

»Ich liebe dich.«

»Ich liebe dich«, antworte ich im Stillen und drücke seine Hand. Ryan lächelt, eine Woge der Wärme durchfährt mich, und für kurzen einen Moment verliere ich mich in der Vorstellung, dass alles okay ist. Dass wir verliebt und glücklich sind.

Und gesund.

Die Köpfe in Richtung der Bühne gereckt lauschen wir den letzten Klängen der Show. Kurz darauf brandet Applaus auf. Zuschauer bitten um eine Zugabe, aber Tiana lächelt entschuldigend, verbeugt sich in ihrem langen, kirschroten Kleid und verabschiedet sich wie abgemacht von der Bühne.

»Oh, du hast deine Haare gefärbt?«, bemerkt Ryan, als das Licht heller wird.

Riley will gerade antworten, da verrutscht ihre Miene, und für den Bruchteil einer Sekunde sieht sie so erschrocken aus, als hätte sie einen Geist gesehen. Schnell hustet sie und klopft sich mehrmals gegen die Brust, als wollte sie ihren Ausdruck darauf schieben, dass sie sich verschluckt hat.

Und so schnell platzt die rosa Blase der Leichtigkeit, die uns bis eben von allen Seiten umschlossen hat. Mit einem Rums knallen wir gegen die unbequeme Realität.

»Ähm, ja, ich hatte Lust auf eine Veränderung«, presst Riley hervor. »Und es heißt ja, dass Blondinen mehr Spaß haben.« Sie schnappt nach ihrem Glas und nimmt einen riesigen Schluck Wein. »Wie geht es dir?«

»Ganz gut, und selbst?«

»Mir auch.« Ihr Blick huscht über seinen Anzug. »Ich hab gehört, du bist jetzt ein richtiger Businessman?«

»Ja, na ja, nicht wirklich.« Er fährt sich über die Haare und lächelt verlegen.

»Wie sieht denn dein Alltag so aus?«

»Unterschiedlich.« Er greift nach meinem Glas und nippt daran. »Wir sind noch immer dabei, das Hotel von seinem alten Ruf zu befreien, arbeiten aber auch an zukünftigen Projekten. Zum Beispiel steht momentan die Überlegung im Raum, ein Viertel der Zimmer zu Eigentumswohnungen umzufunktionieren. Aber das hat dir Ellis bestimmt alles schon erzählt.«

»Nein.« Ihr Blick schießt zu mir. »Ellis hat mir eine Menge nicht erzählt.«

Meine Nackenhaare sträuben sich bei ihrem zweideutigen Tonfall.

»Weil es blöd ist.« Ich bemühe mich um eine feste Stimme. »Es ist ja ein Hotel und kein Wohnkomplex.«

»Sagt ausgerechnet die, die in einem Hotel wohnt«, stichelt Ryan und küsst meine Nase, wirkt unbeschwert und heiter, als würde er nicht merken, welche Stimmung sich zwischen mir und Riley zusammenbraut.

»Das ist was anderes«, sage ich und quetsche mir ein falsches Lächeln heraus.

»Macht es dir denn Spaß?«, nimmt Riley den Faden wieder auf.

»Eigentlich schon. Nur die repräsentativen Aufgaben nerven. Du weißt schon, dieses ›Sehen und gesehen werden‹. Heute war ich nur deshalb bei diesem Kunstding, um zu zeigen, dass das Hotel kulturbegeistert ist. Als ob deswegen jemand bei uns buchen würde. Zum Glück war ich nicht lange da. Meistens geht es sowieso nur darum, sich kurz blicken zu lassen. Ziemliche Zeitverschwendung, wenn ihr mich fragt. Aber ja, die restliche Arbeit ist eigentlich ganz cool.«

»Du scheinst eine Menge ins Rollen gebracht zu haben.« Riley betrachtet ihn eingehend. »Seit du da bist, scheint es dem Hotel definitiv besser zu gehen.«

Der Rest ihres Satzes bleibt in der Luft hängen.

»Was man von dir nicht behaupten kann.«

»Nicht allein mein Verdienst. Aber jetzt zu dir.« Ryan lehnt sich vor. »Ich hab gehört, du arbeitest bei Zara?«

»Sephora«, korrigiert sie und gibt ihm eine kurze Zusammenfassung über ihre Arbeitsbereiche. Ryan hört ihr aufmerksam zu, ist freundlich und charmant wie immer. Der heiße Hotelerbe. #RyanVanBae. Wer nicht genau hinsieht, würde *es* nicht einmal merken. Aber ich tue es. Und Riley auch, da besteht kein Zweifel.

*

»Seit wann geht das schon so?«, fragt Riley, als wir tags darauf in einem japanischen Dessertladen in Carnegie Hill sitzen. Ich wollte schon etliche Male hierher, bin aber nie reingekommen, weil es einen Türsteher gibt, der einen wieder wegschickt, wenn man nicht schick genug aussieht. Zutritt gilt nur für die Bewohner der Upper East Side. Dass ich selbst seit zehn Jahren hier wohne, wollte er mir und meinen gefälschten Doc Martens nicht glauben. Aber mit Riley als Begleiterin, hat er mich ohne Weiteres durchgewunken.

Die Einrichtung ist edel, enthält viel Weiß und Holz, und die Decke ist über und über mit weißen Kirschblüten bedeckt. Hinter der Glastheke reihen sich Kuchen und Torten in den verschiedensten Farben und Formen aneinander. Riley hat sich einen Matcha Cheesecake bestellt, mich haben die lilafarbenen Mochi Pancakes angelacht.

»Seit du weg bist, eigentlich. Es hat schleichend begonnen.«

»Warum hast du mir nichts davon erzählt?«

»Ich wollte Ryan nicht in den Rücken fallen. Außerdem war ich die ganze Zeit nicht sicher, ob ich vielleicht überreagiere. Gott, ich bin so froh, dass du es auch siehst.«

»Wie könnte ich auch nicht?« Sie fuchtelt mit der Gabel, als wollte sie jedes Wort extra betonen. »Ryan hat total viel abgenommen. Sein Gesicht ist richtig schmal geworden.«

»Die anderen haben nichts gemerkt.«

»Emory auch nicht?«

»Er hat es zumindest nicht erwähnt. Andererseits sehen sie sich auch nicht so oft. Ryan ist ja ständig unterwegs.«

»Hast du Ryan mal darauf angesprochen?«

»Ja, sogar erst vor Kurzem. Zum Glück hat er es nicht abgestritten, aber auch nicht wirklich als Problem wahrgenommen. Eher so, als würde er wegen des Stresses hin und wieder mal das Essen vergessen.«

»Und du glaubst ihm nicht«, schlussfolgert sie und schiebt meinen Teller zu sich, um sich eine Ecke vom Pancake abzuschneiden. Irgendwie seltsam, dass wir dieses Gespräch führen, während wir essen. Andererseits wollte ich dabei weit weg vom Hotel sein.

»Nein.« Meine Stimme ist fest. »Das Essen zu vergessen ist die eine Sache, es aber zu meiden, etwas völlig anderes. Ich hab mir mal aufgeschrieben, was ich beobachtet habe«, sage ich und zücke mein Handy aus meiner Manteltasche.

Riley schmunzelt mit vollem Mund. »Ganz die Journalistin. Mhh, die Pancakes sind echt gut.«

»Nimm ruhig mehr«, murmele ich und öffne meine Notiz-App. Mein Magen verkrampft, als ich den ersten Stichpunkt überfliege.

- *lässt sich nichts anmerken*

»Nach außen hin wirkt alles normal«, beginne ich leise. »Er ist gut gelaunt und freundlich und … mein Ryan eben. Der süßeste Freund der Welt. Ohne die optische Veränderung würde man vermutlich nicht einmal merken, dass irgendwas los ist. Er kann es echt gut verbergen.«

»Vor dir oder vor sich selbst?«

Tja, das ist die Millionen Dollar-Frage.

»Vielleicht beides«, überlege ich und gehe weiter zum nächsten Punkt.

»Er redet auch viel vom Essen, isst aber dann selbst nichts. Erst schwärmt er davon, wie lecker alles klingt, und am Ende nimmt er doch seinen Salat. Keine Ahnung, warum er das macht. Vielleicht, um die Fassade aufrechtzuerhalten. Allerdings macht es das für mich noch auffälliger. Oh, und süßes Essen stresst ihn besonders.« Die Erinnerung an die Snack-

Night hinterlässt ein bitteres Gefühl auf meiner Zunge. »Desserts kommen für ihn gar nicht mehr infrage.«

»Also achtet er auf Kalorien.«

»Vermutlich. Und ich glaube, auch auf die Uhrzeit. Neulich war es richtig schlimm für ihn, als ich mitten in der Nacht etwas essen wollte. Überhaupt reagiert er sehr gereizt darauf, wenn er gegen seinen ›Plan‹ essen muss.«

Riley lässt die Gabel wieder sinken. Sorge schimmert in ihren dunklen Augen. »Um ehrlich zu sein klingt mir das immer mehr wie eine …«

»Ich weiß«, sage ich schnell, senke den Blick, atme gegen das scharfe Brennen in meiner Brust. »Nur verstehe ich nicht, warum. Ryan ist doch …« Verwirrt schüttele ich den Kopf. »Warum macht er das? Fühlt er sich unwohl in seinem Körper? Hat er Komplexe? Will er dünner sein?«

»Vielleicht hat es ja mit seiner Arbeit zu tun. Könnte doch sein, dass es ihn stresst, eine Repräsentationsfigur zu sein, die alle genau im Blick haben.«

»Das habe ich auch überlegt, aber ihm scheint die Beteiligung am Hotel total Spaß zu machen. Er mag die Verantwortung.«

»Das eine muss das andere nicht ausschließen.«

»Stimmt auch wieder.« Ich seufze. »Das Problem ist, dass ich spüre, wie er sich allmählich von mir zurückzieht. Vermutlich fühlt er sich beobachtet, seit ich ihn darauf angesprochen habe. Aber ich wollte es auch nicht einfach ignorieren. Und jetzt weiß ich noch weniger, was ich tun soll.«

»Hast du mal nach Hilfsangeboten gegoogelt?«

»Ja, aber die Tipps sind so schwammig. *Offen sein, Verständnis haben, niemals Vorwürfe machen.* Alles Punkte, die mir sowieso schon klar sind.«

Riley schweigt einen Augenblick. »Dann braucht er vielleicht richtige Hilfe.«

»Professionelle, meinst du?« Mein Magen sackt eine Etage tiefer. »Ist es schon so schlimm? Ich meine, er ist ja nicht im Untergewicht.«

»Das Gewicht hat nichts damit zu tun. Es ist eine Krankheit, die im Kopf beginnt.«

Ich horche auf. Das klingt, als wüsste sie, wovon sie spricht ...

»Kennst du dich da aus?«, frage ich vorsichtig.

Riley nickt. »Meine Mutter hatte eine Essstörung.«

»Wirklich?«

»Ja. Aber seit einigen Jahren geht es ihr wieder besser. Der ganze Meditations- und Yogaquatsch hat ihr besonders geholfen.

»Vielleicht siehst du es deshalb bei Ryan«, überlege ich. »Weil du bei diesem Thema ein stärkeres Bewusstsein hast, was, na ja ... optische Veränderungen angeht.«

»Möglich«, erwidert sie und zuckt mit den Schultern.

»Selbst ich habe lange nichts mitbekommen«, gestehe ich und spüre, wie mich das Schuldgefühl immer tiefer in meinen Stuhl drückt.

»Hey, sich fertigmachen bringt jetzt auch nichts.« Riley legt ihre Hand auf meine, und ein warmes Gefühl der Verbundenheit durchströmt mich. Ich bin nach wie vor unglaublich überfordert, aber wenigstens nicht mehr allein.

»Hat sie auch eine Therapie gemacht? Deine Mom, meine ich.«

»Sogar mehrere«, bestätigt Riley und lässt meine Hand wieder los. »Sie war schon seit ihrer Kindheit krank.«

»Krass.« Es braucht einen Moment, um diese Information zu verdauen. »Und wie haben dein Vater und du ihr geholfen? Konntet ihr sie im Alltag irgendwie unterstützen?«

»Ja, schon. Meine Mutter ging zum Glück sehr offen damit um und hat uns immer gesagt, was sie braucht. Ich durfte sie zum Beispiel nicht beim Essen beobachten. Das hat sie zu sehr verunsichert. Und wir sollten niemals ihren Körper kommentieren.« Riley hält inne und presst kurz die Lippen aufeinander. »Das hat sie allerdings nicht davon abgehalten, mir zu sagen, wie dunkel meine Haut sei und dass ich mal über eine Brustvergrößerung nachdenken sollte, weil mein Körper durch mein A-Körbchen viel zu unförmig wirkt.«

»Was?« Wütend balle ich die Faust um mein Handy. »Dabei hätte ausgerechnet sie es besser wissen müssen!«

Riley schüttelt nur müde den Kopf, als wäre jedes Aufregen darüber sinnlos.

»Hast du dir auch … also, na ja, Gedanken über deine Figur gemacht und so?«

»Ich lebe in LA, was denkst du denn?« Sie lächelt schmal. »Aber nein, es blieb bei den ein oder anderen Unsicherheiten, die zum Glück nicht weiter ausschlugen. Und bei dir?«

»Ähnlich. Allerdings bezogen sich die Komplexe nicht so sehr auf die Figur, sondern mehr auf meinen Haarwuchs, meine Augenbrauen, meine Hautfarbe. All das, worüber die Leute Witze gerissen haben.«

»Ist es nicht krass, dass Unsicherheiten nie in einem selbst entstehen, sondern immer von außen kommen? Ich meine, kein Mensch auf der Welt wird geboren und denkt sich: Mein Körper ist hässlich. Es ist die Gesellschaft, die uns das einredet. Und das Problem: Niemand ist perfekt, weshalb alle unsicher und unzufrieden sind.«

Ich nicke dumpf. Dem ist nichts mehr hinzuzufügen.

»Probier endlich mal deine Pancakes. Die werden sonst noch kalt.« Sie schiebt den Teller wieder zu mir rüber. Widerwillig gehorche ich, obwohl ich keinen besonderen Appetit habe. Allerdings habe ich heute noch nichts gegessen, und ich kann Ryan nicht sein gestörtes Essverhalten vorhalten, wenn ich aus

Stress ebenfalls darauf verzichte. Außerdem hat Riley recht, die Pancakes sind wirklich super – fluffig weich, süß und von der Konsistenz ähnlich wie Mochi, ein bisschen gummiartig. Ich schließe genießerisch die Augen, lasse den Geschmack in meinem Mund entfalten und bin froh, das Chaos meines Lebens für ein paar Bissen auszublenden.

»Meinst du, es könnte bloß eine Phase sein?«, frage ich, als ich runterschlucke. »Vielleicht ist es ja wirklich der Stress. Ich war im Sommer auch ein wenig schmaler um die Hüften, weil ich durch die viele Arbeit total unregelmäßig gegessen habe.«

»Aber du hast nicht absichtlich aufs Essen verzichtet.« Riley wirft mir einen entschuldigenden, aber dennoch resoluten Blick zu. »Deshalb nein. Ich glaube nicht, dass es einfach so weggehen wird.«

Mein Herz sinkt.

»Oh Mann, was für eine seltsame Wendung.« Riley rauft sich die blondierten Haare und zieht eine Grimasse. »Im Sommer ging es noch um nichts anderes als die Rettung des Hotels. Und jetzt …« Sie bricht ab, und ich schlucke.

Jetzt gilt es, etwas ganz anderes zu retten. *Jemand* anderes.

30. KAPITEL

Ryan

Ich verschlafe nie, aber in der Nacht hat sich Ellis zu mir geschlichen, und nach Tagen wieder ihre Nähe zu spüren, war, als hätte mein erschöpfter Körper endlich die Erlaubnis gehabt, zu ruhen. Die Arme und Beine fest ineinander verschlungen, schlafe ich so tief und fest, dass ich nicht einmal merke, wie ich unbewusst drei Wecker ausschalte, und erst dann wach werde, als Frank laut gegen meine Zimmertür geklopft.

»Sir … Sind Sie wach? Ihr Termin beim Schneider.«

Ach fuck, da war ja was.

»Mmh«, brumme ich an Ellis' Wange.

»Was ist los?«, murmelt sie.

»Ich muss gehen. Die Maße für meinen Anzug nehmen.« Auch, wenn ich noch nicht sicher bin, wie genau ich dieses warme Bett verlassen soll. Fuck, warum muss dieser Termin auch so früh sein?

»Für die Weihnachtsfeier?« Sie reibt sich den Schlaf aus den Augen und gähnt tief. Ihre Haare stehen wieder in alle Richtungen ab, und eine Woge der Wärme umspült mich. *Mein kleiner Engel.* Selbst nach all den Monaten schlägt mein Herz noch immer wie wild, wenn ich neben ihr aufwache.

»Ja, genau«, bestätige ich.

»Sir?« Wieder klopft es an der Tür.

»Ich bin wach«, rufe ich genervt.

Eine kurze Pause entsteht. »Sie haben zehn Minuten.«

»Könnten Sie bitte unten warten?«

Wieder eine Pause. »Sicher.«

Schritte entfernen sich. Ich zwinge mich, die Augen offen zu halten, klopfe mir mehrmals gegen die Wange, und schlage die Decke zur Seite. Ein kalter Schauer jagt über meine nackten Beine.

»Warte.« Ellis hält mich am Arm zurück und dreht mich leicht zu sich. Ihre Lippen sind leicht geöffnet, ein verräterisches Funkeln tanzt in ihren Augen. »Was meinst du?« Ihre warmen Fingerspitzen fahren über den Saum meiner Boxershorts. »Reichen uns zehn Minuten?«

»Oh.« Überrumpelt weiche ich zurück. »Ich … n-nein, Baby, ich … muss jetzt echt los.«

Ellis zieht eine enttäuschte Schnute, und sofort packt mich das schlechte Gewissen. Ich will sie nicht ständig zurückweisen.

»Außerdem hast du doch gerade erst deine Tage bekommen, oder?«, sage ich im Affekt.

Sofort entgleiten ihre Gesichtszüge. Mit offenem Mund starrt sie mich an, ehe sie kurz darauf die Hand zurückzieht, als hätte sie sich verbrannt.

»Wie bitte?«

Shit. Hätte ich doch einfach den Mund gehalten.

»Willst du damit sagen, dass es unhygienisch ist, während seiner Periode Sex zu haben? Obwohl es dich die letzten drei Male auch nicht gekümmert hat?«

»Nein, das … war missverständlich ausgedrückt.«

»Was soll man da missverstehen? Du tust so, als ob es an mir läge!«

»Das … habe ich nicht gesagt.«

»Aber impliziert.« Ihre Stimme wird lauter. »Wenn du nicht kannst oder willst, ist das schon okay. Aber komm mir doch nicht mit irgendwelchen sexistischen Stereotypen, weil es ›eklig‹ oder ›schmutzig‹ oder gar ›gefährlich‹ wäre.«

Die Schärfe ihrer Worte brennt sich bis in meine Knochen. Ich öffne den Mund zu einer Erwiderung, doch die Worte gefrieren auf meiner Zunge. Wieder kann ich nichts sagen, schaffe es nur zu nicken. Natürlich hat sie recht. Natürlich finde ich es weder eklig noch gefährlich. Es liegt nicht an ihr. Sondern an mir, und der Frust, dass mir mein Körper nicht länger gehorcht, die Scham, meine Freundin immer wieder zu enttäuschen, *ihr* die Schuld zuzuschieben, weil mein fragiles Ego allmählich nicht mehr auf sich selbst klarkommt …

»Ich bin ein Arschloch.« Ausgesprochen klingt es so viel jämmerlicher, als es sich ohnehin schon anfühlt.

Ellis funkelt mich lang an, doch dann klärt sich ihr Blick, und als sie die Augen schließt, glätten sich ihre Züge.

»Nein, bist du nicht«, flüstert sie, tastet nach meiner Hand, die ich am liebsten zurückziehen würde. Sie soll mir nicht so schnell verzeihen, mir nicht das Gefühl geben, dass ich sie nicht verdiene, mich fragen lassen, was sie überhaupt von mir will.

»Hey.« Ellis berührt meine Wange, dreht mein Gesicht zu sich und sieht mir fest in die Augen. »Es ist alles gut.«

Mein Herz rutscht in die Hose. Ich kneife die Lider zusammen, weiche ihrem Blick aus, in dem mehr Geduld und Nachsicht liegen, als ich verdiene.

»Ich liebe dich«, flüstere ich und atme ihren Duft ein, der sich während der Nacht ein wenig mit meinem vermischt hat.

»Und ich liebe dich.« Ihre Lippen drücken sich sanft auf meine. Ohne die Augen zu öffnen, schlinge ich die Arme um sie, so fest, als wollte ich allen Frust und alle Enttäuschung, die sie meinetwegen tragen muss, wieder an mich reißen.

*

Bei der Anprobe denken die Mitarbeiter, ich sei verkatert. Ich verzichte darauf, es richtigzustellen, weil es, auf den Kater meiner Emotionen bezogen, sogar stimmt. Mein Kopf fühlt sich an, als hätte man ihn in einen Mixer gesteckt, das schlechte Gewissen drückt schwer gegen meine Brust. Und jetzt muss ich mich auch damit rumschlagen, dass ich anscheinend impotent bin …

»Das muss alles enger gemacht werden«, sagt Mr Sahir, der Schneider, zu dem schon mein Großvater ging. Ich habe ihn lange nicht mehr gesehen, er ist älter geworden, hagerer, und sein mausgraues Haar wird auch immer schütterer. Dennoch hat er noch kaum Falten im Gesicht. Seltsam, wie unterschiedlich Menschen altern.

»Okay«, sage ich nur.

»Sie haben abgenommen.« Mit einer Stecknadel im Mund fummelt er am Schulterteil meines schwarzen Sakkos.

»Ach ja?«, entgegne ich emotionslos.

»Im Vergleich zu den alten Maßen, schon.« Er steckt die Nadel irgendwo am Stoff fest und schnappt sich das gelbe Maßband vom Tisch. »Ist Ihnen das selbst nicht aufgefallen?«

»Keine Ahnung«, lüge ich. »Bei der Hose ein bisschen«, räume ich ein, damit es nicht zu auffällig ist. »Da muss ich den Gürtel etwas enger schnallen.«

»Nun, wir müssen das auf jeden Fall umnähen.« Er zieht mir das Jackett wieder aus, und ein Anflug von Erleichterung durchströmt mich, dass er nur seinen Job macht und mich keinem Verhör unterzieht. Kurz bin ich versucht, ihn zu bitten, meiner Mutter nichts zu erzählen, verkneife es mir aber wieder. Selbst wenn, würde es vermutlich sowieso nichts ändern. Solche Dinge kümmern sie nicht. Es sei denn natürlich, sie schaden unserem Ruf.

Nach der Anprobe mache ich mich vom Bryant Park geradewegs auf zum Madison Square Garden. Tyler ist übers Wochenende da, und wir wollten uns gemeinsam das Spiel der New York Knicks gegen Miami Heat ansehen. Obwohl ich meinen besten Freund seit Ewigkeiten nicht gesehen habe, hält sich meine Vorfreude trotzdem in Grenzen. Heute ist mir nicht nach Menschenmassen, außerdem geht mir zu viel durch den Kopf. Ich wünschte, ich hätte einen Regler, der meine Gedanken für ein paar Stunden auf stumm schalten könnte.

Auf dem Weg mache ich einen Halt bei Whole Foods und kaufe einen Proteinriegel. *Cookies and Cream*, nicht meine liebste Sorte, aber *Peanut Chocolate* war schon vergriffen. Ungelenk nestele ich am Verschluss, meine Hände zittern zu stark, weshalb ich ihn schließlich mit den Zähnen aufreiße. Verdammter Winter.

Es ist nicht die Kälte, die deinen Fingern die Kraft genommen hat, flüstert mir eine leise Stimme zu. Ich ignoriere sie und beiße in den Riegel.

Als ich am Macy's vorbeikomme, wandern meine Gedanken unweigerlich zu Ellis. Ob sie und Riley noch im Kaufhaus sind? Trotz der unterkühlten Stimmung heute Morgen hat sie mich dennoch eingeladen, mich dem Ausflug zum berühmten *Santaland* anzuschließen, das sich auf der achten Etage befindet. Ich war das letzte Mal als Kind dort, fand das Weihnachtswunderland mit den grinsenden Wachselfen und der Nordpoltapete aber schon damals zu kitschig. Dennoch hat es mich gefreut, dass sie gefragt hat. Überhaupt zeigt sie so viel Nachsicht, die ich eigentlich gar nicht verdiene.

Irgendwann hat sie genug von dir, meldet sich die Stimme erneut in meinem Kopf, und sofort wird mir übel. Und was, wenn das wirklich passiert? Was, wenn ich Ellis verliere, weil es ihr irgendwann mit meinen Launen reicht? Weil ich es einfach nicht geschafft habe, nicht *ich* zu sein?

Die Panik beim Gedanken an den Kontrollverlust dreht mir den Magen um, und der Wunsch, das Gefühl von mir zu stoßen, wird übermächtig.

Eilig entsorge ich den restlichen Proteinriegel in der nächstbesten Tonne.

Und atme wieder auf.

*

Tyler, überpünktlich wie immer, steht bereits am Ausgang der Pennsylvania Station und sieht mit seinem langen schwarzen Mantel und der blauen NYK Cap ein bisschen aus wie ein Promi, der nicht erkannt werden will.

»Na sieh mal einer an«, sage ich, und schlage erst mit ihm ein, ehe wir einander fest in den Arm nehmen.

»Hey Mann. Wie geht's?«

»Geht so.« Ich zucke die Schultern und mache ein »Du weißt schon, ist eh immer dasselbe«-Gesicht. »Und dir?«

»Geht so«, wiederholt er und lächelt müde. Sein Blick wirkt träge, dunkle Schatten liegen unter seinen Augen. Vermutlich schläft er wieder schlechter und kifft zu viel.

»Willst du darüber reden?«, fragt Tyler. Ich schüttele den Kopf.

»Wie immer.« Er seufzt.

»Willst *du* denn darüber reden?«

»Ja.«

»Wie immer.« Ich grinse und spüre, wie sich ein warmes Gefühl der Vertrautheit in mir ausbreitet. Vermutlich könnten Jahre vergehen, ohne dass wir ein Wort miteinander wechseln; würden wir uns wiedersehen, wäre trotzdem alles genau gleich.

»Megan und ich werden uns wahrscheinlich trennen«, eröffnet er, als wir auf unseren Plätzen sitzen.

Erschrocken reiße ich die Augen auf. »Was?«

»Sie betrügt mich.« Er zieht sich die Cap vom Kopf, unter der er die Haare inzwischen raspelkurz trägt. Ich kenne keinen Menschen, der seine Frisur so oft ändert wie er.

»Woher weißt du das?«

»Ist so ein Gefühl.« Er fährt sich über den Schopf und zieht die Cap wieder auf. Kurz huscht sein Blick zu mir. »Willst du das nicht ausziehen?«

Meine Nervenenden zucken kurz. »Ähm, mir ist kalt.«

Tyler zieht ein verwirrtes Gesicht. »Dir ist *hier* kalt?«

»Was soll das heißen, du hast es im Gefühl?«, übergehe ich seine Frage. »Was für Hinweise hat sie dir denn gegeben?«

Prompt verdüstert sich seine Miene. Den Blick nach vorn gerichtet gibt er mir eine kurze Zusammenfassung der letzten Monate, erzählt, wie schwer die Fernbeziehung war, dass Megan immer mehr unter der Distanz litt und er sie nicht so oft besuchen konnte wie erhofft, weil das Lernpensum an der Cornell echt brutal ist.

»Du kennst sie ja, sie braucht eine Menge Aufmerksamkeit, und je weniger von mir kam, desto wütender wurde sie. Irgendwann hat sie angefangen, random Typen in ihren Storys zu zeigen.«

Das ist mir auch aufgefallen, denke ich, behalte es aber für mich.

»Am Anfang dachte ich, dass sie mich nur eifersüchtig machen will, aber in letzter Zeit ist sie stiller geworden, als ob sie … na ja, hätte, was sie braucht. Und als ich vorgestern meinte, dass ich über das Wochenende nach New York fliegen würde, war sie nicht mal sauer, dass ich in meiner freien Zeit nicht zu ihr komme. Verstehst du?«

»Weil sie selbst ein schlechtes Gewissen hat?«

Er nickt.

Bei Megan macht diese Theorie sogar irgendwie Sinn.

»Scheiße.« Betreten lege ich eine Hand auf seine Schulter. Zwar wusste ich, dass die zwei gerade ihre Probleme haben, aber mir war nicht klar, dass es *so* schlimm ist. Schuldgefühle bohren sich zwischen meine Rippen. In den letzten Wochen war ich so sehr mit dem Hotel beschäftigt, dass ich gar nicht mitbekommen habe, was bei ihm abging. Andererseits hat er sich seinen Ballast auch nicht anmerken lassen.

Genau wie ich.

Schweigend lausche ich dem Rest der Geschichte, dem großen Streit, bei dem Tyler Megan einer Affäre bezichtigt hat und diese daraufhin völlig ausgerastet ist. Gerade will ich einwenden, dass eine Auseinandersetzung noch lange nicht das Ende einer Beziehung bedeuten muss, da blicke ich plötzlich in mein eigenes Gesicht, das auf dem gigantischen Bildschirm über dem Spielfeld gezeigt wird.

Ich erstarre. Innerlich, denn nach außen hin kann ich mir meinen Schock nicht anmerken lassen. Als Unterschrift steht sogar mein Name. *Ryan Van Day, Hotel Van Day*. Scheiße. Woher wussten die, dass ich hier bin? Ich zwinge mich zu einem überraschten Lächeln, und hebe aus lauter Nervosität die Hand zu einem Peace, obwohl ich das eigentlich nie mache.

Tyler prustet los. »Du Star«, spöttelt er, als die Kamera weiter zu Jon Steward, Pete Davidson und anderen prominenten Gesichtern schwenkt. Ich krümme mich innerlich.

»›Ryan Van Day, Hotel Van Day‹«, zitiere ich. »Bei den anderen steht noch Comedian oder Schauspieler, meine Unterschrift schreit förmlich: ›Ist nur fame, weil die Eltern fame sind.‹«

»Ja, das klingt schon ein bisschen nach Nepo Baby.«

Ich lache. »Fick dich.«

Tyler feixt ebenfalls. »Aber im Ernst, zieh doch endlich mal deine Jacke aus. Schmilzt du da drin nicht?«

Ich unterdrücke ein Augenrollen. »Nein.«

Als der Anpfiff ertönt, richten wir unsere Aufmerksamkeit wieder nach vorn. Der Ball wird gedribbelt, schwarze und weiße Trikots flitzen über das Spielfeld, Schuhe quietschen, der erste Ball versinkt im Korb. Knicks-Fans grölen los, doch diesmal sind Tyler und ich ungewohnt still, fahren jeder in seinem eigenen Gedankenkarussell.

Außerdem hat Tyler recht, mir ist warm, aber jetzt, wo es Kameras gibt, kann ich mich erst recht nicht von meinem Mantel trennen. Wenn sogar Mr Sahir etwas bemerkt hat …

»Man weiß ja nie, wer zusieht«, leiert die altbekannte Stimme meiner Mutter in meinem Kopf. *»Achtet darauf, wie ihr schaut. Achtet darauf, was ihr sagt. Bleibt immer höflich und diskret.«*

Ich hasse das. Die ständige Aufgesetztheit. Sogar jetzt, in meiner Freizeit, bei einem einfachen Basketballspiel. Ich hasse, hasse, hasse es.

In der Pause verschwindet Tyler auf die Toilette, während ich auf meinem Handy rumscrolle und hoffe, dass mich niemand anquatscht. Zum Glück braucht er nicht lange, doch als er zurückkommt, hält er zwei Hotdogs in den Händen. Meine Nackenhaare stellen sich auf. Wie benommen ziehe ich die Beine ein, um ihn durchzulassen, reagiere jedoch nicht, als er mir einen Hotdog hinhält.

»Hier«, sagt er auffordernd.

»Ich … will nicht«, bringe ich heraus.

Tyler sieht mich an, als würde ich scherzen. »*Du* willst keinen? Nachdem wir bei unserem letzten Spiel jeder zwei hatten? Nein, du hattest sogar drei!«

Ich antworte nicht.

»Komm schon, Mann.« Er wedelt mit dem Hotdog, als würde sein Arm allmählich steif werden. »Ich hab ihn jetzt schon gekauft.«

»Und ich hab dich nicht darum gebeten«, fahre ich ihn an.

Tyler blinzelt. »Hä?«

»Sorry«, murmele ich und erinnere mich wieder an die Kameras, unterdrücke einen stillen Fluch. Verdammte Scheiße. »Na gut, gib her.«

Skeptisch reicht er ihn mir, lässt den Blick dabei wie in Zeitlupe über mich herwandern. »Bist du grad in der Defi-Phase?«

»Äh, ja. Eigentlich schon«, lüge ich.

»Hm, na ja, ein Hotdog wird dich schon nicht umbringen.«

Er lässt sich neben mich sinken und schiebt sich den ersten Bissen in den Mund. Mit einem leichten Anflug von Übelkeit folge ich seinem Beispiel, nehme einen winzigen Bissen, spüre, wie die Knospen in meiner Zunge die Aromen begrüßen, wie eine verlorene Liebe. Der Geschmack ist bittersüß, mein Mund lechzt nach mehr, während mich eine leise Stimme anfleht, aufzuhören. In meiner Brust vermischen sich die widersprüchlichsten Gefühle, hinterlassen mich trauerglücklich, satthungrig, sehnsuchtspanisch, genießerischwütend; verwandeln mich in ein atmendes Akronym.

Ich kaue so lange, bis die Masse in meinem Mund Brei ist. Mein Rachen brennt, als ich runterschlucke.

Während das Spiel weitergeht, versuche ich meine flatternden Nerven wieder einzufangen. Das ist nur ein Hotdog, rede ich mir zu. Nur ein kleiner Hotdog. Mit dem Proteinriegel vorhin wäre das mein einziges Essen heute. Insgesamt wären wir dann bei sechs- … siebenhundert Kalorien. Das geht doch. Wenn ich für den Rest des Tages nichts mehr esse, bin ich sogar bei ungefähr so viel wie gestern. Und wenn ich morgen noch weniger esse, habe ich den Hotdog allemal aufgewogen.

Mit einem vorsichtigen Blick betrachte ich den Rest, der mir bevorsteht, und sofort werde ich von erneuter Angst gepackt. Das ist so viel Brot, so viel Ketchup. Die ganzen Röstzwiebeln … Nein. Das schaffe ich nicht. Nie im Leben kriege ich dieses Ding runter. Aber wie soll ich ihn loswerden? Vielleicht einfach unter meinen Sitz schieben? Und was, wenn das die Kameras einfangen? Oder ich könnte ihn *unabsichtlich* fallen lassen. Aber ist das dann *zu* auffällig?

Mein Herz pocht, meine Augen brennen, der Hotdog verschwimmt vor meinen Augen.

»Bin ich ein Jammerlappen, wenn ich sie trotzdem zurücknehme?«, höre ich Tyler irgendwann leise von der Seite fragen. Erleichtert, dass ihm meine seltsame Hotdog-Reaktion nicht mehr zu beschäftigen scheint, umschließen mich kurz darauf erneute Schuldgefühle, wegen dem, was ihn eigentlich belastet. Dennoch – und ich verachte mich dafür – nutze ich den Moment, um mir den Rest des Hotdogs unauffällig in die Jackentasche zu schieben.

»Du meinst, wenn sie dich wirklich betrogen hat?«, frage ich und ziehe die Hand vorsichtig wieder zurück. Ein kleiner Stein fällt mir vom Herzen. Danach muss ich den Mantel zwar reinigen lassen, aber scheiß drauf. Krise abgewendet. Ich muss das Ding nicht mehr essen. Der Hotdog ist weg, und alles in mir atmet auf.

»Keine Ahnung«, sage ich und richte meine Aufmerksamkeit wieder ganz auf Tyler. »Natürlich wärst du kein Jammerlappen, aber um ehrlich zu sein, denke ich, du verdienst mehr. Einen Menschen, der dich wirklich respektiert und keine Spielchen spielt. Aber vor allem jemand, dem du glaubst, wenn er dir sagt, dass er dich nicht betrogen hat. Ein Mensch, dem du vertraust.«

»Hm«, macht Tyler nur. Dann sehen wir beide wieder nach vorn.

Kurz vor Ende stehen wir auf und schleichen uns nach draußen. Eigentlich tun wir das nie, aber Tyler will dem Menschenstrom entkommen, und mir geht es ähnlich.

Als ich die Treppen nach oben steige, wird mir plötzlich schwummerig. Wellenartige Beben hämmern gegen meine Stirn. Die Welt rutscht auf Schieflage, meine Umgebung dreht sich. *Whooow.* Ich kralle mich fester ans Geländer und versuche mich zu sammeln, setze vorsichtig einen Schritt vor den anderen.

»Wollen wir noch abhängen?«, fragt er und entsorgt unseren Müll an einem vorbeikommenden Mülleimer, der bereits überquirlt. »Ich hab das Gefühl, wir haben heute nur über mich geredet.«

»Alles gut. Ist doch kein Wettbewerb.« Ich schließe kurz die Augen, reibe mir über die Schläfen. »Und klar. Wir können noch zu dir, wenn du willst.«

Ich knöpfe meinen Mantel zu und folge meinem besten Freund zum Ausgang. Noch immer dröhnt mein Kopf, der Boden unter meinen Füßen schwankt.

Der Großstadttrubel begrüßt uns mit eisigem Wind, grellen Leuchtreklamen und lautem Autohupen. Meine Sinne erzittern bei all den Lichtern und Geräuschen, meine Umgebung versinkt in einem Strudel. Alles dreht sich, ein schwarzer Schatten senkt sich vor meine Augen, und bevor ich weiß, was geschieht, knicken meine Knie weg. Doch alles, was ich in diesem Moment denke, ist: *Fuck, hoffentlich fällt mir der Hotdog nicht aus der Tasche.*

Tyler reagiert sofort und fängt mich auf. »Alter!«

»Sorry«, nuschele ich, und atme erleichtert aus, als ich nach dem Stück Brot taste, das sich zum Glück noch immer in meinem Mantel befindet.

»Alles okay?«

»Klar.«

»Was war das denn?«

»Na ja, die Knicks haben verloren.«

Tyler lacht nicht.

»Keine Ahnung«, gestehe ich, weil ich es selbst nicht weiß. »Wahrscheinlich der Übergang von warm zu kalt.«

Normalerweise würde er jetzt so was sagen wie: *»Warm zu kalt? Wie alt bist du? Achtzig?«* Stattdessen wird seine Miene immer besorgter. »Also war dir doch zu warm?«

»Ja, kann sein.«

»Hast du heute genug gegessen?«

Ich verdrehe die Augen. »Ja, Mom.«

»Und getrunken? Soll ich kurz was holen und du wartest hier?«

»Muss nicht«, winke ich ab und spüre, wie mich bei der Bewegung ein erneuter Anflug Schwindel überfällt. »Ich trinke einfach was bei dir.«

»Lass uns das mit dem Abhängen lieber verschieben. Soll ich dich noch nach Hause bringen?«

»Das ist echt süß, aber ich hab schon eine Freundin.«

»Lass die verdammten Witze!« Er sieht mich streng an, und sofort fühle ich mich noch mieser.

Dann hör auf so nett zu sein! Der Hotdog, den du mir liebevoll gekauft hast, verrottet gerade in meiner Tasche! Was würdest du tun, wenn du das wüsstest?

»Ich bringe dich«, beschließt Tyler und zückt sein iPhone, um seinen Fahrer anzurufen.

»Okay«, gebe ich klein bei, doch anstelle von Dankbarkeit denke ich nur: *Fuck, hoffentlich wird man im Auto nicht den Hotdog riechen.*

Doch ich entkomme dem Problem, als ich ihn kurz vorm Einsteigen auf die Straße fallen lasse. Mitten auf den vereisten

Asphalt, während andere in Mülltonnen nach Essen suchen und wieder andere gegen die Umweltverschmutzung kämpfen.

Aber lass du dich mal schön in einem beheizten Rolls-Royce kutschieren.

Nie habe ich mich mehr gehasst.

31. KAPITEL

Ellis

Ich sitze mit meinem Laptop in der Lobby und tippe in meine neueste Datei, als plötzlich ein fremder Herr gegenüber von mir Platz nimmt. Er ist relativ groß, hat kurze, dunkle Haare, die an den Seiten bereits ergrauen, und einen sauber gestutzten Fünftagebart. Um seinen schlanken Oberkörper schmiegt sich ein marineblauer Wollpullover, den er mit einer mintfarbenen Leinenhose und grauen Wildlederboots von Calvin Klein kombiniert hat. Manchmal versuchen meine Kollegen und ich den Beruf der Gäste anhand ihrer Outfits zu erraten. Bei ihm würde ich auf einen Künstler oder Modedesigner tippen, allerdings ist wenig auf mein Urteil zu vertrauen, denn meistens verliere ich bei diesem Spiel.

Ich nicke ihm freundlich zu und will mich gerade wieder meinem Text zuwenden, als er mich anspricht.

»Entschuldigung, Miss, aber Sie sind nicht zufällig die Frau, die mit ihrer Mutter hier aufgewachsen ist und jetzt ein Buch schreibt?«

Verwundert schaue ich auf. »Woher wissen Sie …«

»Ihr Ruf eilt Ihnen voraus.« Er lächelt und deutet mit dem Kinn auf meinen Laptop. »Woran schreiben Sie gerade?«

Skeptisch runzele ich die Stirn. Das ist doch nicht etwa schon wieder so ein schmieriger Journalist, der alle Jubeljahre mal sein Glück bei den Mitarbeitern versuchen will?

Langsam klappe ich meinen Laptop zu. »Verzeihung. Sind Sie hier Gast?«

»Oh, wo sind nur meine Manieren!« Zerstreut schüttelt er den Kopf, als würde ihm ebenfalls klarwerden, was für einen Eindruck er machen muss. »Matthew Wilde.« Er reicht mir die Hand. »Und, ja, ich bin hier Gast.«

»Freut mich. Ellis Wheaton.«

»Freut mich ebenfalls, Ellis Wheaton. Mein Mann und ich kommen aus Vermont und verbringen hier die Feiertage. Ich bin Literaturagent, daher mein Interesse.«

»Oh.«

»Eine freundliche Mitarbeiterin vom Housekeeping hat mir erzählt, dass Sie über das Hotel schreiben.«

Hitze schießt mir die Wangen. Jede Wette, dass das Louisa war. Mann, warum muss sie auch ständig damit prahlen? Andererseits ist es echt süß, wie stolz sie ist.

»Das ist richtig. Ich sammele Geschichten, die sich über die letzten Jahrzehnte im Hotel zugetragen haben.«

»Klingt spannend.« Er schlägt ein Bein übers andere und widmet mir seine ganze Aufmerksamkeit. »Wie sind Sie auf die Idee gekommen?«

»In unserem Souvenirshop gibt es ein Fotobuch mit wunderschönen Aufnahmen vom Hotel. Mich interessierten jedoch die Geschichten hinter den Bildern, und da sie mir niemand erzählen konnte, fing ich selbst an zu recherchieren.«

Mr Wilde nickt, seine Augen funkeln interessiert. »Und es stimmt, dass Sie hier mit Ihrer Mutter aufgewachsen sind?«

Ich lächele. »Ja.«

»Dann haben Sie über die Jahre sicher selbst eine Menge mitkommen.«

»Worauf Sie sich verlassen können.«

Wir lachen beide.

»Haben Sie schon eine Literaturagentur?«

»Oh!« Seine Frage trifft mich unvorbereitet. »Ähm, n-noch nicht.«

Besser gesagt habe ich mir bis zu diesem Moment nicht einmal Gedanken darum gemacht …

»Dann ist heute wohl mein Glückstag.« Er greift in seine hintere Hosentasche und zückt sein Portemonnaie. Nach kurzem Wühlen reicht er mir eine elfenbeinfarbene Visitenkarte. *Robertsen & Wilde*. Klingt mehr wie eine Anwaltskanzlei. »Meine Kollegen und ich vertreten hauptsächlich Biografien und Sachliteratur, und wir sind immer auf der Suche nach Projekten mit einer frischen Perspektive.«

Frische Perspektive?

Gerade will ich fragen, was er damit meint, da blickt er auf seine Armbanduhr und verzieht leicht das Gesicht. »Oje. Jetzt muss ich aber dringend los. Wenn mein Mann erfährt, dass ich während des Urlaubs arbeite, macht er mir die Hölle heiß.«

Nervös lache ich etwas zu laut und schüttele zum Abschied erneut seine Hand.

»Vielleicht sehen wir uns noch mal.«

»Ja, vielleicht.«

»Und melden Sie sich.« Lächelnd deutet er eine Telefongeste an, dann dreht er sich um. Verwirrt lächelnd sehe ich ihm hinterher. Was für eine seltsame Begegnung.

*

»Und dann hat er mir seine Karte in die Hand gedrückt und ist wieder abgezischt«, erzähle ich Riley und Emory, als die beiden Stunden später von ihrer Shoppingtour zurückkehren. Wir sitzen auf unseren Jacken direkt unter dem großen Weihnachtsbaum in der Lobby. Es ist schon spät, außer uns ist kaum jemand hier, nur ab und an huschen Mitarbeiter umher, um in der Lounge etwas aufzuräumen oder den Boden zu wischen.

»Und was genau lässt dich denken, dass der Typ dich verarscht hat?«, fragt Emory und dreht die Visitenkarte, als würde er sie auf ihre Echtheit überprüfen.

»Weil die ganze Begegnung viel zu utopisch war. Literaturagenten tummeln sich doch nicht einfach in irgendwelchen Hotellobbys und quatschen Leute mit Laptops an.«

»Literaturagenten machen auch Urlaub«, erinnert Riley und nimmt Emory die Karte ab, um sie ebenfalls ins Visier zu nehmen. Inzwischen habe ich mich so sehr an ihre Anwesenheit gewöhnt, dass es mir vorkommt, als ob sie nie weg gewesen wäre. »Außerdem hatte er doch schon von dir gehört. Und nach dem Trubel, den das Hotel in den letzten Monaten in den Medien verursacht hat, kann ich schon verstehen, warum die Verlage einen kommerziellen Zweck darin sehen. Überhaupt wundert es mich, dass nicht schon früher jemand einen Versuch gewagt hat.«

»Ja, wäre ich Agent, würde ich mir auch sofort die Person unter den Nagel reißen, die ihr halbes Leben im Hotel Van Day verbracht hat«, pflichtet Emory ihr bei.

Zweifelnd schüttele ich den Kopf. »Aber so was passiert mir nicht. Anderen Leuten vielleicht, nicht mir. Ich hab nie so viel Glück. Da muss ein Fehler vorliegen.«

»Und was, wenn nicht?« Rileys hoffnungsvoller Blick leuchtet im Schein der Lichterketten.

»Trotzdem«, halte ich dagegen. »Und überhaupt, glaubt ihr wirklich, dass meine Geschichten außerhalb des Hotels irgendwen interessieren würden?«

»Natürlich«, meint Riley sofort, und auch Emory nickt bestärkend.

»Hm«, mache ich und stütze mein Gewicht aufs andere Bein, während ich den Blick durch die leere Lobby schweifen lasse, und mir für einen winzigen Moment die Vorstellung erlaube, dass diese Begegnung kein Traum war, dass ein Literaturagent wirklich an meinem Projekt interessiert ist. Heiße Aufregung steigt in meiner Brust auf, doch mit ihr auch das vertraute Gefühl der Ablehnung.

Das passiert nämlich, wenn man sich Hoffnungen macht. Die Zurückweisung ist umso schmerzhafter.

»Am Ende interessiert sich dieser Agent sowieso nur für Edith Langston und Grandpa Al«, murmele ich und nehme die Karte wieder an mich. »Was nicht skandalös ist, wird den nicht jucken. Und wenn doch, bestünde immer noch die Möglichkeit, dass er meinen Schreibstil nicht mag. Vielleicht hasst er ja jedes Wort.«

»Jetzt sei mal nicht so pessimistisch. Probier's doch einfach«, sagt Riley und lächelt ermutigend.

Ich zucke mit den Schultern.

»Egal, genug von mir. Jetzt zu euch.« Mit dem Fuß tippe ich gegen eine braune Papiertüte von Bloomingdale's. »Was habt ihr alles besorgt?«

Riley und Emory packen ihre Einkäufe aus, die hauptsächlich aus Geschenken an sich selbst bestehen, weil sie den reduzierten Angeboten einfach nicht widerstehen konnten. Drei Parfümflaschen zum Preis von einer, ein elektrischer Schneebesen (obwohl Riley nicht einmal backen kann – »aber auf die gab's siebzig Prozent Rabatt!«), außerdem glitzernde Powerbanks, die »extrem süß« aussahen, und niedliche Haarreifen mit Rentiergeweihen.

»Für dich habe ich auch einen«, sagt Riley und reicht ihn mir.

»Oh, wie lieb. Danke.« Gerührt setze ich ihn auf und hebe den Kopf, um mein Spiegelbild in einer silbernen Christbaumkugel zu betrachten. Da fällt mir ein, dass mir noch Geschenke für sie und Emory fehlen. Bislang habe ich nur was für Mom, Dad, Louisa und ... Mein Herz zieht sich zusammen.

Ryan.

Schon der kleinste Gedanke an ihn reicht aus, um meinen Körper in hilfloser Ohnmacht zu lähmen. Wir haben immer noch den Status quo, drehen uns im Kreis, stecken fest, kommen nicht raus. Je öfter ich versuche, mit ihm zu reden, desto mehr entgleitet er mir. Seit die Vorbereitungen für das Weihnachtsfest begonnen haben, scheint sein Zustand sich noch weiter verschlimmert zu haben. Die meisten Menschen essen, um Energie zu tanken, bei Ryan scheint das genaue Gegenteil der Fall zu sein.

Klackernde Schritte hallen über den Marmorboden. Ich hebe den Kopf und erkenne Sam, die die Lobby durchquert. Sie trägt einen Mantel, spitze Ankle Boots und eine Baskenmütze, die nicht sonderlich warm aussieht, aber ihren stylischen Look mal wieder perfekt abrundet. Es überrascht mich, sie hier in New York zu sehen, doch dann fällt mir wieder ein, dass die Ferien vermutlich schon begonnen haben.

Als sie mich ebenfalls entdeckt, lächeln wir und heben beide kurz die Hand.

»Ist euch nicht kalt?«, ruft sie uns zu.

»Äh, nein«, erwidere ich und unterdrücke den Impuls, mir das Rentiergeweih vom Kopf zu nehmen. Aus irgendeinem Grund schafft sie es immer wieder mit nur einem Blick, dass ich mich in ihrer Anwesenheit wie ein kleines, unreifes Kind fühle.

»Na dann.« Sie nickt mir zu und steuert Richtung Ausgang.

Bevor ich weiß, was ich tue, springe ich auf. Riley und Emory sehen überrascht zu mir hoch.

»Bin gleich wieder da«, sage ich und setze mich in Bewegung, laufe dem kalten Luftzug entgegen, der mich daran erinnert, dass draußen Minusgrade herrschen und ich besser meine Jacke überziehen sollte. Aber Sam ist schon aus der Tür und ich darf nicht riskieren, sie zu verlieren. Wer weiß, wann ich das nächste Mal die Chance bekomme, sie allein anzutreffen.

Draußen herrscht die Sorte Wind, die sich so anfühlt, als würde sie einem die Haut aufreißen. Die Straßen sind leer, kaum Menschen sind unterwegs. Levi und Gonzales stehen mit ihren Pagenuniformen in einer Ecke und unterhalten sich so angeregt, dass sie mich gar nicht bemerken.

»Sam?«, rufe ich ihr nach, dabei bildet mein Atem eine so dichte Nebelschwade, dass ich sie kurz gar nicht mehr sehe. Dennoch höre ich, wie ihre Schritte anhalten.

Sie dreht sich um. »Ja?«

»Kann ich kurz mit dir reden?«

Überraschung huscht über ihr Gesicht. »Worüber?«

»Über … äh, Ryan«, sage ich und gehe zögernd auf sie zu.

Eine skeptische Falte gräbt sich zwischen ihre Augenbrauen. Sie sagt kein Wort, starrt mich nur misstrauisch an.

»Ich mache mir Sorgen um ihn«, beginne ich und schlinge die Arme um meinen Oberkörper. »Weil … na ja, ist dir auch aufgefallen, dass er in letzter Zeit ein bisschen … anders ist?«

»Anders?« Sie klingt verwirrt. Ob sie wirklich nicht weiß, worauf ich hinauswill?

»Im Sinne von …« Ich mache eine uneindeutige Handgeste und seufze. Okay, neuer Versuch. »Ist dir auch aufgefallen, dass Ryan in letzter Zeit nicht mehr so viel isst?«

Sam blinzelt. »Verzeihung?«

»Er isst weniger.« Meine Stimme zittert. »Und er hat abgenommen. Das bereitet mir Sorgen, aber ich komme bei ihm einfach nicht durch. Du kennst ihn ja, er redet nicht so viel über Persönliches. Deshalb dachte ich, dass du als seine Schwester … du weißt schon, ihr habt eine ziemlich gute Beziehung, und …« Ich breche ab, als ich bemerke, wie sich ihre Miene immer mehr verfinstert.

»Wow.« Sie wendet sich ab und reckt den Kopf gen Himmel, als müsste sie meine Worte erst mal sacken lassen. Als ihr Blick zurück zu mir schwenkt, ist ihr Ausdruck so kalt und scharf, dass ich instinktiv zurückweiche. »Ist dir eigentlich klar, wie grenzüberschreitend du gerade bist?«

Jedes meiner Härchen stellt sich auf. »Was meinst du?«

»Du redest hinter dem Rücken deines Freundes mit seiner Schwester.«

»Weil ich mir Sorgen mache.«

»Worüber? Dass du ihn nicht so kontrollieren kannst, wie du gern würdest? Das ist keine Sorge, sondern manipulativ.«

Mir bleibt die Spucke weg. »Das … das hat doch überhaupt nichts …«

»Und jetzt willst du, dass *ich* ihn kontrolliere, weil *du* nicht erfolgreich bist?«

»Nein!« Oh Gott, dieses Gespräch geht in eine völlig falsche Richtung.

»Und ich hab dich noch verteidigt. ›Nein, Ellis ist doch nicht bevormundend. Du warst viel zu streng zu ihr. Sie hat es nur gut gemeint.‹ Oh Mann.« Sam schließt die Augen und stößt einen verzweifelten Laut aus. »Warum fühlt man sich eigentlich immer zu den Menschen hingezogen, die den eigenen Eltern ähneln? Scheiß Traumareaktion.«

Traumareaktion?

»Nein. Nein!«, wiederhole ich lauter und spüre, wie mir allein bei der Vorstellung daran, Jules zu ähneln, schwindelig wird. Meine Gedanken überschlagen sich, mein Herz rast in Schallgeschwindigkeit. »Ich will doch nicht … Hör mal, du verstehst mich ganz falsch. Ich versuche wirklich nicht, Ryan zu kontrollieren. Aber die Sache ist ernst. Ich hab das Gefühl, dass, wenn wir nicht jetzt …«

»Ich sag dir was.« Sam lehnt sich vor und ist mir plötzlich so nahe, dass mir der frische Duft ihres Minzkaugummis in die Nase steigt. Blanker Zorn schlägt mir aus grünen Augen entgegen. »Ryan kriegt von allen Seiten schon genug Vorschriften, da sollte er sie nicht auch noch von seiner eigenen Freundin bekommen. Kümmere dich also um deinen eigenen Kram und lass Ryan leben, so wie er will!«

Mit einem letzten Blick wendet sie sich ab und überquert die Straße. Frank schaltet die Scheinwerfer des Wagens ein, Sam steigt ins Auto, und im nächsten Moment rauschen sie davon. Ich bleibe allein zurück, stehe einfach da und kann mich nicht bewegen. Der Schock jagt in heißen Wellen durch meinen Körper, Tränen laufen mir über die Wangen.

Ob sie recht hat? Bin ich kontrollierend und manipulativ? Bedränge ich mein Umfeld, ohne es selbst zu bemerken? Gehöre ich zu der Sorte toxischer Menschen, denen nicht auffällt, wenn sie anderen schaden?

»Hey.« Eine Hand legt sich auf meine Schulter, im Schatten erkenne ich Levis große Gestalt. Als er mich sanft zu sich dreht, schwimmt Sorge in seinen Augen. »Alles okay, Liebes?«

Schniefend schüttele ich den Kopf und muss noch heftiger weinen, als er mich in eine feste Umarmung zieht.

»Ich weiß, dass ich mich nicht täusche. Ich kenne ihn. Irgendwas stimmt nicht. Er ertrinkt, aber ich weiß nicht woran, und erst recht nicht, wie ich ihn da rausziehen soll.«

Vermutlich versteht Levi kein Wort von dem, was ich sage,

doch er fragt nicht nach, hält mich einfach nur fest, während mich die Trauer von innen verschlingt und mein Herz immer mehr zusammenschrumpft.

32. KAPITEL

Ryan

Die Vorbereitungen für die Weihnachtsfeier im Ballsaal sind bereits in vollem Gang. Mitarbeiter wuseln durch den Raum, hantieren an der Bühne, tragen weiteres Equipment rein. Diesmal wird es keine Tische geben, denn die Gäste werden erst im Speisezimmer essen, ehe sie anschließend zum Tanzen in den Ballsaal weiterwandern können. Kaum zu glauben, dass ich mich tatsächlich durchsetzen konnte und die Party nicht für irgendwelche Stars und Sternchen, sondern für die Gäste des Hotels stattfinden wird. Nach zwölf Uhr dürfen sich sogar die Mitarbeiter anschließen. Denn das ist es, wofür das Hotel steht: Gemeinschaft und Familie.

Okay, die Wahrheit ist, dass viele »wichtige Namen« ohnehin abgesagt hatten. Aber ich glaube trotzdem, dass es geholfen hat, die Verantwortlichen daran zu erinnern, dass teure Privatpartys unserem familiären Image schaden würden, und die Mitarbeiter ebenfalls ein Anrecht auf die Feierlichkeiten haben, wenn der Vorstand auch dort ist.

Was den Ablauf des Abends angeht, musste ich mich trotzdem auf etliche Kompromisse einlassen, beispielsweise dem, dass der Ball mit einem Dreischritt-Walzer eröffnet werden soll. Wir haben uns deshalb zu einer Art Generalprobe versammelt, und Tish, die wie immer die Hauptorganisation übernimmt, ist gerade dabei, uns den Ablauf zu erklären.

»Nach dem Walzer wird die Musik moderner«, erklärt sie und schwingt die Arme wie ein Dirigent. »Ihr müsst dann richtig abgehen. Das bringt die Leute dazu mitzumachen.«

»Bei den kostenlosen Getränken bedarf es vermutlich keiner großen Überredungskünste«, murmele ich in mich hinein.

»Trotzdem«, meint Tish, die mich dennoch gehört hat. »Falls niemand tanzt, müsst ihr aktiv auf die Leute zugehen und sie auffordern. Das schmeichelt ihnen.«

Schmeichelt ihnen?

»Oh Gott«, stöhnen meine Schwester und ich, und ich glaube, auch Dad.

»Und vergesst nicht, dass überall Kameras sein werden«, erinnert meine Mutter und demonstriert ein breites Lächeln. »Zeigt euch von eurer besten Seite und habt die Zeit eures Lebens.«

Wohl eher: *Gaukelt den Leuten wieder mal was vor.* Ich unterdrücke ein Seufzen.

»Und was den Tanz angeht ... Vielleicht wäre es besser, wenn zuerst Daniel und ich beginnen und Ryan mit Samantha folgt.«

Verwirrt ziehe ich die Stirn kraus. Wie jetzt?

»Du meintest doch, dass wir uns eigene Partner suchen können«, wende ich ein. »Ich hab Ellis jetzt schon Bescheid gesagt. Sie kommt jeden Moment.«

Mom schürzt die Lippen. »Ich glaube, es wäre besser, wenn du dich nicht als Paar mit ihr zeigst. Das machst du doch sonst auch nicht.«

»Ja, weil ich sie vor der öffentlichen Aufmerksamkeit schützen will.«

»Na eben. Warum jetzt damit aufhören?«

»Aber es weiß doch jeder, dass wir zusammen sind. Es ist kein Geheimnis. Warum die plötzliche Änderung? Du warst doch einverstanden, dass ich mit ihr gehe.«

»Es geht ja nicht darum, dass du den Abend nicht mit ihr verbringst, sondern nur um den ersten Tanz.« Ihre Stimme hat wieder diesen provozierend ruhigen Tonfall, der einem unweigerlich das Gefühl gibt, man selbst würde völlig überreagieren. »Es würde viel mehr Sinn machen, wenn die Familie den Tanz eröffnet.« Darum geht es nicht, aber das weiß sie auch. Sie will einfach nicht, dass die Presse über uns schreibt, will nicht, dass der Fokus auf etwas anderes als den unglaublichen Abend gelenkt wird. Und vielleicht will sie auch nicht, dass ich mich in der Öffentlichkeit mit meiner Freundin zeige, denn als Single könnte man mich viel besser vermarkten …

»Aber Bruder und Schwester? Ist das nicht irgendwie … ein bisschen seltsam?«, fragt nun auch Sam, und wirft mir von der Seite einen »Nichts für ungut, Brüderchen, aber du weißt doch, was ich meine«-Blick zu. Ich nicke.

»Die Gastgeber eröffnen den Tanz. Familie Van Day. Mutter, Vater. Bruder, Schwester. Was genau soll daran seltsam sein?«, entgegnet meine Mutter, und wieder erinnert sie mich mit ihrem sturen Eigenwillen, der jeden Sinn verlässt, an meinen Großvater.

Es klopft an der Tür.

»Ah, Schätzchen, da bist du ja«, begrüßt Mom Ellis, als sie in der Tür erscheint. Sie trägt eine High Waisted Jeans und einen weinroten, kurzen Pulli. Die Haare hat sie zu zwei Zöpfen geflochten, und allein ihr Anblick reicht aus, um dem wilden Chaos in meinem Körper ein wenig Tempo zu nehmen.

»Hallo. Tut mir leid, dass ich zu spät bin«, murmelt sie und schließt leise die Tür hinter sich. Mit gesenktem Kopf huscht sie durch den Saal und blickt auffällig starr auf den Boden, als sie an meiner Schwester vorbeiläuft, die sie finster ansieht. Ich runzele die Stirn. Habe ich irgendwas verpasst?

»Dann können wir ja mit der Probe beginnen.« Tish klatscht

in die Hände, als hätte die Konversation gerade überhaupt nicht stattgefunden. »Ellis, hast du die Walzerschritte noch im Kopf?«

»Ähm, ich denke schon.«

»Wunderbar.« Tish tippt auf ihrem Handy, kurz darauf erklingt ein langsamer Weihnachtssong.

»Zunächst Jules und Daniel.«

Meine Eltern treten vor, nehmen ihre Position ein und tanzen ein paar Schritte.

»Anschließend Sam. Du kommst von der linken Seite.« Da Sam bei der Generalprobe ohne einen Partner da ist, übernimmt Tish den Part, klemmt sich das Handy in die hintere Hosentasche, und schwingt sich mit ihr aufs Parkett.

»Als Nächstes Ryan und Ellis. Ihr kommt von rechts.«

Ich greife nach Ellis' Hand und lege die andere auf ihre Hüfte. Mein Finger rutscht dabei unter ihren Pulli, aber Ellis zuckt nicht einmal zusammen.

»Du beginnst mit dem linken Fuß, Baby«, sage ich, als wir mehrmals ineinander stolpern.

»Oh, tut mir leid.« Zum ersten Mal schaut sie auf, und sofort schlägt meine Stimmung in Sorge um. Ihr Gesicht ist blass, die Lider geschwollen, als ob sie geweint hätte.

»Alles okay?«

»Hm«, macht sie nur und hält den Blick wieder auf unsere Füße gesenkt.

»Ist irgendwas passiert?«

»Nein.« Doch es klingt wie ein Ja.

»Haben du und Riley euch gestritten? Oder ist irgendwas mit deinen Eltern?«

»Nein, nein, wirklich nicht.«

Dann … ist was mit uns?

Doch ich wage es nicht zu fragen.

Als die Musik verklingt, lassen wir einander los.

»Gut, das war's«, beendet Mom die Runde. »Wäre toll, wenn ihr alle noch mal übt. Die Schritte sind simpel. Ach, und Ellis Schatz, wir sind uns noch nicht sicher, was die Planung angeht. Sam hat noch kein Date. Wäre es für dich in Ordnung, wenn Ryan notfalls mit ihr den ersten Tanz eröffnet?«

»Klar.« Ellis zuckt die Schultern, als wäre ihr nichts gleichgültiger. Im Grunde war es ohnehin nicht ihr Ding; sie hätte es nur für mich getan. Vermutlich sollte ich die Sache einfach auf sich beruhen lassen. Aber mir geht es ums Prinzip. Bis vor ein paar Minuten war noch nichts entschieden, und jetzt hat Mom das letzte Wort gesprochen und als Ausrede meine Schwester vorgeschoben. Enttäuschung macht sich in mir breit. In den letzten Monaten haben meine Mutter und ich so gut funktioniert, dass ich fast vergessen hatte, wie intrigant sie sein kann. Dass wir nicht so gleichgestellt sind, wie ich dachte. Dass sie eben doch immer das letzte Wort hat.

Aber dann ist es halt so. Dieser Tanz dauert sowieso nur ein paar Minuten. Hauptsache, die Hotelgäste werden da sein. Hauptsache, ich verbringe den Abend mit Ellis. Ich muss mich auf meine Siege fokussieren, nicht auf die Niederlagen.

»Wie sieht dein Tag heute aus?«, frage ich, als Ellis und ich nach draußen treten.

»Riley wollte rauf aufs Rockefeller Center. Später dann der Bingo-Abend.«

»Cool.« Ich lasse mich ein Stück zurückfallen, um zwei Mitarbeitern Platz zu machen, die eine offene Transportbox mit Verstärkern durch den Flur rollen. »Ich geh mit Tyler zu so einem komischen Casinoabend. Aber vielleicht schaffe ich es später nachzukommen.«

»Okay.« Sie wendet sich zur Wendeltreppe, ohne sich erneut umzudrehen.

»Hey, warte mal. Du wolltest doch nicht einfach gehen, ohne …« Mit einem Ruck und einem verschmitzten Grinsen ziehe ich sie an mich und drücke meine Lippen auf ihre. Ellis erwidert den Kuss, doch die Berührung wirkt zaghaft, beinahe gezwungen.

»Ist wirklich alles gut?«, frage ich, als wir einander loslassen.

»Ja, ich hab nur echt schlecht geschlafen und bin ein bisschen durch den Wind.« Sie lächelt, aber es wirkt angestrengt, als ob sie all ihre Kraft dafür aufbringen müsste.

»Okay«, sage ich und lehne mich erneut vor, streife diesmal aber nur ihre Wange.

Mit einer mulmigen Vorahnung laufe ich zu den Aufzügen, und treffe dort auf meine Schwester.

»Was war das eigentlich gerade zwischen dir und Ellis?«, frage ich, als mir die Situation im Ballsaal wieder in den Sinn kommt.

Sam zuckt kaum merklich zusammen, fängt sich jedoch schnell wieder. »Was soll sein?«

»Keine Ahnung. Hat irgendwie so gewirkt. Ihr habt also keinen Stress?«, vergewissere ich mich.

»Ich kenne Ellis doch kaum.«

Das beantwortet meine Frage nicht.

Doch ich vergesse, was ich sagen will, als meine Schwester mich plötzlich mit ihrem Röntgenblick mustert, so intensiv, dass ich unwillkürlich den Kopf einziehe.

»Ähm, ist was?«

»Nein.« Dennoch schiebt sie ihren Unterkiefer leicht vor und zurück, was mir verrät, dass sie wieder einen Gedanken zurückhält. »Was machst du jetzt?«, wechselt sie das Thema. »Wollen wir was essen gehen?«

»Ich kann nicht. Tyler ist nur noch heute da, und wir wollten später auf eine Veranstaltung.«

»Um wie viel Uhr ist die?«

»Keine Ahnung. Irgendwann abends.«

»Dann hast du doch noch Zeit.«

»Ne, ich muss noch duschen und so. Das würde alles zu knapp werden.«

Ein lauernder Ausdruck tritt in ihre Augen.

»Was ist denn?«, frage ich irritiert.

Sam mustert mich noch einen Moment, dann schüttelt sie den Kopf, als würde sie sich aus einer Trance befreien. »Nichts, schon gut.«

*

Stunden später torkele ich in der Eiseskälte über den Broadway. Die Casino-Party, zu der Tyler und ich gegangen sind, war ziemlich wild, und hatte einen zwielichtigen Beigeschmack, obwohl ständig betont wurde, dass die Erlöse des Abends einem wohltätigen Zweck zugutekommen sollen. Ich vermute, dass uns die vielen kostenlosen Getränke locker machen sollten, um uns, wenn wir erst mal dicht sind, so viel Geld wie möglich abzunehmen. Blöd nur, dass Tyler und ich nichts von Casinos halten, weil sie Menschen ausbeuten und psychische Krankheiten fördern.

Um ehrlich zu sein, waren wir nur deshalb da, um zu saufen. Sehr viel zu saufen. Ich war nie trinkfest, doch in letzter Zeit vertrage ich überhaupt nichts mehr. Dennoch hat es gutgetan, für eine Weile in einem wattigen Nebel der Leichtigkeit zu verschwinden und sich über nichts Gedanken zu machen. Aber ab einem bestimmten Alkoholpegel hat sich meine Wahrnehmung plötzlich verdreht, die Betäubung ließ nach und ich sah alles wieder klar, nahm die kühle, lieblose Atmosphäre wahr, die oberflächlichen Gespräche und wie aufgesetzt selbst im

Rausch noch alle waren, mich eingeschlossen. Am Ende wollte ich einfach nur weg.

Tyler ist noch geblieben, weshalb ich den Rückweg nun allein antrete. Es ist inzwischen nach zwei, die Gebäude sind hell erleuchtet, während auf den Straßen Düsternis herrscht. Mir kommen kaum Menschen entgegen, nur ab und zu rauscht ein Auto vorbei. Die Hände tief in den Taschen vergraben halte ich den Blick gesenkt, um mich vor dem Wind zu schützen. Da bemerke ich, dass der Gehweg mit einer Reihe von Zitaten besprayt wurde. Den Kopf leicht geneigt, versuche ich, sie im Vorbeigehen zu überfliegen.

»*Wir sind das, was wir wiederholt tun.*« – Aristoteles

»*Beklage nicht, was nicht zu ändern ist, aber ändere, was zu beklagen ist.*« – William Shakespeare

»*Richte dein Gesicht immer zur Sonne und die Schatten werden hinter dich fallen.*« – Walt Whitman

»*Ich kann dich nicht verstehen lassen. Ich kann niemanden verstehen lassen, was in mir …*« Abrupt bleibe ich stehen und trete wieder zurück, lese die Zeilen ein weiteres Mal.

»*Ich kann dich nicht verstehen lassen. Ich kann niemanden verstehen lassen, was in mir vorgeht. Ich kann es mir nicht einmal erklären.*« – Franz Kafka

Mein Hals zieht sich zusammen, Tränen brennen mir in den Augen. Mit zitternden Fingern zücke ich mein Handy und fotografiere den Spruch.

Im Hotel angekommen spiele ich kurz mit dem Gedanken, einfach hochzugehen, und beschließe dann doch, beim Pausenraum vorbeizuschauen. Es ist zwar spät, aber manchmal zieht sich der Bingo-Abend bis in die tiefste Nacht. Während ich über den Flur schreite, hallt von Weitem das Dröhnen einer feiernden Meute. Also sind sie doch noch da. Ich klopfe kurz, aber vermutlich hört mich niemand, also öffne ich die Tür und kneife leicht die Augen zusammen, als meine betrunkenen Sinne von Reizen überflutet werden. Etliche Menschen drängen sich im kleinen Raum, stehen rum oder sitzen am Tisch und spielen Karten. Die Musik ist laut aufgedreht, der schwere Geruch von Bier hängt im Raum, überall stehen Gläser und Flaschen herum.

Es dauert nicht lang, bis ich Ellis entdecke – und erstarre. Mit einem Rentiergeweih auf dem Kopf sitzt sie auf Linus' Schulter, der gerade gegen Emory Kicker spielt, welcher wiederum Riley auf der Schulter trägt, die ebenfalls ein Geweih auf dem Kopf hat. Ellis und Riley versuchen die Balance zu halten, während sie die Jungs im selben Moment lautstark anfeuern. Kelly, die ebenfalls da ist, ruft ihrer Tochter vom Tisch aus zu, ja aufzupassen, ist aber so beschwipst, dass sie den Satz immer wieder neu beginnen muss. Louisa sitzt neben ihr und muss wegen irgendwas so heftig kichern, dass sie kaum noch das Gleichgewicht halten kann. Als sie zu fallen droht, stützt Dennis sie am Arm – verdammt, sogar Dennis ist da.

Ich schaue zurück zu Ellis. Ihr Gesicht strahlt, ihre Wangen sind leicht gerötet. Sie sieht glücklich aus, ihr ganzes Auftreten steht in völligem Kontrast zu heute Morgen, als sie mit meiner Familie im Ballsaal war. *Und mit mir.*

Als Linus gewinnt, kreischt Ellis laut auf und reißt so energisch die Hände in die Luft, dass sie nach hinten taumelt. Mein Herz sackt in meine Kniekehlen, aber Linus packt ihre Arme und zieht sie so schnell zurück, dass beide vornüberkippen und ineinander fallen. Kelly schimpft los, aber Ellis und Linus kugeln sich vor Lachen.

Die Eifersucht durchfährt mich wie ein Stromschlag, sprengt meine Brust und hinterlässt ein klaffendes Loch der Leere. Eine Weile stehe ich im Türrahmen und wende mich schließlich ab, weil mich sowieso niemand bemerkt. Das vertraute Gefühl der Einsamkeit brennt sich durch meine Eingeweide, und mit einem Schlag fühle ich mich wieder wie ein Kind. Der kleine Junge, der wegen seines Namens mit zu viel Ehrfurcht und Distanz behandelt wurde, und sich selbst ausschloss, weil er zu schüchtern war, um auf andere zuzugehen. Bis er eines Tages auf ein Mädchen traf, das nicht mehr von seiner Seite wich.

Doch jetzt scheint sie ohne ihn viel mehr Spaß zu haben …

*

Ein lautes Ächzen erklingt, als Riley und Ellis aus dem Fahrstuhl schwanken und Arm in Arm ihre Wohnung ansteuern. Ellis ist so sehr damit beschäftigt, Riley zu stützen und gleichzeitig die Tür zu öffnen, dass sie mich gar nicht bemerkt.

»Baby«, sage ich, als sie Riley folgen will. Ellis fährt so heftig zusammen, dass ihre Hand laut gegen das Holz knallt.

»Ryan!« Sie presst sich die Hand an die Brust, ihre glasigen Augen blinzeln hektisch. »Gott, hast du mich … Was machst du hier?«

»Ich wollte dich sehen.« Verlegen fahre ich mir durch die Haare. »Ähm, hattest du einen schönen Abend?«

»Ja, war ganz lustig.« Sie richtet ihren Rentierhaarreif.

Ganz lustig. In meiner Erinnerung sah es eher aus, als hätte sie die Zeit ihres Lebens gehabt. *Ohne mich.* Das Bild von ihr, in den Armen von Linus, ploppt vor meinem inneren Auge auf, und alles in mir zieht sich erneut zusammen.

»Und dein Abend?«, fragt sie zurück.

»Auch schön.«

»Cool.«

»Cool.«

Stille, die mit jeder verstreichenden Sekunde lauter und drückender wird. Obwohl wir direkt voreinander stehen, spüre ich die Distanz so stark, als würden uns ganze Zeitebenen voneinander trennen. In diesem Moment scheint unser gemeinsamer Tag beim Eislaufen, die Liebe und Leichtigkeit, Milliarden Jahre her zu sein.

Als mein Magen grummelt, rutscht Ellis' Blick an mir hinab.

»Hast du Hunger?«

»Nein.«

Ihr rechter Mundwinkel zuckt. »Du lügst.«

Ihr Vorwurf trifft mich wie ein Faustschlag. »Nein!«, wiederhole ich etwas lauter, und schaffe es nur mit Mühe, den Rest meiner Worte zurückzuhalten.

Lass mich in Ruhe. Misch dich nicht ein. Kümmere dich um deinen Kram.

Ellis sieht mich lange an, macht keinen Hehl daraus, dass sie mir nicht glaubt. Langsam öffnet sie den Mund, will etwas erwidern, doch dann hält sie inne, ihre Lider senken sich, und mit einem Mal sieht sie wieder genauso erschöpft aus wie heute früh.

Ein tiefes Seufzen bricht aus ihrer Kehle. »Na gut. Ich gehe dann mal ins Bett. Bis morgen.«

Keine Umarmung. Kein Abschiedskuss. Sie wendet sich einfach ab und macht einen Schritt in die Wohnung.

Mein Herz schlägt mir bis zum Hals.

»Ellis?« Ich halte sie am Arm fest.

Sie dreht sich um. »Ja?«

Angst lockert meine Zunge. »Ich habe das Gefühl, ich verliere dich.«

Ellis sieht mir fest in die Augen. »Ich habe das Gefühl, ich verliere *dich*.«

Es heißt, dass betrunkene Menschen die Wahrheit sagen. Ob das der Grund ist, warum dieses Gespräch so wehtut?

»Warum denkst du das?«, flüstere ich und lege meine Stirn an ihre. »Ich liebe dich.«

Ellis schluckt schwer, schließt die Augen, reibt ihre Nase an meiner, so unerträglich sanft.

»Und ich liebe dich«, wispert sie.

Doch in der darauf folgenden Stille liegt ein bedeutungsschweres »Aber.«

Aber … Was, wenn Liebe allein nicht ausreicht?

33. KAPITEL

Ellis

Am Morgen des vierundzwanzigsten Dezembers erwache ich mit der seltsamen Vorahnung, dass heute irgendwas Schlimmes passieren wird. Das Gefühl ist so eindringlich, dass es beinahe einer Vision gleicht. Unter der Dusche versuche ich, es mir vom Körper zu waschen, fühle mich danach aber nur noch verspannter. Erst, als ich zurück in mein Zimmer tapse und mein Blick auf den weißen Glitzerstoff fällt, der an meiner Schranktür hängt, entkrampfen meine Glieder ein wenig. Bisher hatte ich das Kleid nur ein einziges Mal im Sommer an, damals auf Stevens Party. Die Aussicht darauf, es später auf dem Ball zu tragen, bringt einen hellen Funken Vorfreude in meine dunkle Stimmung.

Scheiß auf meine Vorahnung, ich bin doch keine Hellseherin. Bestimmt wird der Abend super werden. Und was Ryan angeht, habe ich mir vorgenommen, nach Weihnachten einen erneuten Gesprächsversuch zu wagen. Am liebsten würde ich es jetzt schon tun, aber wegen der bevorstehenden Feierlichkeiten ist er so angespannt und gestresst, dass er vermutlich gar nicht aufnahmefähig wäre. Und bei dieser Unterhaltung brauche ich seine ungeteilte Aufmerksamkeit.

Denn er braucht Hilfe. Er will es nicht wahrhaben, aber es ist so. Und ich bin vorbereitet. Riley und ich haben in den letzten Tagen nach Therapieplätzen recherchiert und auch einige von ihnen angerufen. Glücklicherweise hat Ryan kein Budgetlimit, weshalb ihm die beste und diskreteste Hilfe zur Verfügung stünde. Nach der Erklärung seiner Symptome haben mir einige Praxen allerdings gleich zu einer Klinik geraten. Und da musste ich schlucken. Dennoch habe ich mir die besten Empfehlungen geholt und mir eine Top Five zusammengestellt. Wenn Ryan meine Hilfe möchte, will ich ihn auch wirklich unterstützen können.

Natürlich habe ich Angst, alles falsch zu machen, zu drängend zu sein und Ryan damit vollends gegen mich aufzubringen. Es ist schwer, sich in einen Zustand zu versetzen, den ich überhaupt nicht nachvollziehen kann. Vor allem, weil ich nicht weiß, was Ryan braucht, was ihm helfen könnte, wenn er sich immer mehr verschließt. Aber ich sehe, dass er sehr leidet, und auch, wenn ich noch nicht sicher bin, wie ich ihm die Unterstützung geben kann, die er benötigt, kann ich klar sagen, dass das Problem nicht verschwinden wird, wenn wir es einfach ignorieren.

Und sollte mir Ryan wieder ausweichen, werde ich Tyler kontaktieren. Mit Sam zu reden, hat überhaupt nichts gebracht, aber vielleicht wird mir sein bester Freund zuhören. Und glauben.

*

Während Riley den Vormittag im Spa verbringt (»Ich muss mich mental auf die Ankunft meiner Eltern vorbereiten«), helfe ich ein paar Stunden im *Kimberly's* aus. Heute herrscht im Restaurant so viel Betrieb, dass jede helfende Hand gebraucht wird. Die Zeit fliegt an mir vorbei, ich bleibe kein einziges Mal stehen, und am Ende meiner Schicht brennen mir so sehr die Füße, dass ich Anitta aus lauter Verzweiflung frage, ob sie mich für einen Zehner in meine Wohnung trägt. Ihre Antwort: »Für einen Zehner kriegst du einen Arschtritt. Und jetzt ab mit dir, Wheaton!«

Mühsam schleppe ich mich zu den Personalaufzügen und laufe geradewegs Emory in die Arme.

»Hey, gehst du etwa schon?«, frage ich mit einem Blick auf seinen Rucksack. »Willst du später nicht zur Weihnachtsfeier?«

»Doch, ich muss ja. Aber ich gehe vorher noch mal nach Hause, den Hund füttern.«

»Du hast einen Hund? Warte, was heißt, du *musst*?«

»Anweisung von Eve. Sie hat nach, ich zitiere: ›hübschen Gesichtern, die sich für die Kamera in Szene setzen lassen‹ gesucht. Du weißt schon, die TikToks. Und ja, ich habe einen Hund.«

»Ernsthaft?« Diese Eve scheut auch gar nichts.

»Hat sie dich etwa nicht gefragt?«

»Nope. Mein Gesicht ist wohl nicht hübsch genug«, scherze ich.

»Vermutlich dachte sie, dass du, anders als wir Normalsterblichen, sowieso da sein würdest.« Er grinst, während mir Schamesröte in die Wangen steigt. Obwohl ich weiß, dass er mich nur aufziehen will, fühle ich mich bei Kommentaren wie diesem wie eine Verräterin. Als würde ich meine eigenen Leute hintergehen, die nicht selbstverständlich zum Ball eingeladen werden. Ob ich jemals an den Punkt kommen werde, jene Privilegien einfach anzunehmen? Oder werde ich mich auf ewig schuldig fühlen?

»Ja, vielleicht«, gebe ich nach einer kurzen Pause zurück. »Aber cool, dass wenigstens du da sein wirst.«

Emory runzelt überrascht die Stirn. »Warum *wenigstens*? Riley kommt doch auch, oder?«

»Ja, aber ich hatte gehofft, dass sich Deb ebenfalls anschließen würde. Leider hält sie nichts von Partys dieser Art.«

Beim Klang ihres Namens zuckt er kaum merklich zusammen, und erst da fällt mir wieder ein, dass die beiden sich ja kennen.

»Deb ist in der Stadt?«, fragt er tonlos.

»Ja, über die Winterferien.«

»Ah.« Er nickt, kratzt sich am Kopf. Eine verlegene Pause entsteht. »Und … wie geht es ihr?« Seine Stimme ist kaum mehr als ein Flüstern.

Nicht auch noch er. Stöhnend halte ich mir die Stirn. »Ihr macht mich echt fertig, weißt du das? Sie fragt nach dir und du nach ihr. Aber euch gegenseitig fragen wollt ihr nicht.«

Emory sieht ertappt weg.

»Erzähl mir doch bitte, was passiert ist!«

Emory seufzt. »Das willst du nicht wissen.«

»Habt ihr einen Mord begangen?«

Er lächelt bitter. »Schlimmer.«

»Schlimmer?! Sag mir nur, ob …« Ich breche ab und schließe die Augen. Warum versuche ich es überhaupt noch? Die beiden verraten sowieso nichts. Aber meinetwegen, wenn sie absichtlich weiterleiden wollen …

»Na ja, bis später dann.« Emory hebt grüßend die Hand und aus einem seltsamen Reflex schlage ich ein. Das lockert die Stimmung, denn jetzt müssen wir beide kurz lachen.

»Bis später.«

*

Im Ballsaal herrscht eine freudig-aufgeregte Atmosphäre. Die meisten Gäste sind zum ersten Mal hier, und ein verzücktes Raunen geht durch den Raum, während die goldenen Stuckornamente der Wände und die Freskenmalerei an der Decke bestaunt werden. Aufregung packt mich, weil viel mehr Menschen da sind als erwartet. Und sie alle sind monochrom angezogen, teuer und schick, jedoch irgendwie farblos. Keine Ahnung, warum ich ein buntes Spektakel an Kleidern und Gewändern erwartet habe. Vermutlich hat mein Kopf das Wort *Ball* mit jedem Disney-Film verknüpft, den ich je gesehen habe. Inmitten all dem Schwarz und Blau steche ich heraus wie eine Diskokugel. Ob ich mich vielleicht noch mal umziehen sollte?

Untersteh dich!, ruft die dreizehnjährige Ellis in meinem Kopf. *Was jucken dich die anderen? Kann ihnen doch egal sein, was du anhast. Dein Kleid ist super, und du wirst es verdammt noch mal tragen wie die Königin, die du bist!*

Ich lächele schwach. *Okay, kleine Ellis, aber hab ein bisschen mehr Respekt vor Erwachsenen.*

Vergangenheits-Ellis streckt mir nur die Zunge raus und formt mit den Händen das Heavy Metal Zeichen.

»Okay, wie läuft das heute ab?«, erkundigt sich Riley und zupft am rosa Tüll ihres Kleides.

»Soweit ich weiß, gibt es irgendeine Rede.«

»Die wir verpasst haben.«

»Ja, leider.« Das Anbringen von Rileys falschen Wimpern hat viel länger gedauert als gedacht. Aber hoffentlich hat keiner unser Fehlen bemerkt. »Danach folgt der Eröffnungstanz.«

»Bei dem du jetzt doch nicht mitmachst.«

»Genau.«

»Und worüber du insgeheim froh bist, weil du ohnehin keine Lust auf diese seltsame *Bridgerton*-Nummer hattest.«

Verschämt grinsend hake ich mich bei ihr unter. »Du kennst mich inzwischen zu gut.«

»Zum Glück.« Sie lächelt. »Und was passiert dann?«

»Das war's, glaube ich. Im Anschluss wird getrunken und getanzt. Ab zwölf können die Mitarbeiter dazustoßen.«

»Cool. Bin schon gespannt.«

»Ich auch.«

Als die Band zu spielen beginnt, stelle ich mich spähend auf die Zehenspitzen, werde durch die Masse an Menschen aber immer weiter nach hinten gedrängt.

»Nimm meine Hand«, sagt Riley, und ich folge ihr, während wir uns durch die Menge quetschen. Übelkeit steigt in mir auf, als ich im Meer der Gesichter das von Logan entdecke. Igitt! Ein Glück, dass Rahim heute nicht da ist.

Als wir uns endlich nach vorn drängeln, tanzen Jules und Daniel bereits miteinander. Beide tragen Marineblau – den Farbton des Hotel Van Day-Logos – und strahlen sich an, als wären sie ein frisch verliebtes Paar. Unfassbar, wie gut sie das können, die Maske aufsetzen, als würden sie sich nur ein wenig die Nase pudern. *Das waren Ryans Vorbilder*, denke ich mit einem schalen Geschmack im Mund. Sich nach außen hin perfekt geben und niemals die Fassade bröckeln lassen. Keine Schwächen zeigen, nie um Hilfe bitten, weil es ja *kein Problem* gibt. Nicht, solange man es weiterhin totschweigt.

Kurz darauf schweben Ryan und Sam über den alten Holzboden, adrett und kokett wie zwei jüngere Versionen ihrer Eltern. Mein Herz macht einen kleinen Satz. Ryan entdeckt mich ebenfalls, sein Gesicht hellt sich auf, seine Schritte kommen kurz aus dem Takt. Dennoch löst er nicht den Blick von mir.

»Hi«, formt er mit den Lippen.

»Hi«, sage ich lautlos und widerstehe dem Impuls, ihm in die Arme zu laufen. Wie kann man jemanden, der direkt vor einem steht, nur so sehr vermissen?

Ryan konzentriert sich wieder auf seine Schritte, während mein Blick seinen Körper hinabwandert. Der blaue Anzug passt ihm wie eine zweite Haut. Er sieht nicht krank aus, nur sehr schlank. Doch ich weiß es besser. Unter seiner Kleidung zeichnen sich allmählich seine Knochen ab, das charmante Lächeln verbirgt tiefste Erschöpfung. Es geht ihm nicht gut, und ich verstehe nicht, warum das niemand sonst sieht. Wieder kommt er aus dem Takt, stolpert über Sams Füße, wirkt nicht ganz bei sich.

Ein kalter Zug streicht über meine Haut, und plötzlich ist das seltsame Gefühl von heute Morgen wieder da. Ein Rauschen legt sich auf meine Ohren, die Anspannung in meinem Körper kehrt zurück. Alles in mir wartet auf den bevorstehenden Knall.

Ryan

Mit einem leichten Anflug von Übelkeit führe ich meine Schwester durch den Walzer, während meine Umgebung in undeutlichen Schemen verschwimmt. Meine Hände schwitzen, jeder Schritt fühlt sich an, als stünde ich auf Stelzen.

»Alles klar bei dir?« Sam zieht mich an der Schulter fester zu sich, als wollte sie mich stützen.

»Mir ist ein bisschen schwindelig«, gestehe ich.

»Vom Alkohol?« Sorge flammt in ihren Augen auf.

»Ja.«

Und weil ich heute noch nichts gegessen habe …

»Aber das war doch nur ein Glas.« Sie runzelt die Stirn.

»Keine Ahnung. Ich vertrag einfach nichts mehr. Aber keine Sorge, ich kotze dir schon nicht auf Monsieur Dior.«

Sie lächelt schwach. »Gleich ist es vorbei.«

Ich nicke und bin dankbar, dass sie mir keine Moralpredigt hält, während mir gleichzeitig durch den Kopf schießt, dass Ellis an ihrer Stelle sofort angehalten und den Tanz beendet hätte – Ball hin oder her. Keine Ahnung, warum ich das denke, ich mache Sam keine Vorwürfe. Wir müssen diesen scheiß Tanz nun mal durchziehen. *Müssen*, hallt es erneut durch meinen Gedankenflur. Meine Brust wird eng.

Ich will gerade wieder zu Ellis sehen, als plötzlich die Musik wechselt und die Sängerin am Mikro die Gäste zum Feiern auffordert. Prompt drängt sich die Menge auf die Tanzfläche, als hätte sie die ganze Zeit darauf gewartet. Unsere Überredungskünste sind wohl nicht mehr gefragt. Einen kurzen, überforderten Moment stehen meine Schwester und ich inmitten des Trubels, dann bedeutet uns Mom mit einem Nicken, zu ihr zu kommen.

Während die meisten Gäste zu einer Coverversion von *Celebration* tanzen, unterziehen wir uns der üblichen Choreografie aus Fotos, Begrüßungen und Händeschütteln. Die Schritte sind immer die gleichen, vermutlich könnte ich sie im Schlaf tanzen. Zu meiner Überraschung sind viel mehr »wichtige Namen« da als erwartet. Die vertrauten Gesichter der New Yorker Elite, bestehend aus namhaften College Professoren, Philanthropen, Politikern, Unternehmern, irgendwelchen Erben. Die meisten Männer in weiblicher Begleitung, die meisten alt, die meisten weiß. Ich könnte mich ihnen nicht fremder fühlen, habe manchmal aber trotzdem Sorge, dass mich mein Umfeld gegen meinen Willen prägt und ich eines Tages doch zu einem Mitglied dieses Kreises mutieren werde.

Nicht, wenn du Ellis an deiner Seite hast, raunt mir mein Unterbewusstsein zu, und der Gedanke lässt mich lächeln. Ellis ist mein Kompass, mein Ruhepol, meine Moral, meine zweite Hälfte. Allerdings ist sie gerade überall, nur nicht an meiner Seite. Immer wieder sehe ich ihr weißes Kleid in der Menge aus gedeckten Farben hervorblitzen, doch sie kommt nicht zu mir.

Glücklicherweise klingt die Übelkeit ein wenig ab, mit ihr allerdings auch das wohlige Rauschgefühl. Ich muss dringend nachtanken, nüchtern donnern die Eindrücke zu stark auf mich ein. Als ich es endlich schaffe, mich von einer Gruppe Harvard Professoren abzuseilen, (die sich schon sehr darauf freuen, demnächst einen »so tüchtigen Burschen« zu unterrichten – ähm, okay?) steuere ich in die Richtung, in der ich Ellis' Kleid ausgemacht habe. Ein Kellner kommt an mir vorbei, ich greife nach einem Glas und bemerke erst auf den zweiten Blick, dass sich darin keine Flüssigkeit befindet, sondern etwas, das wie eine kleine weiße Wolke aussieht.

Der süße Geruch schlägt mir entgegen, überwältigt mit seiner Intensität alle meine Sinne – *Zuckerwatte.* Was zum … Nein. Panik ergreift von mir Besitz. Ich will das Glas wieder zurückgeben, doch da schenkt mir der Kellner bereits etwas Champagner ein, und zieht kurz darauf wieder ab. Shit.

Mit angehaltenem Atem senke ich den Blick auf das Glas, spüre, wie mein Mund staubtrocken wird. Was mache ich jetzt? Ich kann das nicht trinken, das ist purer Zucker.

Purer Zucker – hörst du dir eigentlich selbst zu?

Die Stimme ignorierend warte ich, bis sich die Zuckerwatte im Champagner aufgelöst hat. Als der nächste Kellner vorbeikommt, gebe ich das Glas mit einem entschuldigen »Sorry, da waren die Augen größer als der Magen«-Lächeln zurück. Kaum sind meine Hände wieder frei, entspannt sich mein Puls wieder. Das war knapp.

»Van Day!« Jemand packt mich am Arm. Als ich mich umdrehe, klappt mir vor Überraschung der Mund auf.

»Was macht ihr Wichser denn hier?«, entfährt es mir, ohne nachzudenken.

Logan und Jerimiah sehen mich mit großen Augen an, dann prusten sie los.

»Schön auch dich zu sehen«, grüßt Logan und hebt die angebissene Schokoerdbeere in seiner Hand an, als wollte er sagen: Was glaubst du, wer das dem Hotel geliefert hat?«

Es gibt Menschen, die muss man nur ansehen (Ellis) und ist sofort glücklich. Und dann gibt es welche, die eine so negative Energie ausstrahlen, dass sie augenblicklich auf einen selbst übergeht. Logan und Jerimiah gehören zur letzteren Sorte. Ein kurzer Blick auf sie, und meine Stimmung sinkt in den Keller. Dabei hätte ich mir eigentlich denken können, dass sie da sein würden, immerhin stehen ihre Eltern in enger geschäftlicher Verbindung zum Hotel.

»Aha. Und wie geht es euch?«, frage ich mehr aus Höflichkeit als aus Interesse.

»Sehr gut und dir?« Jerimiah schaut an mir herab. »Du bist jetzt also im Hotelgeschäft?«

»Sieht so aus.«

»Der Druck macht dir etwas zu schaffen, he?« Ein hämisches Grinsen verzieht seine Lippen. »Oder warum sonst siehst du aus wie auf Crack?«

Taktvoll wie immer. Ich verdrehe die Augen. Allerdings wundert es mich nicht, dass sie mir unterstellen, irgendwelche Drogen zu nehmen. Inzwischen höre ich das ständig. Erst vorhin hat mich eine Gruppe Herren, die ich nicht einmal kenne, gefragt, ob ich auf Klo eine Line mitziehen will. Die Leute sehen meinen Körper, sehen die Veränderung, ziehen ihre Schlüsse und kommen doch nicht auf die wahre Ursache.

»Aber jetzt mal im Ernst. Wer hat diese Gästeliste erstellt?« Logan unterdrückt einen Schauer. »Die haben ja wirklich jeden reingelassen. Wie peinlich ist das bitte, diese ganzen Flohmarktanzüge zu sehen?«

Ein kleiner Stich durchbohrt meine Brust.

»Nicht so peinlich wie diese Rampe, die den Weg so eng macht.« Jerimiah deutet auf die Tür und zieht die Schultern ein. »Jetzt muss *ich* mich durchquetschen, nur, weil das Hotel einen auf inklusiv macht.«

Wie bitte? Fassungslos sehe ich sie an, spüre beißende Scham in mir aufsteigen. In der Menge habe ich zwei Gäste in Rollstühlen ausgemacht, und ich hoffe – *bete* – dass sie das gerade nicht gehört haben.

»Ja, jetzt werden nämlich *wir* ausgegrenzt!« Die beiden klatschen sich ab und grölen wieder los.

»Habt ihr euch denn gar nicht geändert?«, stoße ich wütend aus. »Findet ihr es wirklich immer noch lustig, Witze auf Kosten marginalisierter Personen zu machen? Ausgerechnet *ihr*, die ihr alles habt?«

Prompt vergeht den zweien das Lachen.

»Mann, du hast deinen Humor heute wohl zu Hause gelassen, was«, bemerkt Logan und rümpft die Nase.

»Ja, wer im Glashaus sitzt, sollte nicht mit Steinen schmeißen. Tu nicht so, als wärst du besser als wir«, schießt Jerimiah zurück. »Ein achtzehnjähriger Junge, der Harvard mal eben warten lässt, um im Hotel zu arbeiten, während andere Jahre bangen müssen, überhaupt einen Platz zu bekommen. Und *du* willst uns Vorträge halten?«

»Ich will euch nicht …« Frustriert beiße ich die Zähne aufeinander. »Ich weiß, dass ich privilegiert bin.«

»Und du meinst, deine Einsicht macht dich besser? Du bist doch genauso ein Teil des Systems wie wir. Du kannst nichts dafür, klar, aber du wirkst auch nicht so, als wolltest du irgendwas an deinem Leben ändern, jedenfalls nicht grundsätzlich.« Hämisch grinsend deutet er auf meinen maßgeschneiderten Anzug, der mehr gekostet hat als fünf Monatsgehälter von Louisa.

Ermattet schließe ich die Augen. Warum versuche ich es überhaupt? Sie wollen mich nicht verstehen, drehen den Spieß um und schieben jeden Vorwurf von sich.

Allerdings haben sie recht. Dass ich mich einfach so in das Hotelgeschäft einbringen konnte, war zutiefst privilegiert. Bin ich am Ende des Tages doch genau wie sie, wenn nicht gar sogar schlimmer? Ein Heuchler, der sich permanent über seine Welt beklagt, aber seine Vorzüge trotzdem ohne großes Überlegen annimmt?

Und trotzdem bin ich so unglücklich. Warum? Wie kann es sein, dass ich so empfinde, wo ich doch alles habe? Meine Traumfrau, ein ganzes Hotel … Ich müsste froh über mein Leben sein und mich nicht am laufenden Band darüber beschweren. Darf ich mich überhaupt beschweren? Darf ich überhaupt so empfinden, traurig sein? Verzweifelt?

Eingesperrt?

Ein brennendes Gefühl sammelt sich in meinem Magen und steigt mit einem stechenden Schmerz meine Speiseröhre empor.

Da bemerke ich aus dem Augenwinkel ein leuchtendes Funkeln. Ich drehe den Kopf und entdecke Ellis, die mit Riley im Kreis tanzt, während Eve gebannt die Kamera auf sie hält. Erleichterung macht sich in mir breit.

Logan und Jerimiah folgen meinem Blick.

»Was, ist das etwa Ellis?« Jerimiah klingt verblüfft, mindestens so sehr wie ich, dass er sich noch an ihren Namen erinnern kann. »Sag mir nicht, dass du es immer noch bei ihr versuchst? Oder hat sie dich inzwischen endlich rangelassen?«

Die beiden prusten wieder los, und ich seufze leise.

»Immer schön, euch zu sehen. Entschuldigt mich bitte«, sage ich und ignoriere Logans hinterhergerufenes »Ist Rahim auch da?«

Ich bin schon fast bei Ellis, als sich wieder jemand in meinen Weg stellt.

»Ryan, Schatz.« Abigail Wangs Armreifen klimpern, als sie die Arme zu einer weiten Umarmung ausbreitet. »Wie wundervoll, dich zu sehen. Es ist so toll, wieder hier zu sein. New York an Weihnachten hält, was es verspricht. Aber Heiliger, ist es hier kalt. Übrigens, das ist mein Mann, Jian, für Freunde auch Ji. Ihr kennt euch noch nicht, oder?«

Ich unterdrücke den Drang, mir auf die Faust zu beißen und setze ein steifes Lächeln auf, während wir die üblichen Begrüßungsfloskeln austauschen. Ein Kellner kommt vorbei, diesmal ohne Zuckerwatte in den Gläsern. Hastig greife ich nach einem und muss mich zusammenreißen, es nicht in einem Zug runterzukippen. Die Musik hallt laut in meinen Ohren, die Gäste schnüren mir die Luft ab. Es sind einfach zu viele. Und sie alle wollen reden, dabei tue ich seit heute Morgen nichts anderes. Ich bin müde, ich brauche eine Pause, ich will zu meiner Freundin. Mit ihr an meiner Seite wäre alles so viel leichter. Sie kann besser reden als ich, ist geselliger, muss ihre Freundlichkeit nicht permanent vorspielen.

Aber als ich in ihre Richtung sehe, ist sie schon wieder weg.

Ellis

»Warum bist du nicht zu mir gekommen?«, fährt Ryan mich an, als ich gerade etwas von meinem Tiramisu essen will. Überrascht lasse ich den Löffel zurück in die breite Sektschale sinken, in der der Nachtisch serviert wurde.

»Ich wusste nicht … Du standest die ganze Zeit bei irgendwelchen Gruppen.«

»Da kannst du sonst immer meine Gedanken lesen, aber

ausgerechnet diesmal nicht?« Sein Blick ist finster, der scharfe Duft von Alkohol steigt mir in die Nase.

Sekundenlang bin ich wie erstarrt, doch schon bald zeigt sich Reue in seiner Mine.

»Sorry.« Er fährt sich durch die Haare und blinzelt mehrmals. Rote Adern ziehen sich durch das Weiß seiner Augen. Ob der Alkohol oder die Erschöpfung der Grund dafür ist, ist mir unklar. »Tut mir leid. Ich wollte kein Chauffeur sein.«

Unser kleiner Insider lässt die Kränkung in mir augenblicklich verschwinden.

»Schon okay«, winke ich ab und lächele.

Geduld, Ellis. Es geht ihm nicht gut. Zeig ein wenig Nachsicht.

»Du siehst schön aus.«

»Danke.« Genau dasselbe hat er gesagt, als wir auf Stevens Party waren. Heute sind wir wieder auf einer, ich trage dasselbe Kleid, und doch ist alles anders. Ein Déjà-vu, das nicht wirklich eins ist.

»Du auch«, schiebe ich hinterher, schlucke.

Und so verdammt dünn.

»Ähm, willst du mal probieren?«, frage ich und halte ihm den Löffel hin.

»Nein, danke.« Er lächelt, sieht aber zugleich auch aus, als würde ihm allein beim Anblick des Desserts schlecht werden.

»Okay«, entgegne ich lässig und schiebe die Enttäuschung beiseite, ehe ich mir den Bissen selbst in den Mund schiebe. Einen Versuch war es trotzdem wert.

Hinter Ryan entdecke ich Mr Wilde, der neben seinem Mann steht und ebenfalls ein Glas Tiramisu in der Hand hält. Wie zum Gruß hebt er sein Glas. Ich lächele mit vollem Mund winke mit meinem Löffel.

Ryan folgt meinem Blick. »Wer ist das?«

»Nur ein Gast, mit dem ich mich neulich unterhalten habe«, sage ich, und schlucke runter. »Er ist Literaturagent und hat Interesse an meinem Projekt gezeigt.«

»Was?« Ryan wirkt schockiert. »Warum hast du mir nichts davon erzählt?«

»Ich bin bislang nicht dazu gekommen«, erkläre ich perplex. »Du warst die letzten Tage immer weg. Ich hatte nicht vor, es dir zu verheimlichen.«

Ryan öffnet den Mund und schließt ihn wieder. Seufzend reibt er sich mit dem Handballen über die Augen, und kurz glaube ich, dass er vor lauter Überforderung gleich losheult.

»Ryan?« Besorgt greife ich nach seiner Hand. »Ist alles okay?«

Ryan sieht mich an, aber irgendwie auch durch mich hindurch. Als hätte er seinen Körper zurückgelassen und wäre im Geiste ganz woanders.

»Die Interviews.« Jules steht plötzlich neben uns und wir beide zucken heftig zusammen. Die Nase rümpfend sieht sie erst zu mir, dann zu Ryan. Ihre Lippen werden schmal.

»Hast du getrunken?«

Ryans Miene bleibt regungslos. »Kann sein.«

Sie übergeht seinen provokanten Tonfall. »Besorg dir einen Kaugummi.« Als sie sich mir zuwendet, setzt sie ihr typisch gekünsteltes Lächeln auf. »Schön, dich zu sehen, Schätzchen. Dein Kleid ist sehr … strahlend.«

Strahlend? Oh nein. Sie hasst es. Mist, ich wusste, dass es zu auffällig war. Scham durchspült meinen Körper.

»Hey, wie redest du mit meiner Freundin?«, geht Ryan dazwischen, der ihren Tonfall wohl ähnlich gedeutet hat wie ich.

»Vergiss nicht den Kaugummi«, sagt sie, als hätte sie ihn gar nicht gehört. »In fünf Minuten im kleinen Saal.«

Ryan presst die Lippen zusammen, Widerstand kämpft

gegen Fügsamkeit in seinen Augen, mein Unterbewusstsein feuert ihn an.

Hör nicht auf sie! Lass dich nicht so behandeln!

Doch er gehorcht, ballt die Hände zu Fäusten und folgt ihr. Sprachlos sehe ich beiden hinterher. Ryan, der seine Mutter um einen ganzen Kopf überragt und mit einem Blick von ihr ganz schnell wieder zu dem kleinen Jungen von früher wird. Und Jules, die in letzter Zeit zwar locker wirkte, aber mit Beginn der Weihnachtsvorbereitungen wieder zum herrischen Monster mutiert ist. Das Hotel geht immer vor.

Sie hat sich kein bisschen verändert.

Ryan

Es nimmt kein Ende. Auf ein Interview folgt ein weiteres, dann noch eins, dann Gespräche, dann Fotos. Lächeln, grüßen, lächeln, grüßen. So viele falsche Blicke in die Kamera, so viele Diskussionen mit so wenig Sinn. Und bei alledem die Frage: Wozu das alles? Inwieweit bringt diese beschissene Weihnachtsfeier das Hotel in irgendeiner Weise weiter? Warum messen wir ihr so viel Bedeutung bei? Warum muss ich durch diesen ganzen Repräsentationszirkus? Ich wollte mich an der Arbeit für das Hotel beteiligen, meinen Beitrag leisten, kreativ sein, neue Ideen entwickeln. Nicht das hier.

Zwischendurch verschwinde ich nach unten in die kleine Küche. Dort herrscht zwar ebenso wenig Stille, doch wenigstens kann ich mich dort ungestört in eine Ecke verziehen und meinen Alkoholpegel auffüllen. Sam hat sich schon vor Ewigkeiten unauffällig aus dem Staub gemacht und mir dazu geraten, mich ihr anzuschließen. Aber ich wollte nicht, wollte eigentlich nur die Gastgeberpflichten hinter mich bringen und anschließend den Abend genießen, Spaß haben. Doch die Arbeit wollte nicht aufhören.

Lange sitze ich einfach nur da und atme. Erst, als sich meine Umgebung wieder in vertraute Watte hüllt, stehe ich auf und mache mich auf den Weg nach oben. Mit schweren Schritten schleppe ich mich über die Wendeltreppe, der Blick auf das mit Lichterketten geschmückte Geländer, ruft mir in Erinnerung, dass ja heute Heiligabend ist. Nie habe ich mich weniger in Weihnachtsstimmung gefühlt.

Zurück im Ballsaal bemerke ich, dass sich die Menge gelichtet hat. Nur noch halb so viele Menschen befinden sich im Raum, die meisten von ihnen tragen Kellneruniformen. Verwirrt halte ich inne. Ist es etwa schon nach zwölf? Wie konnte der Abend nur derart an mir vorbeifliegen?

Die Leute gehen jetzt noch mehr ab, singen und tanzen und springen zur Musik des DJs, weil die Band sich ebenfalls verabschiedet hat. Aber Ellis ist noch da, und meine Gedanken fahren Achterbahn, als ich bemerke, wie sie mit ihren Kollegen im Kreis tanzt. *Ohne mich.* Dafür ist Emory da, und natürlich auch Linus, der einen Arm um ihre Schultern gelegt hat. Die Bilder vom Bingo-Abend ploppen wie im Zeitraffer vor meinem inneren Auge auf, Ellis, wie sie die Arme um Linus geschlungen hat, Ellis, wie sie sich lachend an ihn lehnt. Ein scharfer Stich jagt durch meine Brust, reißt eine noch viel ältere, jedoch ebenso schmerzhafte Erinnerung auf. Ellis und Chris, wie sie damals bei Logans Party vor meinen Augen rumgemacht haben. Ellis, die auf meine Gefühle pfiff. Und ich, der einfach nur zusah.

Mein kochendes Blut erreicht seinen Siedepunkt, alle Sicherungen brennen mit einem grellen Lichtblitz durch. Wutentbrannt schwanke ich zur Tanzfläche, packe Linus an der Schulter und reiße ihn von Ellis los.

»Hör auf, mit meiner Freundin zu tanzen«, fahre ich ihn an.

»Ryan!« Ellis hält sich geschockt eine Hand vor den Mund. Linus, der wohl so dicht ist, dass er nicht versteht, was gerade passiert, entfährt nur ein benommenes »Was?«

»Lass die Finger von ihr«, warne ich und werde im nächsten Moment zur Seite gezogen.

»Was soll das?«, zischt Ellis.

»Der steht doch total auf dich.« Erst als ich die Worte ausspreche, bemerke ich, wie lallend sie ineinander übergehen.

Ellis sieht mich an, als hätte ich den Verstand verloren. »Linus? Wir sind nur Freunde und das weißt du auch.«

»Das denkst *du*.«

»Es ist so.«

»Ich mag nicht, wie er dich ansieht.«

»Was zum ... Du bist total betrunken.«

»Aber deshalb noch lange nicht blind. Warum tanzt du überhaupt mit ihm? *Ich* bin dein Freund!«

»Wie bitte?« Ellis' Kopf läuft so rot an, als würde sie gleich explodieren. »Hörst du dich eigentlich selbst reden? Okay, das reicht, wir gehen jetzt.« Wütend packt sie meine Hand und zerrt mich zum Ausgang.

Da passiert es. Mein Magen rebelliert, ein Brennen schießt durch meine Speiseröhre, mein Kopf ruckt nach vorn, und der Alkohol verlässt mich wieder. Prustend übergebe ich mich. Genau auf ihr Kleid.

34. KAPITEL

Ellis

»Ich hab dein Kleid kaputt gemacht«, murmelt Ryan, als ich ihn ins Bett lege. Sein saurer Atem schlägt mir entgegen, aber jeder Versuch, ihn ins Bad zu bewegen, war zwecklos.

»Ist nicht schlimm«, sage ich und streife die Schuhe von seinen Füßen, ignoriere das Frösteln, weil ich mein ruiniertes Kleid nach unserer Ankunft in der Wohnung sofort ausgezogen habe.

»Aber du liebst es.« Er blinzelt gegen das Deckenlicht, wirkt mit einem Mal viel ruhiger als noch vorhin im Ballsaal.

»Es ist nur ein Kleid.«

Betretenes Schweigen.

»Tut mir leid.«

»Was?«

»Alles.«

Ich streife seinen anderen Schuh ab und sehe ihn an. »Hast du heute schon was gegessen?«

»Nein.«

Entsetzt schnappe ich nach Luft. »Gar nichts?«

»Nein.«

Mein Herz zieht sich zusammen. Das darf nicht wahr sein. Wie kann er überhaupt …

»Ryan«, flüstere ich.

Was tust du mir nur an? Was tust du dir nur an?

»Ich kann dich nicht verstehen lassen«, murmelt er, während er versucht, sich ungelenk aus seinem Hemd zu befreien.

»Was meinst du?«, frage ich und beuge mich über das Bett, um ihm aus dem Hemd zu helfen.

»Ich kann niemanden verstehen lassen, was in mir vorgeht. Ich kann es mir nicht einmal selbst erklären.«

Verwirrt schaue ich auf. »Was nicht erklären?«

»Franz … Kafka.«

Gänsehaut überzieht meine Arme. »Ryan, was redest du da?«

Ein heiseres Lachen bricht aus ihm heraus, doch dann verrutschen seine Gesichtszüge, ein Beben geht durch seinen Brustkorb, und das Lachen verwandelt sich in ein Schluchzen. Weinend legt er seine Hände auf seine Schultern, und erst glaube ich, dass er sich selbst umarmen will, bis seine Finger seine Oberarme hinabwandern, und dabei viel zu fest über seine Haut kratzen.

Mir bleibt die Luft weg.

»Ryan! Oh Gott, was tust du da?«

»Ich will, dass der Schmerz weggeht.« Tränen rinnen ihm über die Schläfen, das Gesicht so verzerrt, als würde er Höllenqualen leiden. »Ich … will das nicht fühlen.« Wieder kratzt er sich über die Arme, diesmal so stark, dass rote Linien auf seiner Haut zurückbleiben.

Todesangst packt meine Kehle, schnürt mir die Luft ab. »Ryan, bitte hör auf damit.« Ich versuche nach seinen Händen zu greifen, doch er stößt mich von sich.

»Das ist zu viel. Ich kann nicht …« Seine Stimme bricht, und mein Herz droht aus meiner Brust zu springen.

»Ryan, bitte.« Adrenalin schießt durch meinen Körper. Mit einem Ruck setze ich mich auf ihn und schließe die Finger wie einen Schraubstock um seine Handgelenke. »Bitte.« Nun weine auch ich, heiße Tränen der Verzweiflung quellen aus meinen Augen, perlen über meine Nase, tropfen auf sein Unterhemd. »Bitte, bitte, bitte.«

Ryan zappelt unter mir, versucht, sich aus meinem Griff zu befreien, doch schon bald verlässt ihn die Kraft, und sein Körper erschlafft.

»Es tut mir leid.« Er kneift die Augen fest zu, seine Stimme wie erstickt von all den Tränen.

»Ist okay«, sage ich schnell und krabbele langsam von ihm runter, lege mich zu ihm, schlinge einen Arm um ihn. Mein Atem bebt, ich zittere unkontrolliert. »Es ist alles okay«, sage ich dennoch um Ruhe ringend. »Alles okay.«

»Verlass mich nicht.« Er klammert sich an meinen Arm, seine Tränen kitzeln meinen Hals. Seine Haut kocht, sein Unterhemd ist völlig verschwitzt.

»Das werde ich nicht«, sage ich mit fester Stimme und spüre zugleich, wie mein Herz bricht.

»Verlass mich nicht«, wiederholt er, als hätte er mich nicht gehört.

»Ich verlasse dich nicht«, verspreche ich wieder, und wieder, und immer wieder.

35. KAPITEL

Ryan

Laute Motorsägen dröhnen in meinem Kopf. Meine Lider sind viel zu schwer, als ich die Augen aufschlagen will, und einen Herzschlag lang weiß ich nicht, wo ich bin. Ist das Ellis' Bett? Wie bin ich hierhergekommen? Und wie spät ist es überhaupt? Das Deckenlicht brennt, aber durch das Fenster strömt mattgraues Tageslicht. Entkräftet versuche ich, den Kopf zur Seite zu drehen und entdecke Ellis, die trotz der Kälte bloß in weißer Unterwäsche neben mir liegt. Ihr Gesicht ist geschwollen, ihre Hand so fest um mein Handgelenk geschlungen, dass ich meine Finger kaum noch spüre.

»Baby?«, frage ich heiser und verziehe sofort das Gesicht, als die Sägen erneut durch meine Schädeldecke schneiden. Ein scharfer Geschmack erfüllt meinen Mund, meine Zunge fühlt sich pelzig und schwer an. Je mehr meine Sinne erwachen, desto mehr steigt mir der stechende Geruch von Erbrochenem in die Nase. Stirnrunzelnd schaue ich an mir hinab, sehe nichts, nehme den Geruch aber umso deutlicher wahr. Habe ich mich gestern übergeben?

»Ellis?«, versuche ich es wieder, und diesmal schreckt sie so schnell auf, dass das ganze Bett wackelt. Ein paar Sekunden lang blinzelt sie orientierungslos, dann löst sie ihren Klammergriff um meine Hand, und sofort schießen ihre Hände vor zu meinem Gesicht, drücken sich in meine Haut, als wollten sie sichergehen, dass ich wirklich hier bin. Ihre Wange ist von Schlaffalten gezeichnet, ihre Locken sind ein wildes Durcheinander.

»Ryan«, flüstert sie erstickt. Tränen steigen ihr in die Augen.

»Was ist los?«, frage ich, versuche mich, mit einem schmerzvollen Ächzen aufzusetzen. Meine Knochen fühlen sich bleischwer an, mein ganzer Körper ist wie ausgedörrt.

»Was los ist? Du kannst dich nicht erinnern?«

Doch, aber die Erinnerungsfetzen wirbeln ohne jede Chronologie durch meine Gedanken, verdrehen sich ineinander, lassen sich kaum entwirren.

»Dann weißt du also nicht …« Sie bricht ab, als würde ihr allein die Erinnerung daran die Worte rauben. Angst mischt sich in ihren Blick, und meine Nackenhaare stellen sich auf. Noch schlimmer, als mich nicht daran erinnern zu können, was passiert ist, sind die Vorstellungen, die durch meinen Kopf rattern. Habe ich irgendwas über meine Familie ausgeplaudert? Oder mich vor einer laufenden Kamera blamiert? Oder noch einen Tweet geschrieben, der zu viel Wahrheit enthielt?

»Hat irgendwer was mitbekommen?«, ist das Erste, das mir über die Lippen kommt. Eine Katastrophe ist es schließlich nur dann, wenn ich Zuschauer hatte.

Ellis klappt die Kinnlade runter. »*Das* ist es, worüber du dir Gedanken machst? Du bist besorgt, dass irgendein Journalist etwas über dich geschrieben haben könnte und das Hotel erneut in Gefahr ist? Ist das dein verdammter Ernst? Gott, du klingst genau wie …« Sie bricht ab, und ich schlucke.

Wie meine Mutter.

»Aber nein, keine Sorge«, blafft sie. »Niemand, außer den Mitarbeitern, hat etwas mitbekommen. Deinem Hotel geht es immer noch blendend!«

Mitarbeiter. Das Wort lässt irgendwas in mir einrasten. Benommen sehe ich auf die Bettdecke, während sich die Erinnerungen nach und nach in eine Bilderfolge reihen und den Abend wie ein Daumenkino vor meinem inneren Auge abspielen.

Die Party, der Alkohol, der Tanz mit meiner Schwester, Ellis in ihrem weißen Kleid, die vielen Gespräche, noch mehr Alkohol, Linus, der mit Ellis tanzt, mein Ausraster.

»Ellis, ich …« Ein erneutes Beben in meinem Kopf lässt mich kurz stocken. »Das klingt wie die schlimmste Ausrede, ich weiß, aber … fuck, keine Ahnung, was bei mir abging. Tut mir echt leid. Ich werde dein Kleid natürlich ersetzen. Und mich auch bei Linus entschuldigen, das ging gar nicht.«

Ellis sieht mich an, als hätte ich ihr ins Gesicht gespuckt. Fassungslosigkeit spiegelt sich in ihren Augen. »Glaubst du wirklich, dass es mir auch nur im Entferntesten um dieses beschissene Kleid geht?«

»Nein, aber …« *Oder doch?* Ich habe keine verdammte Ahnung. Frustriert atme ich aus, reibe mir die verspannte Schulter und zucke zusammen, als ein brennender Schmerz über meine Haut schießt. Stirnrunzelnd drehe ich den Kopf, da entdecke ich die wütend roten Kratzer, die sich von den Schultern über meine Oberarme ziehen.

»Scheiße, was ist das denn?«

Ellis lacht auf, doch es klingt verbittert. »Das warst *du*. Deine Fingernägel, die dich selbst verletzt haben, um den *inneren Schmerz* rauszukriegen.«

»Was?« Ungläubig starre ich auf meine Arme, betrachte die unleugbaren Kratzspuren auf meiner Haut. Das kann doch unmöglich *ich* gewesen sein. Im Geiste grabe ich in meinen Erinnerungen, finde in all dem Chaos jedoch kein passendes Gedankenpuzzleteil. Mir wird eiskalt. Sekunden vergehen, ohne, dass ich ein Wort herausbringe.

»Vielleicht hat mir irgendwer was in den Drink getan«, überlege ich leise. »Logan und Jerimiah waren auch da. Gut möglich, dass sie …«

»Niemand hat dir was untergejubelt, das warst *du*, Ryan. *Du*, dem anscheinend selbst nicht klar ist, wie schlecht es dir eigentlich geht.«

»Ellis …«

»Nein!« Das Bett federt, als sie sich auf die Knie stemmt und sich vor mir aufbaut. »Du hast mir gestern erzählt, dass du nichts gegessen hast.«

Das habe ich gesagt? Verdammt, wie betrunken war ich eigentlich?

»Ich … war gestresst«, sage ich schwach. »Der Tag war komplett voll, ich hatte gar keine Zeit.«

»Lüg mich nicht an! Und lüg *dich* nicht an! Du brauchst Hilfe. Du isst nichts mehr, und es liegt ganz bestimmt nicht an der fehlenden Zeit. Gib zu, dass du ein Problem hast.«

»Ich …«

»Gib es zu!«

Resigniert lasse ich den Kopf sinken, atme tief aus, habe keine Kraft mehr, die Fassade aufrechtzuerhalten, keine Kraft, weiter zu diskutieren.

»Ich gebe es zu«, höre ich mich tonlos sagen, aber Ellis lässt nicht locker.

»Und jetzt gib zu, dass du Hilfe brauchst.«

Meine Eingeweide verkrampfen, Angst schnürt mir die Luft ab. »Das geht nicht.«

»Warum?«

»Weil … ich brauche das«, bringe ich heraus, und spüre, wie sich hinter meinen Lidern ein brennender Druck aufbaut.

»Du brauchst es, nichts zu essen? Du brauchst es, deinen Körper so weit auszuhungern, bis du dich irgendwann auflöst?«

»Du verstehst das nicht«, flüstere ich. Nun fließen auch meine Tränen. »Ich … wenn ich nicht … Ohne würde ich durchdrehen.«

Ellis verzieht das Gesicht, als würde ihr alles, was ich sage, wehtun. »Und genau deshalb brauchst du Hilfe, Baby. Merkst du denn nicht … Du klingst wie ein Süchtiger. Du *brauchst* es, um nicht durchzudrehen«, wiederholt sie und muss so heftig weinen, dass ihr kein Ton mehr über die Lippen kommt. Nie hat sie so traurig und verzweifelt ausgesehen.

Wegen dir, sagt eine leise Stimme. *Du bist der Grund, warum sie so leidet. Du hast sie mit dir ins Verderben gezogen. Du tust ihr weh. Du verdienst sie nicht.*

Mein Herz zerreißt in meiner Brust, jeder Zentimeter meines Körpers schmerzt. Die Gedanken in meinem Kopf bekriegen sich. Alles in mir will ihr den Kummer nehmen, und doch kann ich ihr nicht sagen, was sie hören will. Nicht, ohne sie anzulügen.

»Ich wusste, dass ich dich verlieren würde.«

Ellis wischt sich über die Augen und sieht mich an, Verwirrung tränkt ihren Blick. »Warum sagst du das ständig?«

»Weil es so ist«, wispere ich und habe das Gefühl, von innen zu verbluten. »Ich spüre es.«

Ellis beugt sich vor und nimmt mein Gesicht in ihre Hände. Ihre Augen sind vom Weinen gerötet, doch ihr Blick ist klar und fest. »Jetzt hör mir mal gut zu. Du wirst mich nicht verlieren, Ryan. Ich werde dich nie, nie, niemals aufgeben, erst recht nicht jetzt, wo du mich brauchst. Ich liebe dich, du bist ein Teil von mir.«

»Aber ich tue dir weh.« Meine Worte sind mehr Röcheln als artikulierte Laute.

»Ja, weil ich leide, wenn du leidest. Dir würde es genauso gehen.«

Plötzlich ändert sich ihr Blick, und ihr Griff verstärkt sich, als wollte sie ihren aufkommenden Gedanken genau da festhalten, wo er gerade ist.

»Was, wenn ich es wäre?«

Ich runzele die Stirn. »Was meinst du?«

»Was, wenn ich es wäre, die nicht mehr essen würde. Was würdest du tun? Oder wäre dir egal, was aus mir wird?«

»Natürlich nicht.«

»Würdest du einfach gehen, weil ich dir zu viel werde?«

»Nein.« Ich seufze müde.

»Was, wenn ich mir vor deinen Augen manisch die Arme aufkratze, weil ich …« Sie hält kurz inne und schließt die Augen, als sie die Erinnerung erneut einholt. »… den Schmerz nicht mehr ertrage?« Ihre Stimme klingt belegt. »Was, wenn du mir sagst, hör auf, aber ich tue es erst, als du dich auf mich setzt und meine Hände festhältst? Was würdest du tun?«

Mein Hals schnürt sich zu. Ich will aufspringen und wegrennen, aber das Bild, das sie malt, bricht so viele Emotionen in mir los, dass sie mich wie eine Lawine überrollen und völlig paralysieren.

»Was würdest du tun, Ryan?«

»Ich würde dir helfen wollen«, krächze ich.

»Und wie?«

Hilflos schüttele ich den Kopf, weine, kann nicht aufhören. »Ich weiß es nicht.«

»Findest du, ich verdiene die beste Unterstützung, die ich kriegen kann?«

»Ja, aber …«

»Aber was?« Ihre Hände streichen sanft über mein Haar und am liebsten würde ich die Zeit anhalten und für immer in diesem Moment verweilen.

»Aber das würden deine Eltern niemals zulassen«, sage ich,

als mich die Realität wieder einholt. »Du würdest zu viel Chaos ins Bild bringen. Das können sie nicht riskieren.«

»Also wäre es besser, wenn ich alles in mich hineinfresse und mich Stück für Stück auflöse?«

Erschöpft atme ich aus. »Nein.«

»Was, wenn mich meine Eltern wirklich im Stich lassen würden?«

Mein Kopf raucht vom ständigen Perspektivwechsel. Doch als ich erneut in die von Ellis wechsele, sind meine Gedanken ganz klar.

»Dann hättest du immer noch mich«, sage ich leise.

»Du würdest mir also helfen?«, fasst sie zusammen, und ich nicke, müde, ergeben.

»Ich würde dir helfen.«

36. KAPITEL

Ellis

Wie auf Autopilot wähle ich die Nummer einer der Kliniken, die ich rausgesucht hatte, berichte von letzter Nacht und fühle mich noch immer taub, als ich gleich beim ersten Anruf die Zusage erhalte. Swan Lake, New York, etwa zwei Autostunden entfernt. Ryan kann sofort hin. In jedem anderen Moment würde ich mich darüber aufregen, dass in unserem Gesundheitssystem die Hilfeleistung in Klassen aufgeteilt wird und nur jenen Unterstützung zusteht, die sie sich leisten können. Doch jetzt gerade kümmert mich nichts davon.

Nach dem Telefonat verlieren wir keine Zeit mehr. Vermutlich haben wir beide Angst, dass Ryan es sich anders überlegt. Außerdem ist da noch Jules, die sofort dazwischenginge, wenn sie Bescheid wüsste. Wir halten uns nicht mal damit auf, nach oben zu gehen und seine Sachen zu packen. Ein paar Klamotten hat er hier, Pullis, Jogginghosen; den Rest werde ich ihm nachschicken.

Während ich wahllos alles von ihm in eine Tasche stopfe, fällt mein Blick auf den Berg aus Weihnachtsgeschenken, der auf der Fensterbank thront. Nach kurzem Überlegen ziehe ich das für Ryan hervor und packe es ihm ebenfalls ein. Da wir uns darauf geeinigt hatten, nicht mehr als zehn Dollar füreinander auszugeben, (um in der gleichen Preisklasse zu bleiben), habe ich mich für ein gerahmtes Bild entschieden, das unseren ersten gemeinsamen Schnappschuss zeigt. Weihnachten 2013. Damals waren wir acht. Auf dem Foto habe ich beide Hände um Ryans Hals geschlungen und grinse breit, während der damals schüchterne Ryan leicht befangen, aber dennoch zufrieden in die Kamera schaut. Ich hatte gehofft, das Foto in diesem Jahr nachzustellen, ein zehn Jahre-Recab – damals wir, heute wir. Doch nun feiern wir kein Weihnachten mehr.

Mein Herz krampft sich zusammen. Schnell ziehe ich den Reißverschluss zu und folge Ryan ins Bad.

Riley, die im Raum nebenan geschlafen und vermutlich alles mitbekommen hat, tritt zögernd aus Moms Zimmer und bietet an, ein Taxi zu rufen. Ich nicke und schenke ihr ein schwaches Lächeln, dankbar, dass sie mir ein To-do abnimmt, weil ich mir noch keine Gedanken darum gemacht hatte, wie wir zur Klinik kommen sollen.

In der Küche hole ich zwei Bananen aus dem Obstkorb, daneben entdecke ich eine geschlossene Packung Chocolate Chip Cookies, die ich eigentlich dem Weihnachtsmann hinstellen wollte. Mit einem schweren Gefühl in der Brust wende ich den Blick ab und kehre zurück ins Wohnzimmer, halte Ryan wortlos eine Banane hin. Dieser zögert einen Moment, und kurz überrollt mich die Angst, dass ich ihn damit überfordere. Dennoch bleibe ich standhaft, weigere mich aufzubrechen, wenn er nach gestern nicht wenigstens eine Kleinigkeit im Magen hat.

Schließlich nimmt Ryan die Banane, und mein Herz zieht sich zusammen, als er sie langsam schält und sich mit drei großen Bissen in den Mund schiebt.

Minuten später sitzen wir im Taxi; Riley wollte mitkommen, und glücklicherweise hatte Ryan nichts einzuwenden. Keine Ahnung, ob ihm klar ist, dass Riley auch Bescheid weiß. So oder so bin ich froh, dass ich den Rückweg später nicht allein antreten muss. Dass ich für Ryan da sein kann und Riley für mich.

Die Fahrt zieht wie ein Stummfilm an mir vorbei. Den Kopf an Ryans Schulter gelehnt starre ich nach draußen, betrachte die verschwimmende Landschaft und kann nicht glauben, was gerade passiert. Meine Emotionen irren in einem Strudel aus Unglauben, Angst und der Panik, dass im letzten Moment irgendwas schiefgehen könnte, umher. Ryan hingegen wirkt seltsam gefasst, beinahe gelangweilt. Als würden wir bloß einen Ausflug machen, auf den er nicht besonders Lust hätte. Er hat wieder seine Mauern hochgefahren und nichts mehr mit dem Menschen gemein, der mir letzte Nacht ein Stück seiner verletzten Seele gezeigt hat.

Irgendwann verkündet das Navi, dass wir da sind. Mit einem Kloß im Hals hebe ich den Kopf und beobachte, wie wir uns einem eingezäunten viktorianischen Gebäude nähern. Das Haus hat blaue Schindeln und Fensterläden und ist von einer großen Parkanlage umschlossen. In der Mitte des Vorderhofes prangt ein dreistöckiger Springbrunnen, der während des Winters jedoch stillgelegt ist. Dieser Ort sieht nicht aus wie eine Privatklinik, eher wie eine Ferienanlage oder ein Golfclub.

Ryan und ich schauen einander an, und für einen kurzen Moment sehe ich alles in seinen Augen, die Angst, die Panik, den Wunsch, umzukehren. Doch dann ist er es, der die Tür als Erster öffnet.

Riley wartet im Auto, während wir schweigend auf das Gebäude zugehen. Kalter Wind bläst uns ins Gesicht, reißt uns beinahe mit sich. Ich ziehe die Schultern ein und vergrabe die Hände in den Taschen. Brauner Kieselsand knirscht unter unseren Schuhen, klingt genau wie mein Herz, das immer mehr zerbröselt. Je näher wir der Tür kommen, desto stärker hämmert mein Kopf.

»Ryan?« Ich ziehe an seinem Arm und zwinge ihn stehen zu bleiben. Als er sich umdreht, stelle ich mich auf die Zehenspitzen und umfasse sein Gesicht. »Du bist nicht allein«, flüstere ich und sehe ihm fest in die Augen. »Ein Anruf und ich komme.«

Ryan nickt dumpf, sein Blick wirkt wie auf Standby, völlig leer und emotionslos. Ich beiße in die Innenseite meiner Wange, verbiete mir loszuheulen, muss jetzt stark sein. Für ihn.

»Und ich verlasse dich nicht«, verspreche ich und streiche über seine Wangen. »Ich bin hier und liebe dich. Immer.«

»Auch, wenn ich da nicht reingehe?« Er lächelt matt, und mein Herz setzt kurz aus. Dennoch halte ich meine Fassung mit aller Kraft zusammen, darf mir meine Angst, meine Verzweiflung nicht anmerken lassen.

»Selbst dann. Meine Liebe für dich ist an keine Bedingungen gebunden. Niemals.«

Das ist mein Ernst. Ich kann und will Ryan nicht zwingen. Er soll da freiwillig reingehen, soll die Hilfe, die er braucht, nicht nur bekommen, sondern auch wollen.

Ryan sieht mich lange an, sein Blick wirkt angestrengt, sein Kehlkopf hüpft, als er hart schluckt.

»Ich würde dasselbe für dich tun«, sagt er heiser, und ich kneife die Lippen fest zusammen, ehe ich die Arme so fest um ihn schlinge, wie ich nur kann, seinen Duft einatme, seine Wärme spüre.

Abschied nehme.

*

Auf der Rückfahrt kann ich nicht aufhören zu weinen. Mein ganzer Körper bebt, die Tränen fließen wie Sturzbäche aus mir heraus. Der Taxifahrer wirft uns besorgte Blicke zu, wahrt jedoch Diskretion und sagt kein Wort.

»Ich fühle mich wie der schrecklichste Mensch der Welt«, würge ich unter heftigen Schluchzern hervor.

»Das bist du nicht«, sagt Riley und hält mich ganz fest.

»Aber warum fühlt es sich dann so an?«

»Weil richtige Entscheidungen manchmal wehtun. Aber das bedeutet nicht, dass man sie nicht trotzdem treffen muss.«

»Er hat sich selbst verletzt«, sage ich, um meine Entscheidung erneut zu bestärken. »Er wurde eine Gefahr für sich selbst.«

»Eben«, pflichtet mir Riley bei und nimmt die Packung Taschentücher entgegen, die ihr der Taxifahrer reicht. »Außerdem hast du ihn nicht gezwungen. Er ist aus freien Stücken da reingegangen.«

»Aber ich habe ihn gedrängt.«

Riley wischt mir über die Wangen und lächelt traurig. »Er hätte dasselbe für dich getan.«

*

Es ist halb zwei, als das Taxi vor dem Hotel hält. Eigentlich wollte ich direkt zu meinen Eltern fahren, aber meine Weihnachtsgeschenke sind noch oben. Keine Ahnung, wie ich den heutigen Tag durchstehen soll. Riley bezahlt den Fahrer mit einer App, dann steigen wir aus.

In der Lobby wünschen mir Gäste und Kollegen frohe Weihnachten. Ich zwinge mich zu einem Lächeln und erwidere den Gruß, während sich die Trauer erneut in mir zusammenbraut. Ich hatte mich so sehr darauf gefreut, dieses Weihnachten wieder mit Ryan zu verbringen. Nicht, ihn in eine Klinik zu fahren.

Dennis ruft mir von der Rezeption aus zu, dass Jules nach mir gefragt hat. Ich tue so, als hätte ich ihn nicht gehört, und laufe weiter zu den Aufzügen. Vermutlich bleiben mir jetzt ohnehin nur noch wenige Minuten, bis sie mich findet. Sobald Dennis bei ihr petzt, ist es nur eine Frage der Zeit, bis Jules mich persönlich aufsucht. Zu gern hätte ich Riley an meiner Seite, doch die muss sich mit ihren Eltern treffen, die schon heute Abend zurück nach LA fliegen werden. Zum Glück reist sie nicht mit ihnen ab, sondern erst in ein paar Tagen.

Ich schaffe es ohne Zwischenfälle in meine Wohnung und packe in Windeseile meine Geschenke zusammen. Da fällt mir jenes in die Hände, das Ryan für mich besorgt hat. Vorsichtig hebe ich es an, es ist ziemlich leicht. Ich ringe mit mir. Ob ich warten sollte, bis er wieder da ist? Andererseits ist heute Weihnachten. Schließlich kocht die Neugier über, und ich nestele hektisch an dem Geschenkpapier herum. Darunter kommt ein kleines schwarzes rechteckiges Schmuckkästchen hervor, das ein Logo eines Juweliers in der Park Avenue trägt, der besonders berühmt für seine personalisierten Stücke ist.

Dieser Arsch. Was immer sich darin befindet, kostet sicherlich mehr als zehn Dollar.

Langsam öffne ich die Schatulle und verziehe kurz überrascht das Gesicht, betrachte die dünne Kette mit goldenem Anhänger, dessen Bedeutung sich mir im ersten Moment nicht erschließt. Ist das ein Halbmond? Oder ein Taco?

Doch dann erkenne ich das winzige Basilikumblatt und es dämmert mir. Auf dem Anhänger ist eine kleine Calzone eingraviert.

Mit Tränen in den Augen hole ich die Kette aus der Schatulle, lege sie mir um den Hals und betaste das zarte Schmuckstück auf meinem Dekolleté. Dann wische ich mir über die Wangen und verlasse mein Zimmer, laufe hektisch zum Ausgang. Als ich über mein weißes Glitzerkleid stolpere, zucke ich erschrocken zusammen, als hätte ich mich verbrannt. Kurz spiele ich mit dem Gedanken, es einfach in den Müll zu werfen. Ich werde dieses Kleid sowieso nie wieder anziehen können, ohne an die letzte Nacht erinnert zu werden. Aber als ich es anhebe, und den weichen Stoff zwischen meinen Fingern spüre, bringe ich es doch nicht übers Herz, und stopfe es stattdessen in die Wäschetrommel. Vielleicht kann man es noch retten.

Ich will gerade in meinen Mantel schlüpfen, da klopft es an der Tür. War ja klar. Tief durchatmend sammele ich mich, ehe ich öffne. Zu meiner Überraschung steht im Flur nicht nur Jules selbst, sondern auch ihre Tochter.

»Hi«, sage ich knapp.

»Hallo, Schätzchen. Frohe Weihnachten.« Jules schaut an meiner Schulter vorbei, ihr Blick wirkt gestresst. »Ist Ryan bei dir?«

Mein Herz verkrampft sich. »Nein.«

Ärger flammt in ihrem Blick auf. »Wo ist er? Er müsste schon längst oben sein. In einer halben Stunde beginnt der Weihnachtsbrunch und er hat sich noch nicht mal umgezogen.«

Wow. Dass sie nach allem, was gestern passiert ist, die Nerven hat, hier aufzukreuzen, um ihn wieder durch ein Chaos an Terminen zu hetzen …

»Ich habe ihn in eine Klinik gefahren, nachdem er vor meinen Augen zusammengebrochen ist und angefangen hat, sich selbst zu verletzen.«

Die Luft zerreißt, als ich sie mit meinen Worten zerschneide. Jules und Sam erstarren, ihre Gesichtszüge entgleiten, ihre Masken fallen zu Boden.

»Was?«, stößt Jules aus, offenbar so perplex, dass sie nicht einmal darauf achtet, wie laut sie spricht.

»Ich hatte keine andere Wahl. Ryan braucht Hilfe und ihr wolltet sie ihm nicht geben.«

»Du … wie …« Jules sieht aus, als hätte sie einen Kurzschluss. Mein Kiefer verspannt sich, als mich die Wut erneut einholt.

»Und ich warne dich.« Langsam trete ich vor und bin ihr so nahe, dass sich unsere Nasenspitzen beinahe berühren. »Wenn du auch nur darüber nachdenkst, ihn da wieder rauszuholen, weil jeder seinen Namen kennt und es dem Ruf des Hotels schaden würde; wenn du auch nur mit dem Gedanken spielst, seine Konten einzufrieren oder ihn sonst wie manipulierst, werde ich alles erzählen, hörst du? Alles – von deinen intriganten Machenschaften, von deinen Erpressungskünsten, und der Tatsache, dass du deinem eigenen Sohn Hilfe verweigerst, weil dir dein Ruf wichtiger ist als sein Leben. Jetzt in diesem Moment sitzt da unten ein Literaturagent, der nur darauf wartet, meine Geschichte zu veröffentlichen. Und ich würde sie ihm, ohne zu zögern geben, würde euer Vermächtnis, *mein* Zuhause, mit eigenen Händen zerschlagen, und so tief in den Ruin treiben, dass sich das Hotel diesmal nicht davon erholen wird.« Meine Stimme ist leise und ruhig, doch meine Gedanken überschlagen sich wie tosende Wellen, durchspülen mich mit heißem Adrenalin. Welch seltsame Ironie, dass ich es nun bin, die vor ihr steht, und ihr Leben in der Hand hält.

»Überleg dir gut, was der größere Skandal wäre«, sage ich und klammere mich an die Türrahmen, flehe meinen Körper an, nicht umzukippen. »Ryans Krankheit oder seine Mutter, die das Hotel über alles andere stellt, sogar das Leben ihrer eigenen Kinder.«

Langsam trete ich wieder zurück, spüre meinen Puls in jeder Zelle. Mein ganzer Körper zittert, meine Sicht verschwimmt zu einem Brei an Schemen. Kurz schließe ich die Augen, atme tief durch, sammele mich.

Als ich den Blick wieder hebe, stehen Jules und Sam noch

immer vor mir. Fast erwarte ich, dass sie mich mit ihren Blicken töten und ein Artilleriefeuer an Drohungen auf mich losschießen, mir versichern, dass sie sich nicht erpressen lassen, dass sie mein Leben noch vor dem Mittagessen zerstören könnten, dass ich nichts bin und sie alles.

Stattdessen haben beide Tränen in den Augen, und mein Herz macht einen erschrockenen Satz, denn ich erkenne darin nichts anderes als tiefe, innige Sorge.

Sorge um Ryan.

37. KAPITEL

Ryan

Das Büro, in dem meine erste Einzelsitzung stattfindet, ist hell und groß. Es hat einen Schreibtisch aus Kirschholz, der direkt am Fenster steht. Daneben ein unordentliches Bücherregal, Pflanzen, abstrakte Wandbilder und eine seltsam geschwungene Stehlampe in Pilzoptik. Ich sitze auf einem massiven Ledersessel, und mir gegenüber Mr Brown, mein Therapeut. Atticus Brown ist ein eher klein geratener hagerer Mann in den frühen Fünfzigern, mit einem blassen Teint und einer verstrubbelten Frisur, die ihm einen leicht verpeilten Look gibt. Wider meiner Erwartung trägt er weder einen Arztkittel noch einen Anzug, sondern lediglich einen braun gemusterten Wollpullover und eine bequem aussehende Tweed Hose. Ebenso hat er keinen Notizblock in der Hand. Offenbar hat er nicht vor, unser Gespräch mitzuschreiben. Keine Ahnung, warum mich das erleichtert.

Mein Blick gleitet zum Fenster, in der Ferne sehe ich zwei Frauen spazieren, dieselben, mit denen ich heute Morgen beim Frühstück saß, und die sich ähnlich schwertaten, die zwei vorgegebenen Brötchen zu essen.

»Also, Mr Van Day, was führt Sie hierher?«, beginnt Mr Brown.

Ich verkneife mir ein Lachen. Mit einer solchen ersten Frage habe ich nicht gerechnet. Meinen Plan, die nächsten vierzig

Minuten mit Small Talk zu füllen, kann ich damit wohl auch vergessen.

»Ich, ähm … meine Freundin hat mich hergebracht«, druckse ich herum.

»Und warum?«

»Weil …« *Sie dabei zusah, wie ich mir selbst wehtat. Sie Todesangst um mich hatte. Sie nicht mehr weiterwusste.* »Weil … ich mich ein bisschen selbst verloren habe«, bringe ich heraus.

»Inwieweit verloren?«

Gott, warum zwingt er mich, es auszusprechen? Wir wissen doch beide, warum ich hier bin.

»Ich … ich bin gerade dabei, in … in eine … na ja, Sie wissen schon, hineinzurutschen.«

Etwas in seinem Blick regt sich. »Sie können das Wort nicht aussprechen?«

»Nein.« Ich senke den Kopf, kann nicht reden, wenn er mich so ansieht.

»Warum?«, fragt er wieder.

»Weil ich immer noch nicht sicher bin, ob ich wirklich eine habe.«

Mr Brown runzelt überrascht die Stirn. Unbehaglich verlagere ich das Gewicht aufs andere Bein. Und ich dachte, der Job dieser Leute sei, sich ihre Gefühle nicht anmerken zu lassen.

»Was haben Sie Ihrer Meinung nach dann? Oder anders gefragt: Was lässt Sie glauben, dass Sie keine haben?«

»Keine Ahnung.« Ich zucke die Schultern. »Ich kann mich einfach nicht mit diesem Wort identifizieren. Ich will nicht dünn sein oder so. Ich hab auch keine Komplexe, was meinen Körper angeht. Da ist nur dieses Problem, dass ich nicht … essen kann. Und … will.« Leise atme ich aus, bin jetzt schon erledigt, dabei liegen noch achtunddreißig Minuten vor uns.

Mr Brown sieht mich lange an. »Nun, ich denke, sie sind das perfekte Beispiel dafür, dass es nicht allen Menschen mit einer *›Sie wissen schon‹* um einen dünneren Körper geht.«

Scham verklumpt sich in meinem Magen. Ich knibbele an meinen Fingern, weiß, dass er recht hat, und erwidere dennoch nichts, wüsste nicht, was. Die darauffolgende Stille lässt meinen immer schneller werdenden Puls umso lauter in meinen Ohren hämmern.

»Sie haben gesagt, Sie sind dabei, hineinzurutschen«, nimmt er den Faden wieder auf. »Wie kann ich mir das vorstellen?«

»Ich … es ist so … also …« Mein Kiefer verkrampft. Frustriert schließe ich den Mund wieder, atme mehrmals ein und aus, schaffe es aber trotzdem nicht, die Sperre zu lockern, die meine Worte schon wieder zurückhält. »Ich … bin nicht gut in so was«, stoße ich hervor. »Im … Reden, meine ich.«

»Generell, oder nur, wenn es um Sie geht?«

Interessante Frage. Darüber muss ich selbst kurz nachdenken. »Ich glaube, Letzteres.«

Mr Brown nickt, als hätte er sich das schon gedacht. »Okay, dann versuchen wir mal Folgendes. Beschreiben Sie mir Ihre Symptome, aber nicht aus Ihrer Sicht, sondern aus der eines guten Freundes. Also ›Mein Kumpel so und so hat das und das.‹«

Die Perspektive wechseln. So was Ähnliches habe ich neulich erst mit Ellis ausprobiert. Ich ringe einen Moment mit mir, und beschließe, dem Ganzen zumindest eine Chance zu geben.

»Okay, also … da ist dieser Typ, Ryan«, beginne ich und schüttele kurz den Kopf. *Was mache ich hier eigentlich?* »Und er … er hat ein Problem mit seinem … Essverhalten. Das ist irgendwie voll krank, weil … also, nicht krank im abwertenden Sinne, sondern ziemlich krass, weil er früher nie Schwierigkeiten damit hatte. Er hat nicht einmal groß über Essen nachgedacht. Aber jetzt denkt er an gefühlt nichts anderes mehr. Es ist sein halber Lebensinhalt geworden, gleichzeitig versucht er es die ganze Zeit zu vermeiden. Wann immer er mit Essen konfrontiert ist, kriegt er Panik.«

Wow, der Perspektivwechsel hilft. Nie hätte ich gedacht, gleich am Anfang schon so viel zu teilen.

»Was bereitet ihm Panik?«, fragt Mr Brown ruhig weiter. »Das Essen an sich oder die Menge?«

»Sowohl als auch. Und vor allem die Kalorien«, setze ich leiser hinzu und spüre, wie mich die Scham erneut erschlägt. Ausgesprochen klingt es noch lächerlicher. »Das … Zunehmen, und die Angst, die Kontrolle zu verlieren.«

»Und wenn er nicht isst, hat er die Kontrolle?«

»Über seinen Körper, ja.«

»In anderen Lebensbereichen nicht?«

»Nein.« Mein Magen zieht sich zusammen. »Da hat er gar nichts zu sagen. Alles ist vorgegeben, und er muss sich daran halten. Wie bei einem Brettspiel. Er läuft die Anzahl Schritte, die er würfelt, aber der Weg ist vorgegeben.«

»Interessanter Vergleich.« Mr Brown hält einen Augenblick lang inne. »Und deshalb isst er nicht? Um die Kontrolle, die ihm fehlt, mit der Nahrungsverweigerung zu kompensieren?«

»Ich glaube schon. Aber er hat das nicht absichtlich gemacht. Es war keine bewusste Entscheidung oder eine Trotzreaktion«, schiebe ich ein. »Er weiß selbst nicht, wie er da reingerutscht ist. Er wollte nicht krank werden. Schon klar, niemand will das … aber … er … er hat … verstehen Sie … und jetzt kommt er nicht mehr raus, er … Fuck!« Frustriert fahre ich mir über die Haare. Darf man hier überhaupt fluchen? Scheiße.

»Tut mir leid, das ist immer so mit mir.« Erneut raufe ich mir den Kopf. »Ich will echt nicht Ihre Zeit verschwenden.«

»Das tun Sie nicht.« Mr Brown lächelt geduldig. »Lassen Sie sich Zeit. Kein Grund, sich zu stressen.«

Ich nicke knapp.

»Wie hat denn alles angefangen?«, fragt er weiter.

»Das weiß ich selbst nicht so genau.«

»Hat es schleichend begonnen?«

»Ich … glaube schon.«

»Und wie war das so? Haben Sie nach und nach immer weniger gegessen?«

»Ja. Aber am Anfang war es nicht bewusst, es lag vor allem am Stress. Mein Zeitplan war ziemlich straff. Meistens kam ich kaum zum Essen, und wenn doch, dann war mir vor lauter Anspannung sowieso oft übel. Ich weiß, das klingt wie eine Ausrede, aber so war es wirklich.«

»Natürlich.« Mr Brown nickt ernst. »Stress kann auf unseren Magen schlagen und uns den Appetit verderben.«

»Genau«, pflichte ich bei und spüre, wie mich Erleichterung durchflutet.

Er glaubt mir.

»Sie haben am Anfang also aus Stress immer weniger gegessen. Was genau hat Ihnen denn den Magen verdorben?«

»Ich glaube, das viele Verstellen.« Nachdenklich kratze ich mir über die Unterlippe. »Ständig musste ich mich anders geben, als ich bin. Das war anstrengend, weil ich die ganze Welt …« Abrupt halte ich inne, ein neuer Gedanke schießt mir durch den Kopf. »Das hier bleibt doch vertraulich, oder?«

Mann, selbst jetzt noch denkst du an das Wohl des Hotels? Dein Ernst?

Mr Brown nickt. »Was in diesem Raum erzählt wird, bleibt in diesem Raum.«

»Okay.« Ich lehne mich wieder zurück und taste im Geiste nach dem verlorenen Faden. »Ähm, wo war ich noch mal?«

»Sie mussten sich ständig verstellen«, hilft er mir auf die Sprünge.

»Genau. Jedenfalls war ich sehr angespannt.« Halt, seit wann rede ich aus *meiner* Sicht? Egal. »Die Verpflichtungen haben zwar Spaß gemacht, mich aber auch gestresst, weil ich alles richtig machen wollte.«

»Das klingt, als ob Sie ziemlich hohe Ansprüche an sich hätten.«

»Sehr.« Meine Stimme klingt kratzig. »Der Druck war enorm. Und in all dem Chaos hat es manchmal gutgetan … na ja, nichts zu essen. Das klingt seltsam, ich weiß, aber wenn ich nicht gegessen habe, dann hat es sich irgendwie … machtvoll angefühlt.«

»Weil ihr Körper das Einzige war, über das nur Sie entscheiden konnten?«

»Ja, aber es war mehr als das. Wenn ich wenig oder gar nichts gegessen habe, war das voll der Ego-Booster. Ich hab mich diszipliniert gefühlt. Jemand, der etwas durchziehen kann.«

»Den ganzen Tag nichts essen schafft nicht jeder«, räumt Mr Brown ein.

»Ja«, sage ich dumpf.

»Aber Sie wissen vermutlich selbst, dass das nicht die gesündeste Lösung ist.« Ein bestimmter Tonfall mischt sich in seine Stimme. »Wir müssen essen, um zu überleben.«

Ich lächele bitter. »Manchmal hat es sich so angefühlt, als könnte ich ohne dieses bisschen Kontrolle nicht überleben.«

Nie hätte ich gedacht, diese Gedanken jemals laut auszusprechen.

»Und Sie haben nicht daran gedacht, sich diese Kontrolle auf eine andere, weniger selbstzerstörerische Weise zurückzuholen?«

»Wie denn?«, frage ich missmutig.

»Zum Beispiel, indem Sie Ihr Leben neu strukturieren?«

Ich schüttele den Kopf. »Das geht nicht.«

»Was hält Sie davon ab?«

»So gut wie alles.« Ich hebe schwach die Schultern. »Es ist nun mal mein Leben.«

»Sie können Ihr Leben ändern.«

»Kann ich nicht.«

»Warum?«

Genervt atme ich ein. »Weil meine Eltern sowieso keine Rücksicht darauf nehmen würden.«

»Aber Sie sind erwachsen.«

»So einfach ist das nicht.« Ich stütze meinen Kopf und schließe die Augen. Meine Stirn pocht. »Meine Familie ist nicht nur irgendeine. Es gibt Regeln, an die ich mich halten muss.«

»Sie *müssen*? Oder Sie glauben zu müssen?«

Mein Kiefer verspannt sich. Er versteht es einfach nicht. »Ich *muss*.«

»Das klingt, als ob Sie nicht sehr autonom wären.« Er hält kurz inne. »Eher … gefangen.«

Seine Worte treffen mich wie ein Peitschenhieb. Mein Mund wird trocken, meine Kehle schnürt sich zu, alles in mir zieht sich zusammen.

»Und ich komme nicht raus«, flüstere ich und spüre, wie sich die ersten Tränen ihren Weg bahnen.

»Warum?«, fragt er leise.

»Weil ich nun mal diese Familie habe.« Mein Atem geht röchelnd, meine Stimme kippt. »Ich kann sie nicht ändern. Außerdem schulde ich es dem Hotel.«

»Sie schulden es dem Hotel?« Mr Brown horcht auf, in seinen Augen blitzt etwas. »Interessant.« Er räuspert sich und schlägt dann die Beine übereinander, schwingt mit der Hand, als wollte er das neue Thema begrüßen. »Reden wir doch darüber.«

38. KAPITEL

Ellis

Die ersten Tage sind hart. Ich vermisse Ryan so sehr, dass es körperlich wehtut. Ständig zweifele ich an meiner Entscheidung, die längst getroffen ist, und suche im Geiste dennoch nach einer Alternative. Eine, die nicht so radikal gewesen wäre, eine, die ihn nicht derart aus dem Alltag katapultiert hätte. Doch egal, wie ich es drehe und wende, komme ich dennoch stets zum selben Entschluss. Ryan musste gehen.

»Sei nicht so hart zu dir«, meint Riley, die mir meine Gedanken wohl vom Gesicht abliest. Wir stehen an der steinernen Balustrade der Grand-Central-Station und blicken hinab auf das rege Treiben in der Halle, während wir auf den Zug warten, der Riley zum JFK bringt. Kurz hatte Riley mit dem Gedanken gespielt, ihren Flug umzubuchen und um meinetwillen erst nach Neujahr abzureisen, aber dann hätte sie ihren Job verloren, und das wollte ich nicht. Außerdem geht es mir gut. Ich meine … natürlich geht es mir scheiße, aber auch nicht so schlecht, dass ich ohne sie auseinanderbrechen würde.

»Abgesehen davon glaube ich, dass es ihm ganz guttut, mal raus aus der Stadt zu kommen«, fährt Riley fort und schwenkt die Hand in Richtung der vielen Menschen, die wie Ameisen durch die Halle wuseln. »New York ist toll, aber es ist auch unfassbar laut und chaotisch.«

»Aber eine Klinik ist ja kein Urlaub«, erinnere ich und folge mit den Augen einer sechsköpfigen Familie, die ihre Koffer hinter sich herziehend, etwas planlos wirkt. »Er sitzt dort nicht mit einem Glas Sangria im Whirlpool und macht sich eine gute Zeit. Er steht unter ständiger Beobachtung, muss Therapiesessions besuchen. Und essen.« Mein Hals schnürt sich zu.

»Das eine muss das andere ja nicht ausschließen«, wendet Riley ein und fährt sich über die blondierten Haare, an deren Anblick ich mich noch immer nicht gewöhnt habe. »Er kann die Zeit anstrengend finden, und trotzdem kann sie ihm guttun.«

Betreten senke ich den Blick. »Das hoffe ich.«

»Hey, das wird schon alles.« Riley verringert unseren Abstand und legt einen Arm um mich. Ihr Mantel ist noch nass vom Schnee, dennoch lehne ich meinen Kopf gegen ihre Schulter und atme tief ein, während ich die Augen durch die prächtige Eisenbahnkathedrale kreisen lasse, den hellen Marmorboden, die Sandsteinwände, die prächtigen Bogenfenster, das Sternenbild an der petrolfarben gewölbten Decke.

Und dann muss ich wieder an Ryan denken, daran, wie er mich früher nach Schulausflügen immer hier abgeholt hat, weil mir Mom eine lange Zeit nicht zutraute, die zwanzig Blocks geradeaus zum Hotel auch allein zu schaffen. Dass Ryan den Chauffeur spielte, schien ihn nicht zu stören; er war es auch, der mir erzählte, dass die astrologischen Symbole an der Decke alle seitenverkehrt seien, der Fehler allerdings erst nach der Eröffnung auffiel, und deshalb nachträglich behauptet wurde, dass das Sternenbild aus Gottes Perspektive gemalt worden sei.

»Woher weißt du das?«, fragte ich, während wir auf den Ausgang zusteuerten.

»Hab's beim Warten gegoogelt.«

»Warum?«

»*Um dich zu beindrucken, natürlich.*« Sein Tonfall war trocken, und er warf mir von der Seite einen »Nimm dich mal nicht so wichtig«-Blick zu. Ich verdrehte die Augen und lachte. Damals waren wir vierzehn, unser erster Kuss lag ein Jahr zurück. Bei der Erinnerung daran wird mein Herz tonnenschwer. Zu gern würde ich in einen dieser Züge steigen, zurück in die Vergangenheit reisen und den schüchternen Ryan, der mich mit Grand-Central-Infos beeindrucken wollte, so fest an mich drücken wie nur möglich.

Wenig später wird Rileys Zug aufgerufen, und die Erkenntnis, dass sie nun ebenfalls gehen wird, trifft mich mit einer solchen Wucht, dass sich mein gesamtes Innerstes verkrampft. Dennoch zwinge ich mich zu einem Lächeln, will ihr kein schlechtes Gewissen machen. Sie hat schon genug für mich getan.

»Sicher, dass ich dich nicht noch zum Flughafen begleiten soll?«, frage ich, als wir an ihrem Gleis stehen.

»Ganz sicher. Ich hasse Abschiede und will keine filmreife Heulszene am Flughafen bringen.«

»Aber dann kann ich dir doch gar nicht kitschig hinterherrennen und dich anflehen, hierzubleiben«, scherze ich.

»Abschiede in der Grand Central sind doch genauso kitschig.«

»Och, das klingt so abwertend. Warum nicht eher vintage?«, schlage ich vor, obwohl ich es war, die das Wort *kitschig* ins Gespräch gebracht hat. »Alte Mode kommt schließlich immer zurück. Und Vintage hat Klasse.«

»Ein Abschied, der vintage ist.« Riley lässt sich die Vorstellung auf der Zunge zergehen, ein kleines Lächeln breitet sich auf ihren Lippen aus. »Ja, das gefällt mir. Na gut, komm her, beste Freundin. Zeit für unseren vintage Abschied.«

»Darauf, dass es irgendwann vielleicht keinen mehr geben

wird.« Ich schließe die Arme um sie. »Komm bald wieder, ja? Oder zieh am besten gleich hierher. Niemand steht auf Palmen, Strände und Sonnenschein.«

»Ja, die Minusgrade und überfüllten Straßen werden mir echt fehlen.«

»Eben. Großer Apfel schlägt die Stadt der Engel.«

Riley drückt mich etwas fester, in ihrer Stimme höre ich ein Lächeln. »Mal sehen, was die Zukunft bringt.«

Nun, das war zumindest kein Nein.

Nachdem Riley in den Zug gestiegen ist, spiele ich kurz mit dem Gedanken, ihr aus Spaß zum Flughafen nachzufahren, verwerfe die Idee aber dann doch, weil ich nicht aufdringlich sein will. Außerdem bin ich gleich mit Deb und Rahim verabredet; wir wollten einen Serienabend machen und die neuesten Folgen unserer liebsten Reality Show nachholen, die wir nie ohneeinander schauen. (Rahim ist allerdings nur virtuell dabei.)

Ich warte, bis der Zug im Tunnel verschwunden ist, dann wechsele ich das Gleis, steige in die Linie 6 und fahre bis zur Bleecker Street, um die F in Richtung Brooklyn zu nehmen. Heute übernachte ich wieder bei meinen Eltern; seit Ryan weg ist, habe ich kein einziges Mal im Hotel geschlafen. Es kommt mir falsch vor, ohne ihn dort zu sein, abgesehen davon verhalten sich alle Mitarbeiter extrem seltsam, schleichen um mich herum wie Tiere, die auf ein Leckerli hoffen, und verwickeln mich in Small Talk, während sie sich *auffällig* unauffällig nach Ryan erkundigen, den sie schon einige Tage nicht mehr gesehen haben. Seit Weihnachten kursieren etliche Theorien. Die allermeisten glauben, dass er bei einem Kumpel in den Hamptons die Blamage aussitzt, aber bis auf Riley, Emory, Deb, Rahim, meinen und Ryans Eltern ist keinem bekannt, wo er wirklich ist. Oh, und Louisa weiß es auch. Ich konnte es ihr einfach nicht verheimlichen. Abgesehen davon würde ich ihr mein Leben anvertrauen.

Als mein Handy eine Nachricht ankündigt, wünsche ich mir sofort, dass sie von Ryan ist. Allerdings haben wir in den letzten Tagen immer erst abends miteinander gesprochen, weil er das Handy tagsüber in seinem Zimmer einschließt. Er sagte, es würde ihn davon abhalten, sich voll und ganz auf die Klinik einzulassen, weil er dann zu viel Heimweh bekäme. Sein Entschluss leuchtet mir ein, dennoch kann ich mich nicht gegen das Bedürfnis wehren, so oft wie möglich von ihm zu hören, und ihn wissen zu lassen, dass ich an ihn denke.

Langsam ziehe ich mein Handy aus meiner Jackentasche, und wie zu erwarten, ist die Nachricht nicht von Ryan, sondern von Deb.

Deb:
Glaubst du, das reicht?

Als Bildanhang hat sie ein Foto von einem bis zum Rand bepacktem Einkaufskorb geschickt, der jedem Halloweeneinkauf Konkurrenz machen würde. Ich erspähe meine liebsten Süßigkeiten – eine Packung gelbe M&Ms (die ein bisschen wie Kichererbsen aussehen, und weswegen ich mir immer einrede, dass sie mein Körper wegen der optischen Täuschung vielleicht als »gesund« verdaut), außerdem meine geliebten Red Velvet Twinkies, die man nicht überall findet, eine Großpackung Oreos und ein Haufen Chips. Ich beiße mir in die Unterlippe, um nicht laut loszulachen. Als ich Deb sagte, sie solle bei den Snacks für unseren Serienabend bloß nicht rumgeizen, hat sie das wohl wörtlich genommen. Grinsend tippe ich eine Antwort.

Ich:
Ich glaube, gerade so.

Deb:
Dann nehme ich zur Sicherheit noch die blauen Takis! Chips halten sich ja. 😉

Ich:
Du bist die Beste!

Deb geht wieder offline und kurz spiele ich mit dem Gedanken, Ryan doch zu schreiben. Ich will ihn nicht nerven, aber die Angst, dass er sich in der Zeit, in der er weg ist, von mir abwenden könnte, dass der Frust, dass ich ihn eingewiesen habe, in Zorn und Hass umschlägt, sprengt mein rationales Denken. Kurz entschlossen setze ich zu einem *»Ich denk an dich«* an, da entdecke ich sein neues Profilbild, und mein Herz macht einen kleinen Satz. Es zeigt das alte Weihnachtsfoto, das ich ihm geschenkt habe. Gerührt betrachte ich das Bild. Dann lösche ich meine Nachricht wieder.

Dicke Schneeflocken wirbeln durch die Luft, als ich die U-Bahntreppen zum Ausgang nach oben steige. Schweigend spaziere ich durch die weiße Schicht Neuschnee. Es ist schon dunkel, in den meisten Fenstern brennt Licht, an den Haustüren hängen noch Weihnachtskränze. Zu sehr von der idyllischen Umgebung eingenommen, bemerke ich den vertrauten schwarzen Tesla erst, als ich fast an der Treppe des Brownstone Gebäudes angekommen bin. Abrupt bleibe ich stehen, beobachte, wie Sam aus dem Wagen steigt, und die Tür laut hinter sich zuknallt.

»Ryan will nicht mit mir reden.« Ihre Stimme ist halb

Schrei, halb Vorwurf. Sie ist ungeschminkt, die Augenränder gerötet.

»Oh«, entfährt es mir. Das wusste ich nicht. Wenngleich es mich auch nicht wirklich überrascht.

»Oh?«, echot sie und kneift die Augen eng zusammen. Der Schnee knirscht unter ihren Schuhen, der Bommel an ihrer Mütze wird von einer Windböe hin und her gerissen. »Was hast du ihm gesagt?«

Perplex halte ich inne. »Du glaubst, ich würde ihn von seiner eigenen Schwester fernhalten?«

»Warum sollte er mich sonst meiden?«

»Keine Ahnung. Vielleicht, weil er denkt, dass du ihm nicht glauben würdest?«

Meine Worte treffen sie wie ein Faustschlag. Die Augen geweitet, weicht sie zurück. »Warum sollte er …«

»Warum sollte er nicht? Ihr alle habt seinen Zustand über Monate hinweg ignoriert. Ryan ist vor euren Augen förmlich zerfallen und ihr habt so getan, als wäre nichts. Einfach weggesehen und es ignoriert.«

»Ich wusste nicht …«

»Oh nein, das machst du nicht«, warne ich und spüre, wie die Wut nun auch meine Stimmbänder erobert. »Du wirst dich nicht als unwissendes Opfer darstellen, nicht, nachdem ich erst neulich versucht habe, mit dir zu reden. Nicht, nachdem ich um deine Hilfe gefleht und du mich zum Teufel geschickt hast.«

Tränen steigen ihr in die Augen, tränken ihren Blick in glasige Schuld und Trauer. Doch ich bin noch lange nicht fertig.

»Denn dann hättest du dir eingestehen müssen, wie schlecht es ihm ging, und das wolltest du nicht. Stattdessen hast du den Spieß umgedreht und mich als kontrollsüchtige Freundin hingestellt. Und jetzt willst du mir die Schuld wieder anhängen.«

»Ich … ich wollte … Er hat nie mit mir geredet!« Noch nie habe ich sie stammeln gehört. Noch nie habe ich sie weinen sehen.

»Mit mir doch auch nicht. Aber es gibt da etwas, das sich Empathie nennt. Man merkt dann, wenn es jemandem schlecht geht. Die Person muss es nicht extra aussprechen. Und bei Ryan war es total offensichtlich.«

Sam sackt in sich zusammen, weint nun so heftig, dass ihr ganzer Körper bebt. Das schlechte Gewissen klopft laut an die Tür meiner Emotionen, doch ich lasse es nicht rein, will nicht einknicken, muss Sam mit ihrem Nichtstun konfrontieren, denn – und ich weiß, dass das unfair ist – ein Teil von mir gibt auch ihr die Schuld. Wäre sie nicht so ignorant gewesen, hätten wir ihm vielleicht viel früher helfen können.

Plötzlich schiebt sich das Bild von Grandpa Al in meine Gedanken und vermischt sich mit dem von Sam, obwohl die beiden sich absolut nicht ähnlich sehen. Aber Sam verhält sich häufig so, wie ihr Großvater es getan hat, was nicht überraschend ist, weil Sam schon als Kind zu ihm aufgesehen hat.

Und dann öffnet sich mein Herz doch, lässt das schlechte Gewissen allerdings weiterhin draußen, während sich ein zarter Anflug von Mitleid hereinschiebt. Es ist nicht Sams Schuld, dass sie in einer Familie aufgewachsen ist, in der Probleme ignoriert wurden. Sie wurde von ihrem Umfeld geformt. Aber wenn man das so sieht, gilt das auch für Jules, ja, vielleicht sogar für Grandpa Al. Das Familientrauma wurde von einer Generation in die nächste weitergegeben, ohne je durchbrochen zu werden.

Dennoch kann sich keiner von ihnen aus der Verantwortung ziehen. Jules, Sam, Grandpa Al – sie alle mögen Opfer ihrer Erziehung sein, dennoch treffen sie ihre eigenen Entscheidungen. Verständnis für sie aufbringen, ja, aber nicht ihre Taten rechtfertigen. Oder ihre Versäumnisse.

»Kannst du mit ihm reden?« Sie wischt sich mit beiden Händen über das Gesicht. »Ich kann es nicht ertragen, dass er wirklich denkt … Wir wollen doch für ihn da sein.«

»Wir?« Ich hebe skeptisch eine Augenbraue.

»Wir«, wiederholt sie leise und sieht mich unter feuchten Augen an. »Seine ganze Familie. Wir lassen ihn nicht im Stich. Wir stehen zu ihm.«

Kämen die Worte von Jules, hätte ich sie als höfliche Lüge, oder gar als weiteren Manipulationsversuch abgetan. Aber Sam … ihr glaube ich. Der Schmerz in ihrem Blick … das ist echt.

Und doch reicht bloßes Wollen nicht aus.

»Wisst ihr überhaupt, wie?«, frage ich heiser. »Denn so tun, als wäre nichts gewesen, funktioniert in diesem Fall nicht. Ihr müsst ihn *sehen*. Ihr müsst ihm *zuhören*. Alles muss sich ändern. Er kann nicht mehr in die gleiche Welt zurückkehren, die ihn …« Ich spreche nicht weiter.

»Die ihn so kaputt gemacht hat?« Sam schluckt. »Das wird er nicht.«

39. KAPITEL

Ryan

Als ich dem Besuch zustimmte, dachte ich, es würde vielleicht nett werden, mal wieder ein vertrautes Gesicht zu sehen, doch jetzt fühlt es sich an, als wäre ich auf dem Weg zu einem Beichtstuhl. Vor Aufregung klopft das Herz in meiner Brust wie wild, mein gesamter Körper kribbelt, als hätte ich irgendwas falsch gemacht. Am liebsten würde ich kehrtmachen, aber nach der langen Fahrt hierher, kann ich das so kurzfristig einfach nicht bringen. Das hat Tyler nicht verdient.

Er ist pünktlich und steht bereits an der Tür, als ich ihn im Foyer abhole. Meine Schritte verlangsamen sich, während mein Puls noch einen Gang zulegt. Nie hätte ich gedacht, dass wir uns jemals an einem Ort wie diesem gegenüberstehen würden.

»Hey«, sage ich.

»Hey«, grüßt er knapp, schlägt mit mir ein, zieht sich jedoch zurück, bevor ich zu einer Umarmung ausholen kann. Ich lächele gegen mein Unbehagen an und straffe die Schultern.

»Ähm, cool, dass du da bist. Wollen wir?«

Tyler nickt dumpf und folgt mir über den Korridor in mein Zimmer. Eigentlich wollte ich ihn erst ein bisschen herumführen, aber den angepissten Schwingungen nach zu urteilen, die ihn umgeben, vermute ich, dass er darauf ohnehin keine Lust gehabt hätte.

»Hier ist …« beginne ich, doch da öffnet Tyler bereits die Tür zum Badezimmer. Kurz sieht er sich um, dann öffnet er die Duschtür, schlüpft aus seiner Jacke und setzt sich hinein.

Eine improvisierte Badewannenkonferenz, verstehe. Ich verkneife mir ein Lächeln.

Leise schließe ich die Badtür, gehe zur Dusche und schiebe Tylers Jacke zur Seite, ehe ich mich ebenfalls auf die grauen Fliesen quetsche.

Sekundenlang sitzen wir uns schweigend gegenüber.

»Du bist sauer«, stelle ich leise fest.

Tyler verzieht keine Miene, sieht mich einfach nur an. Das Gewicht seines Blickes scheint mich immer mehr in den Boden zu drücken. Mein Herz rutscht mir in die Hose. Frustriert lehne ich den Kopf gegen die Duschwand.

»Ich … Fuck, es tut mir leid, okay?«

Endlich regt sich etwas in seinen Augen, Wut flammt darin auf, wird jedoch gleich darauf von Schuld ausgelöscht. »Dir muss gar nichts leidtun. Ich kann einfach nur nicht glauben, dass ich es nicht gesehen habe. Ausgerechnet *ich*, der dachte, dass er wegen seinem eigenen psychischen Scheiß sensibilisiert wäre. Dabei hast du beim Anblick eines Hotdogs Panik gekriegt, bist vor meinen Augen fast umgekippt, und ich … habe es nicht gesehen.« Tyler schließt die Augen und atmet mehrmals tief durch, als müsste er sich sammeln. »Warum hast du nicht mit mir geredet?«

»Ich kann nicht reden«, erkläre ich schwach. »Außer, wenn ich lüge.«

»Ja, das habe ich bei unserem letzten Treffen gemerkt.« Der Vorwurf in seiner Stimme trifft mich wie eine Ohrfeige. »Und komm mir nicht mit diesem ›Ich kann nicht reden‹-Bullshit.« Seine Stimme schallt von den Fliesen zurück. »Das stimmt nicht. Wir waren immer ehrlich zueinander, haben uns immer alles gesagt. Du konntest sehr wohl reden. Was hat sich geändert?«

»Die Themen.« Meine Stimme bröckelt. »Es wurde immer schwieriger, darüber zu reden.

»Welche Themen?« Er hebt eine Augenbraue.

Gott, er ist noch schlimmer als Mr Brown.

»Zum Beispiel, dass ich vor lauter Stress keinen mehr hochkriege.« Es soll lustig klingen, aber meine Stimme bricht auf halbem Weg.

»Na und?« Tyler wirkt unbeeindruckt. »Psychischer Ballast killt die Libido. Weiß doch jedes Kind.«

Ein heiseres Lachen bricht aus mir heraus. »Aber verstehst du, warum ich nicht darüber reden konnte?«

»Ja, schon.« Tyler bläst die Backen auf und endlich verschwindet die Härte aus seinen Zügen. »Ich wünschte nur, du hättest es trotzdem getan. Du kannst nicht immer alles für dich behalten, Mann. Sieh nur, wohin es dich getrieben hat. Du hättest auch einfach … und ich hätte …« Er verzieht das Gesicht, ballt die Hände zu Fäusten. »Wenn ich nicht so sehr mit mir und Megan …«

»Hey, wenn ich mich nicht entschuldigen darf, dann du auch nicht, okay? Dich trifft überhaupt keine Schuld. Du hast ständig nach mir gefragt. Ich war nur nicht ehrlich, weil ich meinen Zustand lange selbst verleugnet hab. Es war einfacher so.«

Tyler fährt sich über den kurzgeschorenen Schopf. »Ich verstehe einfach nicht, wie das passieren konnte.«

Missmutig stiere ich auf die Badfliesen, zucke mit den Schultern. »Ich auch nicht.«

»Du hättest echt nach Harvard gehen sollen. Ich war von Anfang an dagegen, dass du in New York bleibst.«

Ich lächele matt. »Ich glaub nicht, dass das was geändert hätte.«

Tyler verdreht die Augen. »Komm schon, Mann. Es hat ja wohl ganz eindeutig angefangen, als du ins abgefuckte Business deiner Familie eingestiegen bist. Und dann diese Fakeness – du hasst doch Lügen! Weißt du noch das eine Mal, als du Nasenbluten bekommen hast, nachdem Mr Murphy uns gefragt hat, wer an Halloween in seinen Philodendron gekotzt hat?«

»Hey, sei du schön froh, dass ich dich nicht verraten habe. Mein Kopf wäre dabei fast explodiert.«

Tyler lacht kurz auf, und meine Schultern entspannen sich, als sich die Stimmung zwischen uns ein wenig lockert.

»Die Arbeit war der Auslöser«, gebe ich ihm recht, »und das Vorspielen der ›perfekten Familie‹ hat mir ziemlich zugesetzt. Aber die Wurzeln des Ganzen liegen viel tiefer. Vermutlich war es nur eine Frage der Zeit, bis mein Körper nach einem Ventil gesucht hat.«

Sein Blick verändert sich. »Und das war … nicht zu essen?«

Scham steigt wie Säure meine Speiseröhre hoch. »Ja.«

Tyler sieht mich an, als würde er auf eine Pointe warten, die mein Geständnis als Scherz abtut. Doch als diese nicht folgt, seufzt er. Eine Weile schweigen wir. Mit dröhnendem Kopf massiere ich eine Schulter, spüre die Erschöpfung, die dieses kurze Gespräch schon jetzt in meinen Knochen brennen lässt. Mr Brown meinte, dass der Schmerz, sobald man aufhört, ihn ständig von sich zu schieben, mit der Zeit weniger intensiv wird, aber noch wage ich es zu bezweifeln.

»Wie ist es hier denn so?«, fragt Tyler und greift nach meinem Duschgel. Es gehört eigentlich Ellis, riecht nach Kokos, und ist viel zu süß für meinen Geschmack. Trotzdem benutze ich es, weil es mich an sie erinnert.

»Ehrlich gesagt ganz cool. Am Anfang dachte ich, ich würde mich eingesperrt fühlen, aber so ist es gar nicht. Eher … als könnte ich endlich wieder aufatmen.«

»Weil du der Welt nicht länger was vorspielen musst?«

»Genau.«

»Und wie sieht dein Alltag so aus?«

»Immer unterschiedlich. Frühstück, Mittag-, Abendessen, dazwischen irgendwelche Therapieprogramme – Einzelsitzungen oder Bewegungstherapie, Entspannungstherapie, Achtsamkeitstherapie, all so was.«

Tyler nickt, verzieht keine Miene, als entspräche das, was ich gerade gesagt hätte, einem ganz normalen Alltag. »Hilft es denn?«

Ich nicke. »Aber es ist auch schwer. Das Ziel ist, jede Woche ein Pfund zuzunehmen. Keine Ahnung, ob ich das schaffen werde. Aber zum Glück sind hier ganz viele, denen es genauso geht. Also … nicht *zum Glück* … Du weißt schon. Es ist einfach nett, von Leuten umgeben zu sein, die einen auf eine ganz bestimmte Art verstehen, die andere nicht können.«

Tyler lächelt, als wüsste er genau, was ich meine.

»Außerdem habe ich jetzt schon das Gefühl, total viel gelernt zu haben. Über mich und … die Krankheit.« Ich schlucke, schaffe es noch immer nicht, das Wort auszusprechen.

»Das klingt doch richtig gut.« Tyler öffnet den Deckel, schnuppert am Duschgel. »Und es sind gerade mal ein paar Tage. Überleg mal, wie viel du noch mitnehmen wirst. Du siehst jetzt schon besser aus.«

Sein Blick flackert über mich, und sofort zieht sich alles in mir zusammen.

»Sag das nicht.«

Tyler runzelt die Stirn. »Warum?«

»Weil … ich das nicht hören kann. Das triggert mich.«

Langsam legt er das Duschgel zurück. »Dich triggert, dass du weniger krank aussiehst? Würdest du lieber hören, wenn ich dir sage, dass du scheiße aussiehst und ich mir Sorgen mache?«

Ich antworte nicht.

Seine Augen weiten sich. »Wirklich?«

Müde schließe ich die Augen. »Ich kann einfach nicht gut über meine Probleme reden. Es … geht einfach nicht. Aber so … hat man es gesehen, ohne dass ich etwas sagen musste«, stammele ich, und kann nicht glauben, dass ich das wirklich laut zugebe. Muss wohl am Zauber der Badewannenkonferenz liegen. Oder an Tyler.

»Du wolltest durch deinen Körper zeigen, dass es dir nicht gut geht?«, fasst er zusammen und klingt nicht wertend, aber dennoch schockiert.

»Nicht bewusst. Es war jetzt keine aktive Entscheidung, meinen Mitmenschen Angst zu machen, ich wollte mich einfach … ausdrücken«, wiederhole ich die Worte von Mr Brown. Ohne ihn hätte ich mir diese Tatsache gar nicht erst eingestanden.

»Und was hast du dir davon erhofft? Dass die Leute fragen, ob es dir gut geht?«

»Vielleicht.« Ich verziehe die Lippen zu einer schmalen Linie. »Aber das haben sie nicht, keiner von ihnen.«

Nur Ellis, füge ich im Stillen hinzu.

Tyler sieht zur Decke, seine Schultern heben sich, als er tief einatmet. »Das nächste Mal rufst du mich an, und ich überschütte dich mit Aufmerksamkeit und Sorge. Ich nerve dich so lange, bis du mir den Mund mit einem Tape zuklebst, okay? Nur … lass deinen armen Körper in Ruhe.«

»Ich versuch's«, krächze ich und hebe den Kopf, versuche die Tränen noch zurückzuhalten, doch da laufen sie mir schon über die Wangen. »Scheiße.« Genervt wische ich mir über die Augen. »Du glaubst nicht, wie oft ich hier flenne.«

»Na und? Ich heule auch fast jeden Tag. Es rauszulassen ist in jedem Fall besser, als es zu unterdrücken. Der Körper ist nicht dafür gemacht, so viele Emotionen zurückzuhalten.«

»Alter!« Ich lache erstickt und muss gleichzeitig noch mehr weinen.

»Das trifft es ziemlich gut, oder?« Er lächelt halb.

»Ja. Aber jetzt zu dir«, sage ich und beschließe, das Gerede über mich vorerst für beendet zu erklären. »Was ist mit Megan?«

»Oh Gott.« Tyler stößt einen so erschöpften Laut aus, dass die Duschwände leicht erzittern. »Ü-bel-stes Drama.«

»Was ist passiert?«

»Ich habe ihr gesagt, dass ich glaube, dass da jemand anderes ist, woraufhin sie so sauer wurde, dass sie sofort mit mir Schluss gemacht, es aber kurz darauf wieder zurückgenommen hat. Das ging dann noch zweimal hin und her, bis ich gesagt habe, dass es mir endgültig reicht, und am Ende ist sie auf die Knie gegangen.«

»Was?« Mir klappt die Kinnlade runter. »Sie hat dir einen Antrag gemacht? Warte, ihr seid jetzt nicht allen Ernstes verlobt, oder?« Mein Blick fliegt über seine Finger, doch da ist kein Ring.

Tyler prustet los. »Dein Ernst? Nein, ich meinte … also für einen Antrag hatte sie … na ja, den Mund zu voll.«

»Sie … oooh!« Mein Kopf wird heiß, und Tyler lacht noch lauter. Verschämt grinsend reibe ich mir über den Nacken. »Fuck, wie konnte ich den nicht checken?«

»Dein Gehirn ist längst nicht mehr so versaut, wie es einmal war.« Tyler schüttelt missbilligend den Kopf, und ich lache wieder, spüre eine tiefe Wärme der Geborgenheit in mir aufsteigen.

»Dein positiver Einfluss hat mir echt gefehlt.«

Tyler setzt einen imaginären Hut ab und grinst. »Stets zu Diensten.«

40. KAPITEL

Ellis

»Die Wahrheit ist, dass ich sicher war, es würde noch einen riesigen Knall geben. Dass sich die Boulevardzeitungen auf Ryans Zusammenbruch stürzen würden, die Wahrheit überspitzen, verdrehen oder völlig neu erfinden.

Doch während ich jeden Morgen mit klopfendem Herzen auf mein Handy geschaut und schon die schlimmsten Headlines befürchtet habe, à la: *Van Day Sohn bricht auf der Weihnachtsfeier zusammen – Konnte der Jüngling dem Erfolgsdruck nicht standhalten?* Oder: *Hotel Van Day sorgt erneut für großes Aufsehen – Jüngstes Kind in psychiatrische Klinik eingewiesen,* ist nichts dergleichen passiert.

So kommt es, dass sich das aufregendste Jahr meines Lebens einem völlig unspektakulären Ende zuneigt, ohne Drama, ohne Skandal.

Aber dafür sehr einsam. Deb ist nun ebenfalls weg, und ohne sie, Rahim, Riley, Ryan, Louisa und meine Eltern, die spontan nach Jamaika geflogen sind, fühlt sich die Stadt unglaublich verlassen und leer an.«

»Ähm, aber ich bin doch da.«

Erschrocken fahre ich herum. Emory steht an der Tür zum Backoffice und trägt, wie ich, bereits seine Arbeitsuniform. In seiner Hand hält er die Henkel einer schwarzen Sporttasche.

Oh Gott. Hitze schießt mir ins Gesicht. »Seit wann stehst du da?«

»Seit gerade?« Er legt den Kopf schief. »Hast du mit dir selbst geredet?«

»Nein.« Mein Herz hüpft mir bis zur Kehle.

»Und was war das dann gerade?« Er setzt die Tasche ab und zieht einen Stuhl zurück.

»Das ist … so ein Tick von mir«, gestehe ich und fahre mir über meinen geflochtenen Zopf.

»Selbstgespräche?«

»So ungefähr. Manchmal stelle ich mir noch vor, dass ich dabei auf der Couch einer Late Night Show sitze und mich irgendein berühmter Moderator interviewt.«

»Im Ernst?« Emory prustet los. »So eine Rampensau bist du?«

»Nur in meinem Kopf. Machst du das nie, dich in irgendwelchen Tagträumen zu verlieren und dein wahres Leben mit Fiktion zu verknüpfen?«

»Doch, klar, aber ich spreche es nicht laut aus.«

»Solltest du mal. Ist echt lustig.«

»Das glaube ich dir. Und für den Fall, dass du wirklich mal auf so einer Couch sitzen solltest, hättest du wenigstens alles einstudiert.«

»Eine Übung, ganz genau.«

Diesmal müssen wir beide lachen, und ein tiefes Gefühl der Verbundenheit legt sich wie eine Decke über meine Schultern. Dass Emory nun auch diese Seite von mir kennt, ist, als würde die letzte Mauer der Hemmung zwischen uns fallen. So bin ich eben – ein bisschen albern, ein bisschen merkwürdig. Und Emory mag mich trotzdem, so wie ich bin.

»Meinst du, heute wird es stressig?«, wechselt er das Thema und legt die Füße auf den Tisch. »Immerhin sind wir die ganze Nacht nur zu zweit.«

»Ja, aber Silvesterabende sind immer ziemlich ruhig«, erkläre ich und ziehe das Kreuzworträtsel der *Sunday Times* unter seinen Schuhen hervor. »Vor allem gegen Mitternacht, wenn alle auf Partys sind. Erst ab eins, wenn die Leute nach und nach zurück ins Hotel torkeln, ist wieder mehr los.«

»Klingt entspannt.«

»Warum arbeitest du eigentlich heute?«, frage ich und glätte die Zeitung in meiner Hand, bei der das Kreuzworträtsel mit Dennis' Handschrift bereits zur Hälfte ausgefüllt ist. *Hafeninsel von New York*. Im Ernst, *Times*? Ich schnappe mir einen Stift und notiere: *Ellis*.

»Ach, nur so.«

Mein Blick fällt auf seine glitzernd lackierten Fingernägel. »Wolltest du nicht auf diese schicke Bootsparty gehen?«

»Ja, aber die Tickets waren mir dann doch zu teuer.«

»Ich dachte, du hättest schon welche.«

Immerhin hat er mich erst vor ein paar Tagen gefragt, ob ich auch eins haben wollte. Ich hatte allerdings abgelehnt, weil ich nie weniger zum Feiern aufgelegt war. Was für eine Wendung, wo ich mich ursprünglich so gefreut hatte, in diesem Jahr endlich wieder gemeinsam mit Ryan zu feiern – Weihnachten, Silvester, seinen Geburtstag im Januar. Und nun verbringen wir wieder alles voneinander getrennt.

»Ja, aber ich hab die Karten dann doch wieder verkauft. Und immerhin gibt es heute einen Feiertagszuschlag.«

»Stimmt.«

Ich löse noch drei Aufgaben des Kreuzworträtsels, ehe ich es zur Seite lege. Viel zu einfach.

»Was ist eigentlich in dieser Tasche?« Ich deute mit dem Kinn zu besagtem Stück, dessen Henkel er noch immer umfasst.

»Oh, nur Matcha.«

»Matcha? Etwa der Tee?«

»Äh, nein, mein Hund.« Emory nimmt die Füße vom Tisch und beugt sich zur Tasche vor, zieht den bereits leicht geöffneten Reißverschluss noch ein Stück weiter auf, woraufhin sich eine kleine braune Schnauze nach draußen drängt. »Meine Mitbewohner sind alle weg, und ich konnte ihn nicht die ganze Zeit allein lassen. Er hätte zu viel Angst gehabt.«

»Oh nein, wegen des Feuerwerks?« Vorsichtig strecke ich die Hand vor und lasse den kleinen Hund an mir schnuppern. »Hast du Angst vor den Geräuschen, Matcha? Zum Glück ist es hier im Backoffice ganz ruhig.« Ich streichele ihm sanft über den Kopf und grinse, als er vor Aufregung in der Tasche zu zappeln beginnt.

»Hol ihn doch raus«, sage ich und ziehe den Reißverschluss nun ganz auf. »Da drin ist es viel zu eng für ihn.«

»Es darf ihn aber niemand sehen. Deshalb musst du auch brav sein, okay, Kumpel? Ich will nicht deinetwegen meinen Job verlieren.« Er hält ihm die offene Hand hin, woraufhin Matcha seine Pfote darauflegt, als würde er mit ihm einschlagen.

»Aaaww, er ist so süß«, säusele ich mit meiner viel zu hohen Tierstimme.

»Nicht, wenn er sich über mein Beef Jerky hermacht«, murrt Emory und hebt den Hund hoch, als dieser zum wiederholten Mal versucht, sein Bein hinaufzuklettern.

»Warum eigentlich Matcha?«, frage ich und streichele sein weiß-braun geflecktes Fell. »Hast du ein Faible für japanischen Tee?«

»Nein.« Ein dunkler Schleier legt sich vor seine Augen. »Aber als ich ihn damals ausgesetzt in einer Mülltonne gefunden habe, war er ganz verdreckt und grün.«

»Ausgesetzt?«, japse ich und halte mir schockiert die Hand

vor den Mund. Mein Hals schnürt sich zu. »Oh mein Gott. Wie können Menschen nur so grausam sein?«

»Frag mich nicht.« Emory schüttelt den Kopf, als hätte er sich die Frage selbst schon oft gestellt.

»Zum Glück hast du es jetzt besser«, sage ich und streichele über Matchas warmes Fell, wobei ich ein verräterisches Brennen in den Augen spüre. »Du bist hier sicher. Papa Emory kümmert sich um dich, hörst du? Und Tante Ellis hat dich auch ganz doll lieb. Ganz, ganz lieb.« Meine Stimme bricht. »Du wirst über alles geliebt.«

Matcha schleckt mir über die Finger, und diese kleine, liebevolle Geste ist so viel, dass ich prompt in Tränen ausbreche.

»Oje.« Emory verzieht mitfühlend das Gesicht und rückt mit seinem Stuhl vor, legt einen Arm um mich.

»Tut mir leid«, krächze ich und wische mir über die Augen. »Es ist nicht der Hund, sondern … Als Ryan da war, musste ich mich immer so zusammenreißen, weißt du? Aber jetzt ist er weg, und all die angestauten Gefühle sprudeln nur so aus mir heraus.«

Welch seltsame Ironie, wo Ryan doch deshalb in der Klinik gelandet ist, weil er seine Gefühle ständig verdrängt hat.

»Für Angehörige ist so was auch schlimm«, meint Emory leise.

»Ja«, gebe ich ihm recht und kneife die Lider fest zu, während mir erneute Tränen über die Wangen rollen.

»Wie geht es ihm denn?« Er reicht mir ein Taschentusch.

»Ich glaube, ganz okay.« Schniefend tupfe ich mir über die Augenwinkel. »Er nimmt das Ganze wirklich ernst.«

»Das ist gut.«

»Ja.«

»Hat er denn noch jemand anderen als Bezugsperson oder nur dich?«

»Nicht viele«, räume ich ein und lächele schwach, als Matcha von Emorys auf meinen Schoß tapst. »Seit er angefangen hat, für das Hotel zu arbeiten, hat er sich weitestgehend isoliert und eigentlich nur noch mit Geschäftspartnern abgehangen. Aber sein bester Freund ist für ihn da. Und seine Schwester und sein Vater wollten wohl auch demnächst bei ihm vorbeikommen.«

»Seine Mutter nicht?«

Ich schüttele den Kopf. »Die will er gerade nicht sehen. Was ihr offenbar sehr zu schaffen macht, weil sie gestern plötzlich heulend vor unserer Haustür stand und von meiner Mom in den Arm genommen wurde.«

»*Deiner* Mom? Ich dachte, die wären nicht mehr befreundet.«

»Dachte ich auch. Aber als sie nicht mehr weiterwusste, ist sie zu ihr gekommen. Und meine Mutter … hat sie aufgenommen. Sie haben stundenlang geredet.«

»Krass. Echt stark von ihr. Sie nach allem, was Mrs Van Day getan hat, nicht einfach wegzuschicken, meine ich.«

»Finde ich auch«, sage ich und bin kurz davor, erneut loszuheulen, als sich Matcha auf meinem Schoß zusammenrollt und die Augen schließt. Das ist so unfassbar süß.

»Und sie hat wirklich geweint?«

Seine Verwunderung überrascht mich nicht. Selbst ich könnte mir nicht vorstellen, dass die eiserne Julia Van Day wegen irgendwas auch nur eine Träne vergießen würde. Der Anblick gestern ist verstörend gewesen. Als hätte sich das Leben in eine Satire verwandelt.

»Ja. Ich glaube, sie macht sich wirklich Vorwürfe. Oder vielmehr hoffe ich es.« Meine Miene verfinstert sich. »Sie soll endlich begreifen, dass dieser ganze Zwang und die Verantwortung, die sie ihren Kindern aufgebürdet hat, lebensgefährliche Konsequenzen nach sich gezogen hat.«

»Voll«, meint Emory und streicht mir weiter über den Arm.

Ermattet lehne ich meinen Kopf gegen seinen. »Danke, dass du …«

»Hör auf, dich immer zu bedanken, Wheaton. Du bist eine meiner besten Freundinnen. Natürlich bin ich für dich da.« Er hält kurz inne. »Auch, wenn du vergessen hast, mich in deinem Selbstgespräch aufzulisten.«

Erneute Hitze schießt mir in die Wangen. »Du wärst noch drangekommen, ich schwör's!«

»Natürlich«, blafft er und wieder müssen wir beide kurz lachen.

Eine Weile sitzen wir so da. Nach und nach beruhigt sich mein Atem, während der von Matcha immer lauter wird. Kleiner Schnarchi.

»Hey, was ich dich schon immer mal fragen wollte«, sage ich beiläufig. »Was ist eigentlich zwischen dir und Deb passiert?«

Seufzend nimmt er den Arm von meiner Schulter. »Du bist echt eine Nervensäge.«

»Ich bevorzuge Journalistin.«

»Ach ja? Was hast du denn herausgefunden?«

»Nicht viel«, gestehe ich und schürze nachdenklich die Lippen. »Am Anfang dachte ich natürlich, du hättest irgendwas Wildes im Bett getrieben, weil du und Riley auch nur ein einziges Mal etwas hattet.«

»Weil es ein One-Night-Stand war. Der Witz an dem Ganzen ist ja, dass es nur ein Mal passiert.«

»Aber Riley meinte, der Sex mit dir sei großartig gewesen«, rede ich unbeirrt weiter. »Also muss es vermutlich irgendwas anderes gewesen sein.«

»Sie hat gesagt, es war großartig?« Ein überrascht-stolzes Lächeln umspielt seine Lippen.

»Ja, aber vielleicht hat Deb das anders empfunden.«

»Sehr wahrscheinlich, denn wir hatten keinen Sex.«

»Ihr hattet … Moment, du hast doch gesagt, der Abend war eine Eskapade.«

»Ja, aber keine *Sexkapade*. Ist das alles, was du hast?« Er legt den Kopf schief. »Und du nennst dich Journalistin?«

»Hey, kein Grund, persönlich zu werden.« Schmollend verschränke ich die Arme vor der Brust.

Emory lacht leise. »Tut mir leid.«

»Erzählst du es mir jetzt?«

Er stöhnt. »Wirst du je aufgeben?«

»Vermutlich nicht.«

»Na schön.«

Mein Herz macht einen Sprung. »Wirklich?«

»Ja, aber nur, weil du traurig bist. Und wehe, du rastest aus.«

»Versprochen.« Ich hebe die Hand wie zum Schwur.

»Und danach reden wir nie wieder darüber.«

»Nie wieder«, bestätige ich und spüre, wie vor Aufregung mein ganzer Körper kribbelt. »Jetzt erzähl!«

Emory schließt die Augen und rauft sich die braunen Haare, als würde er bereits bereuen, sich darauf eingelassen zu haben. »Okay, in der Nacht … Puh, wie sage ich das jetzt? Wir … also, wir hatten eine echt coole Zeit.«

»Was habt ihr gemacht?«

»Wir sind durch die Stadt gelaufen und so'n Zeug.«

So'n Zeug?

Konkreter geht's wohl nicht. »Und dann?«

»Dann …«

… haben wir einen Juwelier ausgeraubt. Einen Mord beobachtet. Etwas so Peinliches gesagt oder gemacht, dass wir uns danach nie mehr in die Augen sehen konnten.

»Ja?«, hake ich nach, als er nicht weiterspricht.

»Wir … haben …«

»Jaaa?«

»Sozusagen …«

»Jaaaaa?«

»Geeehert.«

»Was?«

»Geheiraat«, sagt er wieder, noch immer undeutlich, doch diesmal … Moment.

»Geheiratet?!«

Das Wort platzt so laut aus mir heraus, dass Matcha kurz aufschreckt, allerdings gleich darauf wieder die Augen schließt.

»Geheiratet«, wiederhole ich, als Emory noch immer nichts sagt. »Ihr habt geheiratet?«

Sein Blick geht zu Boden. »Ja.«

Hat er wirklich *Ja* gesagt?

»So richtig offiziell?«

»In einer Kapelle, ja.«

Sekundenlang steht mir der Mund offen, das Bild von ihm und Deb vor dem Altar sprengt meine Vorstellungskraft. Tausend, nein, Millionen Fragen prasseln wie ein Hagelsturm auf mich ein, lassen mich mit Unglauben und Fassungslosigkeit zurück.

»Warum?«, bringe ich heraus.

Emory zuckt schwach die Schultern. »Wir dachten, es wäre eine coole Idee.«

»Willst du mich verarschen? Du verarschst mich doch. Bitte sag, dass du mich verarschst.«

»Nein.« Sein Blick wirkt zerknirscht.

»Du hast meine beste Freundin geheiratet, weil du dachtest, es wäre eine *coole Idee*? Wie konntest du nur? Sie ist neunzehn!«

»Hey, ich hab sie ja zu nichts gezwungen. Außerdem kam der Impuls von ihr.«

»Es war *ihr* Vorschlag zu heiraten?«

Nein. Das kann nicht sein. Deb glaubt nicht an die Ehe, hält sie für ein überholtes patriarchales Konstrukt, das sie nicht unterstützen will. Da muss ein Fehler vorliegen.

»Und du dachtest dir, warum nicht? Ihr kanntet euch doch erst ein paar Stunden! Wie betrunken wart ihr denn? Oder hattet ihr irgendwas eingeworfen?«

Erneut schreckt der Hund auf, doch diesmal springt er von meinem Schoß runter und sieht sich neugierig um.

Emory stützt die Unterarme auf die Knie und reibt sich erschöpft über das Gesicht. »Du hast versprochen, nicht auszurasten.«

»Ich raste nicht …«

»Doch, genau das tust du.« Er hebt den Blick, funkelt mich an. »Und jetzt weißt du auch, warum wir nichts erzählt haben.«

Autsch. Betreten schließe ich den Mund wieder und spüre, wie Schuldgefühle meinen Hals hochkriechen.

»Tut mir leid. Ich bin nur sehr, sehr geschockt. Ich meine … wie kommt man darauf, mit einer fremden Person in eine Kapelle zu spazieren und sie zu … heiraten?« Das Wort schmeckt falsch auf meiner Zunge, schal und bitter, wie eine unreife Frucht, die viel zu früh geerntet wurde. Ein Arschgeweih mit Emorys Namen auf Debs Steißbein wäre vermutlich weniger absurd gewesen. »Und warum? Ich meine … waren Gefühle im Spiel? Oder war es nur eine unbedachte Blödelei, deren Konsequenzen nicht berücksichtigt wurden?«

Emory legt den Kopf in den Nacken und starrt ins Nichts. »Ich … keine Ahnung. Im Ernst. Ich weiß es nicht.«

Frustriert atme ich durch. Wie kann er das nicht wissen?

»Und jetzt?«

»Nun, wie du richtig festgestellt hast, kennen wir uns eigentlich gar nicht. Und wir sind extrem jung. Natürlich müssen wir die Sache wieder rückgängig machen.«

»Indem ihr euch scheiden lasst.«

Emory zuckt zusammen. »Ja.«

»Habt ihr schon darüber geredet?«

Emory wiegt den Kopf hin und her. »Nicht so richtig.«

»Aber ihr müsst doch irgendwas tun! Oder wollt ihr auf ewig verheiratet bleiben, ohne überhaupt ein richtiges Paar gewesen zu sein?«

Emory seufzt. »Das ist unsere Sorge, nicht deine.«

»Aber …«

»Nein«, fällt er streng dazwischen. »Bitte lass mich nicht bereuen, dir davon erzählt zu haben.«

Frustriert schließe ich den Mund wieder. Unfassbar, dass die zwei … Ich kann es einfach nicht glauben. Mit allem hätte ich gerechnet, aber nicht *damit*. Jetzt, wo ich das große Geheimnis endlich kenne, bin ich einerseits enttäuscht und andererseits zutiefst entsetzt.

Unglaublich, dass Emory recht hatte. Ich wollte es tatsächlich nicht wissen. Denn jetzt weiß ich nicht, wie ich Deb gegenübertreten soll. Einfach so tun, als wüsste ich nichts? Oder sie direkt darauf ansprechen, obwohl sie nicht wollte, dass ich es weiß?

Das einzig Gute ist, dass es diese Geschichte erfolgreich geschafft hat, mich abzulenken. Ein paar Minuten lang waren meine Gedanken um Ryan völlig still, was mir allerdings erst dann bewusst wird, als mein Handy klingelt und sein Name auf meinem Display erscheint.

Jedes Härchen stellt sich auf. Warum ruft er an? Das tut er doch sonst nie. Ob irgendwas passiert ist? Die schlimmsten Vorstellungen drängen sich in meine Gedanken. *Ryan, wie er sich wehtut. Ryan, wie er bewegungslos am Boden liegt. Ryan, der nur aus Haut und Knochen besteht.*

Mit klammen Fingern drücke ich auf Abheben. »Hallo?«

»Hey.«

Mein Herz rast. »Ist alles okay? Geht es dir gut?«

»Ja.« Er klingt überrascht. »Ich wollte dir nur ein frohes neues Jahr wünschen.«

»Oh.«

Ich nehme mehrere tiefe Atemzüge.

Es ist alles okay. Es ist alles okay. Es ist alles okay.

»Du bist aber zwei Minuten zu früh«, sage ich nach einem kurzen Blick auf meine Computeruhr.

»Ich weiß. Ich wollte die Leitung blockieren.« Er hält inne. »Was ist los?«

»Nichts, ich … alles gut.«

Tiefes Einatmen vom anderen Ende der Leitung. »Bitte hab keine Angst.«

Jetzt ist er es, der meine Gedanken liest. Wenn ich könnte, würde ich lächeln.

»Hab ich nicht.«

»Es geht mir gut.«

»Das weiß ich.«

»Du lügst.«

»Tut mir leid.« Jetzt muss ich doch lächeln. »Ich vermisse dich.«

»Ich dich auch. Ist Emory bei dir?«

Verwirrt sehe ich zu meinem Kollegen, der mit der einen Hand seinen Hund krault. »Ja. Woher weißt du das?«

»Ähm.« Ryan wirkt kurz überrumpelt. »Um ehrlich zu sein hab ich ihn gefragt, ob er die Schicht mit dir zusammen machen kann. Ich wollte nicht, dass du allein bist.«

Also ist Emory meinetwegen hier. Weil Ryan ihn darum gebeten hat. Mein Herz schwillt an vor lauter Liebe und Dankbarkeit. Gerührt hake ich mich bei meinem Kollegen unter und muss beim Anblick seiner bereits für die Party lackierten Glitzernägel wieder weinen.

»Liebe Grüße von Ryan«, teile ich ihm schluchzend mit.

Emory streichelt meinen Kopf und lächelt. »Liebe Grüße zurück.«

Es stimmt, dass man in Krisen erkennt, wer die wahren Freunde sind, jene, die nicht nur alles Mögliche versprechen, sondern ihren Worten auch Taten folgen lassen, die wirklich da sind, wenn man sie braucht. Deb, Rahim, Riley, Emory.

Und jener Mensch, der als erster da war, jener, der sich immer schwer mit Worten tat, aber dafür Taten folgen ließ.

»Ellis?«, erklingt es von der anderen Seite des Hörers.

Ich wische mir über die Augen. »Ja?«

»Frohes neues Jahr.«

41. KAPITEL

Ryan

Lieber Ryan,
ich verstehe, dass du mich nicht sehen willst. Ich möchte nur, dass du weißt, dass es mir leidtut. Wenn es irgendwas gibt, das du brauchst, dann gib bitte Bescheid. Ich denke an dich.
In Liebe,
Mom

Lieber Ryan,
danke für deine Antwort. Freut mich, dass es dir gut geht. Den blauen Pullover bringt dir Sam beim nächsten Besuch mit. Sag, wenn du noch was brauchst.
In Liebe,
Mom

Lieber Ryan,
ich habe mir deinen letzten Brief jetzt mehrmals durchgelesen und weiß immer noch nicht so recht, was ich antworten soll. Mir war nicht klar, dass unsere Erziehung so viele Narben bei dir hinterlassen hat. Ich werde in Ruhe über alles nachdenken, was du geschrieben hast, aber eine Sache möchte ich trotzdem loswerden:
Du glaubst, dass ich dich manipulieren wollte. Dass ich

dich mit Freundlichkeit und Verantwortung geködert habe, damit du ins Hotelgeschäft einsteigst. Das stimmt nicht. Als ich entschied, dich und Sam in alle Geheimnisse einzubeziehen, wollte ich aus meinen Fehlern lernen. Nicht mehr und nicht weniger. Dass du nach dem Sommer im Hotel bleiben wolltest, war eine Überraschung für uns alle. Und ich habe dem Plan zugestimmt, weil ich dachte, dass du das wirklich willst. Ich hatte keine Ahnung, dass du dich wegen des Tweets noch so verantwortlich gefühlt hast. Es tut mir wirklich leid.

Lieber Ryan,
dein Vater hat erzählt, dass es dir besser zu gehen scheint. Darüber bin ich sehr froh.
Und zu deiner Frage: Ja, das mit Jesus hat tatsächlich gestimmt. Dein Grandpa hat auf den Namen bestanden, aber ich wollte mein Kind immer Ryan nennen. Es bedeutet »kleiner Prinz« und hat erst recht gepasst, als du nach achtunddreißig Stunden Wehen endlich auf die Welt kamst, und sich deine Fontanelle durch die Saugglocke ein wenig verschoben hatte. Dein Kopf sah aus, als wäre er für eine Krone gemacht.

Lieber Ryan,
natürlich habe ich Humor. Aber diese Geschichte ist wirklich wahr. Ich hab dir ein paar Fotos beigelegt. Deine Schwester hatte am Anfang ein bisschen Angst vor dir. Ich glaube, ihr erstes Wort war Alien.
PS: Das war ein Witz.

Lieber Ryan,
danke, dass du dem Besuch zugestimmt hattest. Es war

sehr schön, dich persönlich zu sehen. Tut mir leid, falls ich beim Treffen zu still war. Aus irgendeinem Grund kann ich in diesen Briefen offener sein, als wenn ich dir direkt in die Augen sehe. Ich gebe dir recht, dass wir uns alle vom Wesen ähneln und die Dinge immer für uns behalten. Ich wollte nie ein so schlechter Einfluss sein. Ehrlich gesagt, wollte ich mit dem Hotel lange Zeit auch nichts am Hut haben. Früher war mein Traum immer, Köchin zu werden. In meinen rebellischen Zwanzigern habe ich sogar mal eine Ausbildung angefangen. Da habe ich ja auch Kelly kennengelernt. (Habe ich dir das je erzählt?) Aber dein Grandpa hat mich wieder zurückgeholt und mir das Erbe regelrecht aufgedrängt. Lange Zeit dachte ich, dass ich das Hotel nach seinem Tod verkaufen würde. Aber als es so weit war, konnte ich es nicht. Es war mein Zuhause, ich liebte es und wollte es retten. Nur habe ich dabei ein wenig den Fokus verloren.

Eines sollst du wissen: Dir und deiner Schwester soll es nicht so ergehen. Wenn ihr ins Hotel zurückkehren solltet, dann nur, weil ihr es wollt.

Aber probiert euch erst aus und findet euren Weg. Dafür ist der kommende Lebensabschnitt schließlich da. Euch selbst kennenzulernen.

Ich liebe dich.

Deine Mom

42. KAPITEL

7. Januar

Ryan:
Ich hatte heute ein Stück Pizza.

Ellis:
Wow, das ist toll, Baby! Hat's geschmeckt?

Ryan:
Okay, bitte red nicht so mit mir, als wäre ich ein Kind.

Ellis:
Tut mir leid! 😂😂😂

Ryan:
Und ja, hat sie, aber sie war nicht so gut wie bei *Alfredo's!*

Ellis:
Davon gehe ich aus, haha! Wenn du willst, können wir demnächst wieder hin! 😊

Ryan:
Gern.

13. Januar

Ellis:
Guten Morgen, Baby. Noch mal Happy Birthday. Sicher, dass ich heute nicht kommen soll?

Ryan:
Danke, Baby. Und ja, ich bin sicher. Es ist ein Tag wie jeder andere.

Ellis:
Okay.

Ryan:
Bist du traurig?

Ryan:
Bitte sei ehrlich! Ich will nicht, dass du die Wahrheit zurückhältst, um mich zu schützen oder so.

Ellis:
Ich bin ein bisschen traurig, ja. Für mich ist es nicht nur irgendein Tag. Aber ich verstehe, dass du nicht zum Feiern aufgelegt bist und es dich aus der Routine bringt, wenn Tyler und ich dich ständig besuchen.

20. Januar

Ryan:
Hatte heute ein Stück Cheesecake.

Ellis:
Nice! Ich hatte Moms Ceasar Salad.

Ryan:
Ich vermisse diesen Salat.

Ellis:
Gerade gibt es ihn wieder mit dem Teller aus Parmesan.

Ellis:
Oh wait … Ist es überhaupt okay, wenn wir über Essen reden?

Ryan schreibt …

Ryan:
Ich glaube, es ist sogar wichtig, dass wir das tun.

1. Februar

Ellis:
Hast du gewusst, dass das Hotel dieses Jahr 114 Jahre alt wird? 😱

Ryan:
Ja wir waren schon seit einer ganzen Weile dabei, die Feierlichkeiten zu planen.

Ellis:
Aber warum der 114te? Das ist doch gar kein runder Geburtstag?

Ryan:
Wahrscheinlich, um die ganze Langston Sache vom letzten Jahr mit einer Party endgültig hinter sich zu lassen.

Ellis:
Ah, verstehe!

Ryan:
Ich bin gespannt, wie sie die Party gestalten. Ich hatte ganz viele Sachen vorgeschlagen, aber wer weiß, ob sie sie berücksichtigen, jetzt, wo ich weg bin.

Ellis:
Glaubst du, dass du nach deinem Aufenthalt wieder für das Hotel arbeiten willst?

Ryan:
Das weiß ich noch nicht.

6. Februar

Ryan:
Bist du schon zu Hause?

Ellis:
Jap, gerade angekommen.

Ryan:
Es war so schön, dich zu sehen.

Ellis:
Fand ich auch.

Ryan:
Ich hab dein neues Oberteil geliebt.

Ellis:
Wegen dem Ausschnitt? 😆

Ryan:
Eventuell. Deine Leggins mochte ich auch.

Ellis:
Die ist mir inzwischen viel zu eng.

Ryan:
Fand ich nicht schlimm.

Ellis:
Natürlich nicht. 😂

Ryan:
Ich vermisse dich jetzt schon.

Ellis:
Soll ich morgen noch mal kommen?

Ryan:
Besser nicht. Sonst kann ich an nichts anders mehr denken. Nächste Woche?

9. Februar

Ryan:
Heute habe ich lange mit Rahim telefoniert.

Ellis:
Waaaas? Wie kommt's?

Ryan:
Ich hab sein neuestes Foto gelikt, und als er gesehen hat, dass ich noch wach bin, hat er einfach angerufen. (Wusstest du, dass man via Instagram telefonieren kann?)

Ellis:
Krass! Worüber habt ihr geredet? (Und ja, das wusste ich, hab's aber noch nie ausprobiert!)

Ryan:
Über alles Mögliche. Er hat viel von seinem neuen Crush erzählt. War ein echt nettes Gespräch.

Ellis:
Rahim ist toll! 🖤

Ellis:
Übrigens fragt Deb auch sehr oft nach dir!

Ryan:
Die hat mir auch ab und an geschrieben.

Ellis:
Wirklich?

Ryan:
Und Emory auch. Und Riley sowieso.

Ryan:
Du hast echt tolle Freunde.

Ryan:
Ellis?

Ryan:
Weinst du gerade?

Ellis:
Ja.

12. Februar

Ellis:
Ich vermisse dich.

Ryan:
Ich vermisse dich.

14. Februar

Ellis:
Du bist so ein Arsch!

Ellis hat ein Foto geschickt.

Ryan:
Oh, das ist jetzt peinlich.

Ryan:
Die sind nicht von mir, sorry.

Ellis:
Und ob die das sind!

Ellis:
Ein Blumenstrauß aus Pizza? Ryan, das ist so süß! Ich will ihn gar nicht essen, weil er so schön ist. 😚🖤

Ryan:
Gern geschehen, Baby.

Ellis:
Mann, aber jetzt habe ich nichts für dich. ☹️ Ich wusste nicht, dass wir uns was schenken würden. Und jetzt sag nicht, so was wie: ›Du bist mein Geschenk!‹

Ryan:
Okay, dann sage ich es nicht. 😘

14. Februar

Ellis:
Bist du noch wach?

Ryan:
Ja.

Ellis:
Komm kurz raus.

Ryan:
Du bist hier???

Ellis:
Ja.

Ryan:
Was machst du hier?

Ellis:
Ich bringe dir dein Geschenk vorbei.

Ryan:
… Dich?

Ellis:
😁 👍

17. Februar

Ellis:
Vorhin war deine Mom wieder bei uns.

Ryan:
Echt? Meinst du, sie haben sich wieder vertragen?

Ellis:
Sieht so aus …

Ellis:
Nichts gegen Jules, aber wie kommt es, dass sie und meine Mutter sich früher immer so gut verstanden haben? Sie sind doch total unterschiedlich. Kommen beide aus ganz anderen Welten.

Ryan:
Na und? Tun wir doch auch.

Ellis:
Stimmt auch wieder.

Ryan:
Ich glaube, Gefühle folgen keiner Logik. Sie sind einfach da. Bei uns war es doch auch so.

Ryan:
Ellis?

Ryan:
Weinst du schon wieder? 😏

43. KAPITEL

Ryan

Als ich im Sommer zurück nach New York kam, ging es mir gut. Als ich die Wahrheit über den Langston Skandal erfuhr, war ich wütend. Als ich den Tweet über Grandpa Al schrieb, wollte ich die Wahrheit sagen.

Und es meinen Eltern heimzahlen. Mich von ihren erdrückenden Erwartungen lösen. Ihnen wehtun, wie sie mir wehgetan hatten. Es war die radikalste Art der Rebellion, die mir möglich war, und eine, die uns fast alles gekostet hätte.

Das konnte ich mir nicht verzeihen.

Als sich der Sommer dem Ende neigte, bin ich aus den falschen Gründen in New York geblieben. Ich wollte Wiedergutmachung leisten. Weil ich mich schuldig fühlte. Doch dadurch bin ich wieder in dieselbe Welt abgetaucht, aus der ich schon seit meiner Kindheit ausbrechen wollte. Und obwohl mir die Arbeit für das Hotel Spaß machte, hat sie mich dennoch psychisch an meine Grenzen gebracht und schließlich darüber hinaus getrieben.

Obwohl ich das Gefühl hatte, nie gut genug zu sein und deswegen ständig weiterzumüssen, immer voranzuhetzen, habe ich doch in Wahrheit einen Rückschritt gemacht. Ich habe versucht, ein tiefes Loch zu buddeln und meine Emotionen dort zu vergraben, damit sie mich nicht zurückhalten. Ich habe selbst nicht gemerkt, wie schlecht es mir ging. Ich habe mich nicht mitgeteilt. Und irgendwann bin ich in das Loch gefallen, das ich selbst gegraben hatte, so tief, dass ich mich in all der Dunkelheit ein wenig verlor.

Heute verstehe ich, dass ich mir das Essen nicht verweigern darf, um meinen Wunsch nach Kontrolle zu kompensieren. Ich verstehe, dass ich mit meinen Worten nach Hilfe rufen muss und nicht versuchen soll, mit meinem Körper auf meinen seelischen Zustand aufmerksam zu machen. Ich verstehe, dass der Weg, der noch vor mir liegt, hart sein wird, weil ich meine Verhaltensmuster nicht von heute auf morgen ablegen kann.

Ich habe Angst, dass es da draußen nicht so leicht werden wird wie hier. Ich habe Angst, dass ich mein Umfeld wieder verletzen werde. Und mich ebenfalls. Aber ich bin trotzdem bereit, mich all dem zu stellen.

Diesmal ohne Maske.

Ohne Lügen.

Hallo Welt, das bin ich.

44. KAPITEL

Ellis

Die Sekunden dehnen sich aus. Stunden werden zu Tagen, Tage zu Wochen, Wochen zu Monaten. Das Zeitgefühl verändert sich, wenn man immer nur wartet, und am Ende fragt man sich trotzdem, wie zwei Monate nur so schnell verfliegen konnten. Bevor Ryan in die Klinik gegangen ist, war es um diese Uhrzeit schon dunkel. Jetzt küsst der Sonnenuntergang gerade erst den Horizont und legt sich über den bewölkten Himmel wie ein rosa Filter.

Ich liege auf dem Bett im Turmzimmer, lasse mich von der Abendsonne wärmen, und bin gerade dabei wegzudämmern, als ich höre, wie sich die Tür mit einem vertrauten Quietschen öffnet. Erschrocken reiße ich die Augen auf und bin sekundenlang wie erstarrt. Dann entdecke ich einen vertrauten Schemen im Spiegel, und meine Glieder erwachen schlagartig wieder zum Leben.

Im nächsten Moment liegt er neben mir, einen Arm um mich geschlungen – einen Tag zu früh.

»Ich wollte dich doch abholen«, flüstere ich.

»Du bist in den letzten Wochen schon genug hin und her gefahren.« Er küsst meine Schulter. »Hi, Baby.«

Seine Berührung hinterlässt ein Kribbeln auf meiner Haut. »Hi.«

»Hast du mich vermisst?« Sein Daumen fährt über mein

Schlüsselbein, und sofort stellen sich die Härchen auf meinen Armen auf.

»Ein bisschen.«

»Nur?« Sein warmer Atem lässt mich erschaudern, sein Mund an meinem Hals bringt mein Herz zum Rasen.

»Ein bisschen sehr«, räume ich ein und lächele, als er mich zu sich dreht. Im nächsten Moment liegt er auf mir, seine Haare fallen ihm in die Stirn, sein Gesicht wirkt fülliger, das Gewicht auf mir schwerer. *Er hat es geschafft.* Neun Wochen Klinik, neun Wochen Therapie, neun Wochen Essen.

Sein Blick fällt auf mein Dekolleté, und ein kleines Lächeln erscheint auf seinen Lippen. »Du trägst meine Kette.«

Ich nicke. »Immer.«

Lange sehen wir uns in die Augen. Seine Haut ist in das rosa Licht des Sonnenuntergangs getaucht, der Blick so warm und liebevoll, dass er mich tief ins Herz trifft. Schließlich beugt er sich vor, meine Haut prickelt, mein Herz pocht, und als sich unsere Lippen treffen, fühlt es sich so berauschend an wie beim ersten Mal. Vor über fünf Jahren, genau in diesem Zimmer. Damals noch Kinder, als wir noch nicht einmal wussten, was Liebe ist. Nicht wussten, dass der kleine Funke, den dieser schüchterne Kuss entzünden würde, nie erlöschen würde. Dass ich die Sicherheit, die Nähe und Geborgenheit, bei keinem anderen Menschen so sehr spüren würde.

Wärme breitet sich in meiner Brust aus, während die Bilder der Vergangenheit wie im Zeitraffer an mir vorbeirauschen. Verstecken spielen in der Lobby, Herumschleichen in der Küche, Detektiv spielen in den Hotelfluren, Tanzen im Ballsaal, Küssen im Aufzug, Nachtschwimmen im Pool. Und immer ist Ryan bei mir. Welches Glück ich habe, ihm schon so früh begegnet zu sein und meine schönsten Erinnerungen mit ihm zu teilen. Ich könnte für nichts dankbarer sein.

»Ich liebe dich«, wispert er an meinen Lippen und schiebt die Hand unter meinen Pulli, wandert mit den Fingern entlang meines Rippenbogens. Ein köstlicher Schauer durchfährt mich, vibrierend heiß, als würden meine Moleküle explodieren.

»Ich liebe *dich*«, hauche ich, und schlinge die Beine um seinen Rücken, vergrabe meine Hände in seinen Haaren, drücke mich gegen ihn, fühle mich wie ausgehungert, will alles von ihm. Unsere Zungen begegnen sich, mein Unterleib zieht sich zusammen, ein tiefes Stöhnen entringt sich meiner Brust, das noch lauter wird, als Ryan meine Unterlippe zwischen seine Zähne zieht. Leidenschaft rauscht durch meinen Körper, pumpt heiß durch meine Venen, verursacht mir den schönsten Schwindel. Fahrig nestele ich an seinem Hosenbund, da spüre ich sie, die anschwellende Härte, die immer fester gegen meine Mitte drückt. Blinzelnd erwache ich aus dem Bann, kehre mit einem Schlag zurück in die Realität.

Ryan ist wirklich hier. Das Gewicht seines Körpers auf mir, sein vertrauter Geruch … Das ist real. Er ist wieder da. Und er küsst mich. Begehrt mich.

Es geht ihm wieder besser.

Meine Finger fangen an zu zittern, meine Augen füllen sich mit Tränen. Ein kleines Schluchzen entkommt meinen Lippen.

Sofort löst sich Ryan von mir. »Alles okay?«

»Ja.« Ich schlinge die Beine fester um ihn, lächele. Das hier sind keine Tränen der Trauer.

»Sicher?«

Ich nicke. »Aber … die Tür ist nicht abgeschlossen.«

Ryans Blick huscht zur Seite, ein verwegenes Lächeln erscheint auf seinen Lippen. »Dann hoffen wir mal, dass niemand reinkommt.«

»Und … ich hab meine Tage«, schiebe ich leise hinterher, halte instinktiv den Atem an.

Aber Ryan sieht nicht weg, ein frecher, beinahe wölfischer Ausdruck erhellt seinen Blick. »Wenn es für dich okay ist, ist es mir egal.«

Und dann küsst er mich wieder.

Sechs Monate später

Ryan

Heute feiert das Hotel Van Day sein hundertvierzehnjähriges Bestehen. Ein roter Teppich führt vom Eingang bis in die Lobby, in der Lounge wurden die Stühle weggeräumt und durch aufwendige Blumengestecke in bodentiefen Vasen ersetzt. Das strahlende Licht der Kronleuchter lässt den Marmorboden golden leuchten und verhilft der stuckverzierten Decke zu einem aufregenden Schattenspiel. Zwischen den Wendeltreppen ist ein Banner befestigt, auf dem in goldenen Lettern *114 Jahre Hotel Van Day* steht. Anfangs war ich nicht sicher, ob es kitschig aussehen könnte, aber da ich nicht mehr an der Planung beteiligt bin, habe ich mich rausgehalten, und tatsächlich verstärkt das Banner nur die festliche Stimmung.

Hundertvierzehn Jahre … Fast neunzehn davon habe ich hier gelebt und *er*lebt – Geburten, Taufen, Hochzeiten, Scheidungen, Tode, Beerdigungen. Es war ein Auf und Ab, Skandale und Tiefpunkte, Sensationen und Hochphasen. Das Hotel hat sie alle überstanden.

Es ist seltsam, wieder hier zu sein. Seit ich aus der Klinik raus bin, war ich kaum noch im Hotel, bin allerdings auch nicht in die Wohnung meiner Familie am Battery Park gezogen, sondern in Grandpa Als Stadthaus. Ich vermisse das Hotel, doch ich brauchte einen räumlichen Abstand zu jenem Ort, der zwar meine schönsten, allerdings auch schlimmsten Erinnerungen beherbergt.

Und zu meiner Mutter.

Inzwischen verstehen wir uns zwar wieder besser, aber seit ich in Therapie bin, kommen ständig alte Erinnerungen hoch, und mit ihnen eine Wut, die viel zu lange unterdrückt wurde. Es ist besser, wenn wir uns nicht ständig über den Weg laufen.

Dennoch muss ich ihr hoch anrechnen, dass sie sich wirklich bemüht. Meine Krankheit hat irgendwas in ihr wachgerüttelt; als hätte sie davor die ganze Zeit in einer Art Trance verbracht und wäre nun wieder mit uns anderen in der Wirklichkeit.

Ich frage mich, ob auch *das*, ihre Nüchternheit, ihr klarer Blick auf die Realität, die Gründe sind, warum das Verhältnis zwischen ihr und meinem Vater besser geworden ist. Jahrelang waren sie nur noch zum Schein ein Paar, Geschäftspartner, aber keine richtigen Eheleute. In letzter Zeit wirkt ihr Verhältnis wieder vertrauter, inniger, und das ganz ohne Kameras, die auf sie gerichtet sind.

Das Schauspiel hat ein Ende.

»Hey Mann.« Jemand klopft mir auf die Schulter. Ich zucke zusammen und drehe den Kopf zu Linus, der unter seiner offenen Jacke bereits seine Serviceuniform trägt.

»Hey«, sage ich und zwinge mich zu einem krampfigen Lächeln. Obwohl mein Auftritt an Weihnachten schon Monate her ist, überkommt mich bei der Erinnerung an mein Verhalten noch immer leichte Scham. Dabei verstehen Linus und ich uns inzwischen echt gut, waren schon öfter zusammen in Gruppen unterwegs, einmal sogar nur zur zweit bei einem Knicks-Spiel.

»Gehst du später auch zum Ball?«, frage ich. Immerhin habe ich gehört, dass die Mitarbeiter, ähnlich wie an Weihnachten, ebenfalls dazustoßen können.

»Jepp. Aber ich habe die Spätschicht, also komme ich erst abends.«

»Wir sehen uns bestimmt trotzdem.«

»Auf jeden Fall. Na ja, bis später.« Wieder klopft er mir auf die Schulter und steuert anschließend den Eingang zum *Kimberly's* an. Ich setze mich ebenfalls in Bewegung, umrunde den Springbrunnen und winke beim Vorbeigehen den Mitarbeitern an der Rezeption zu, von denen ich, bis auf Emory, keinen kenne. Das Hotel hat so viele neue Gesichter eingestellt, dass ich mit den Namen gar nicht mehr hinterherkomme.

Der Aufzug lässt eine ganze Weile auf sich warten, und als sich die Türen öffnen, meine ich, mir Sams Parfüm einzubilden. Nicht, dass sie die Einzige wäre, die diesen Duft benutzt, doch es ist gut möglich, dass sie auch schon da ist. Sofort wird mir schwer ums Herz. Meine Schwester behauptet zwar immer, dass es ihr gut geht, aber sie ist eine Van Day – das Vorspielen einer heilen Welt wurde uns praktisch in die Wiege gelegt. Ich hoffe sehr, dass sie es sich doch noch mal mit der Therapie überlegt. Meinen Eltern habe ich ebenfalls zu einer geraten, da sie womöglich noch mehr aufzuarbeiten haben. Doch auch sie schienen nicht sonderlich begeistert. Ich kann es ihnen nicht verübeln, Van Days sind von Natur aus stur, und immerhin musste ich auch erst den Tiefpunkt erreichen, um endlich Hilfe anzunehmen. Trotzdem gebe ich die Hoffnung nicht auf.

Im Aufzugsspiegel richte ich meine Krawatte und zucke zusammen, als mein Blick auf meinen Oberkörper fällt. Schnell wende ich mich ab, kralle meine Hand zu einer Faust, atme tief durch. Noch immer fällt es mir schwer, die Veränderungen meines Körpers zu akzeptieren. Noch immer fühlt es sich an, als hätte ich versagt. Dabei habe ich inzwischen begriffen, dass dieses Gefühl nichts mit meinem Körperbild zu tun hat. Dass die Ursachen viel tiefer liegen und ich sie nicht mit dem Verzicht auf Essen kontrollieren kann.

In der Theorie. In der Praxis liegt noch ein weiter Weg vor mir. Aber hey, inzwischen schaffe ich es auf drei Mahlzeiten am Tag. Zwar muss ich mir immer noch einen Wecker stellen, weil ich es andernfalls vergessen würde, aber wie meine neue Therapeutin sagen würde: Es geht in die richtige Richtung.

Vermutlich wird es komisch sein, unsere Sitzungen fortan online zu haben. Aber ich wollte mir in Boston niemand neuen suchen; es wird schon schwer genug, sich in einer anderen Stadt einzuleben, und alle hier zurückzulassen.

Dennoch freue ich mich auf den neuen Lebensabschnitt, vor allem auf das Studium. Was fast niemand von mir weiß, ist, dass ich eigentlich gern lerne und mich ziemlich reinsteigern kann, wenn mich ein Thema interessiert. Inzwischen habe ich auch wieder ausreichend Kapazität, um mir Harvards beträchtliches Arbeitspensum zuzutrauen.

Der Fahrstuhl hält im sechsten Stock, die Türen öffnen sich mit einem *Pliing* – und da steht sie. Eine Frau, mit langen braun gelockten Haaren und einem strahlend weißen Kleid.

Ihr Blick erhellt sich. »Hallo.«

Ich lächele, kann nicht aufhören, sie anzusehen. »Hallo.«

Ellis

»Warum starrst du mich so an?«

»Sorry.« Ryan schüttelt den Kopf, wirkt ein wenig zerstreut. »Aber ich hatte ein Déjà-vu. Erinnerst du doch noch an unsere erste Begegnung?«

»Im Aufzug?« Lächelnd sehe ich zur Decke. Wie könnte ich die vergessen? »Du warst ziemlich genervt von mir.«

»*Ich?* Wer hat mich denn als Chauvinisten beleidigt?«

»Als Chauffeur«, korrigiere ich und steige grinsend ein. »Das ist jetzt elf Jahre her. Krass, oder?«

»Ja, seitdem ist eine Menge passiert.« Ryan drückt auf den Knopf, kurz darauf schließen sich die Türen.

»Eine ganze Menge.« Meine Schultern sinken hinunter, als ich mit dem letzten Wort tief ausatme.

Aus dem Augenwinkel bemerke ich, wie Ryan mich mustert. »Alles okay?«

Ich deute ein vages Nicken kann. »Ja, ich bin heute nur etwas sentimental. Das Hotel feiert sein Hundertvierzehnjähriges, und wir …«

»Verlassen es?« Er lächelt verständnisvoll.

»Ja.« Meine Brust wird eng. »Es ist, als würde eine Ära enden. Dabei freue ich mich auf das neue Kapitel. Umzug, College … Wer weiß, was die Zukunft bringt, und in welche Richtungen wir uns entwickeln, zu was für Menschen wir werden.«

»Du meinst, zu einer Autorin?«

Hitze schießt mir in die Wangen. Beschämt sehe ich zur Seite. »Sag das nicht.«

»Warum?« Grinsend dreht er mich wieder zu sich. »Stimmt doch.«

»Tut es nicht. Ich hab das Angebot eines erfahrenen Literaturagenten ausgeschlagen, der mein Buch für was weiß ich verkaufen wollte, nur um meine Geschichten stattdessen kostenlos online zu veröffentlichen«, erinnere ich und weiß selbst nicht, was dieser anklagende Tonfall bedeuten soll. Als würde ich es mir selbst noch ein wenig übel nehmen, dass ich so entschieden habe.

»Ja, weil der Typ nur deine spannendsten Storys wollte, und du dir treu geblieben bist. Aber man ist doch nicht erst eine Autorin, wenn man einen lukrativen Buchvertrag unterschrieben hat oder 'ne Million verkaufter Exemplare vorweisen kann.

Du schreibst. Du hast Spaß daran. Du bist eine Autorin.« Er zuckt mit den Schultern, als wäre die Gleichung einfach. »Abgesehen davon hast du bereits eine treue Leserschaft.«

»Die hauptsächlich aus den Leuten vom Hotel besteht.«

Ryan schenkt mir ein müdes Lächeln. »Du weißt ganz genau, dass das nicht stimmt.«

Ja, okay, ein paar interessierte Leser außerhalb meines Bekanntenkreises habe ich schon. Die Besucherzahl meiner Website *Storys from Hotel Van Day* wächst mit jeder neuen Veröffentlichung, das Echo wird auch immer größer. Und anders, als von Mathew Wilde prophezeit, lieben die Leute gerade die albernen und unspektakulären Anekdoten – vom legendären Halloween mit einem bekifften Dennis bis hin zu den detektivischen Ermittlungen nach dem Koch, der die Hochzeitstorte umgeschmissen hat. Ich bin froh, dass ich auf meine Intuition gehört und mich für diesen Weg entschieden habe. Ein Buch hat sich einfach nicht richtig angefühlt. Außerdem – und davon weiß niemand, nicht einmal Ryan – hatte ich einfach zu große Angst, dass mein Buch nicht so erfolgreich wird wie erwartet und ich meinen Agenten und den Verlag enttäuschen würde.

Ich bin noch nicht so weit. Irgendwann werde ich ein Buch schreiben und hoffentlich auch veröffentlichen. Aber nicht jetzt. In diesem Moment fühlt sich meine kleine Website richtiger an. Ganz ohne Erwartungen und Druck.

»Deine Seite hat inzwischen sogar ein eigenes Hashtag, unter dem Leute ihre eigenen Abenteuer aus dem Hotel erzählen«, redet Ryan weiter, und in jeder seiner Silben schwingt ehrlicher Stolz mit.

Meine Ohren werden knallrot. »Ja, aber doch nur, weil das Hotel ständig Werbung für sie macht«, sage ich und trete hinaus, als sich die Aufzugstüren im ersten Stock öffnen.

Ryan greift nach meiner Hand und mustert mich mit zusammengekniffenen Augenbrauen. »Seit wann bist du so bescheiden? Glaubst du wirklich, die paar Sticker, die hier kleben, haben das alles losgetreten? Das warst *du*. Du und deine Geschichten, die alle in ihren Bann ziehen. Ich finde übrigens, du solltest auf Deb hören und tatsächlich einen Podcast machen. Deine Geschichten sind zu gut, um nicht auch mit deiner wunderschönen Stimme …«

Ich boxe ihn in die Seite, um ihn zum Schweigen zu bringen. »Hör jetzt auf!«

Ryan lacht und hebt die Schultern. »Was soll ich machen? Ich bin dein größter Fan. Das war ich schon von Anfang an. Hey, gibt's für die OG-Fans eigentlich irgendein Merch? So was wie einen Pulli mit deinem Gesicht vorne …«

»Ryan Van Day, es reicht!«, warne ich und will gerade seine Hand loslassen, als er schnell wieder nach ihr greift.

»Okay, okay, kein Merch, verstanden, sorry.« Die Hand erhoben, als würde er es wirklich ernst meinen, lehnt er sich vor, und haucht mir einen kleinen Kuss auf den Hals. Die Intimität dieser Berührung überrascht mich mit einem kleinen Schauer. Gänsehaut jagt über meine Wirbelsäule.

Und fort ist jeder Zorn. Wenn seine Späße damit enden, mich *so* zu berühren, dann soll er ruhig damit weitermachen.

Hand in Hand laufen wir über den Flur, ein Weg, der uns nach all den gemeinsamen Jahren unendlich vertraut ist. Die Tür ist geöffnet, doch der Ballsaal ist leer, da die Feierlichkeiten erst in einer Stunde beginnen. Ryan und ich wollten allerdings früher da sein, um einen Moment für uns zu haben und durchzuatmen.

Und um uns zu verabschieden.

Schweigend lasse ich den Blick durch den Saal wandern, die goldenen Stuckverzierungen, die Bemalungen der Decke.

Nach Weihnachten hatte ich Sorge, dass die Party triggernd werden könnte – Ryan und ich, ein Ball, dasselbe Kleid … Aber dieser Moment hat keine Ähnlichkeit mit damals, fühlt sich überhaupt nicht unangenehm an. Eher aufregend. Und ja, auch ein kleines bisschen traurig. Es ist unsere letzte Veranstaltung dieser Art, in wenigen Tagen stehen unsere Umzüge an.

Dann sind wir weg. Wehmut schwillt in meinem Hals an, schnürt mir kurz die Luft ab.

»Was sind deine Träume?«, fragt Ryan und schlingt beide Arme um mich, wiegt mich sanft hin und her, als wollte er mit mir tanzen.

»Meine Träume?« Ich hebe die Augenbrauen. »Für die Zukunft, meinst du?«

Er nickt.

»Egal, welche?«

»Egal, welche.«

Hm … Ein schickes Appartement an der Upper West Side, vielleicht? Oder eine Karriere als die erfolgreichste Journalistin aller Zeiten? Inklusive eigener Talkshow?

Ja, das wäre schon cool, doch je länger ich mich in diesen Wunschvorstellungen verliere, desto nichtiger erscheinen sie mir. Die letzten Monate haben mir gezeigt, worauf es im Leben wirklich ankommt, und das sind weder ein Platz an der Columbia noch ein Buchvertrag noch die Rettung meines geliebten Hotels.

»Ich träume von Gesundheit«, sage ich leise. »Und, dass es meiner Familie gut geht. Meinen Freunden. Überhaupt jedem. Ich träume davon, einander immer zu unterstützen, sich gegenseitig aufzufangen und mit Liebe zu begegnen.«

Ryan verzieht die Lippen zu einem amüsierten Grinsen.

»Zitierst du gerade aus der Bibel?«

Lachend ziehe ich an seinem Kragen. »Hey!«

»Sorry.« Er küsst meine Stirn. »Das sind tolle Träume, Baby. Ich hoffe, sie werden wahr.«

Das hoffe ich auch.

»Und wovon träumst du?«

Ryan antwortet nicht sofort. Nachdenklich sieht er zum Fenster, das hereinfallende Licht der Dämmerung lässt sein Profil in einem rötlichen Licht erstrahlen.

»Ich schätze, ich will erst mal herausfinden, wer ich ohne das Hotel bin. Und dann … na ja, einfach nur glücklich sein. Zufrieden, weißt du? Ohne diese ständige Rastlosigkeit und den Wunsch, Dinge zu kontrollieren, über die man sowieso keine Macht hat.«

Ich lächele. »Wir beide sind nicht besonders wählerisch.«

»Stimmt.« Sein Blick fällt auf meine Kette mit dem kleinen Calzone Anhänger, und sein Ausdruck wird weicher. »Ich bin auf jeden Fall gespannt auf das, was kommt.«

»Ich auch.« Wieder lächele ich, doch diesmal fühlt es sich schwer an. Die Wahrheit ist, dass ich Angst vor der Zukunft habe. Angst vor der Veränderung, Angst, Ryan in eine andere Stadt gehen zu lassen. Angst, dass er wieder krank wird, Angst, dass er sich mir entzieht.

Angst, dass alles von vorn losgeht.

Aber ich muss Vertrauen haben, wie Deb mir immer sagt – und die immer noch mit Emory verheiratet ist, verdammte Scheiße! Aber nein, ich mische mich nicht ein …

Vertrauen haben, wiederhole ich im Stillen. Vertrauen, dass alles gut wird, und dass die Distanz kein Hindernis mit sich bringt. Bei Riley und mir ist es schließlich auch kein Problem, dass sie am anderen Ende des Landes wohnt. Genauso wenig wie bei Rahim, der sich noch immer irgendwo auf dem Globus herumtreibt. Beziehungen mit einem so starken Band überstehen jede Entfernung. Und so wird es auch bei Ryan und mir sein.

Vertrauen, vertrauen, vertrauen.

Arm in Arm wiegen wir uns weiter hin und her, noch immer ohne Musik, aber dafür zu den Klängen des vertrauten Großstadtlärms, der durch die halb geöffneten Fenster hereindringt und den ich in wenigen Tagen unendlich vermissen werde.

»Wir werden uns doch besuchen, oder?«, frage ich kleinlaut.

»Natürlich besuchen wir uns. Boston und Pennsylvania liegen ja nicht so weit voneinander entfernt. Am Ende werde ich so oft bei dir sein, dass du dir ein bisschen Ruhe von mir wünschst.«

»Das geht gar nicht«, flüstere ich und schlinge die Arme fester um ihn.

Mein Blick fällt auf die helle Stelle am Boden, an der ich mir vor Jahren das Knie aufgeschürft und einen ziemlichen Blutfleck verursacht habe. Ryan und ich hatten versucht, den Boden mit dem aggressiven Reinigungsmittel, das wir aus Louisas Putzwagen geklaut hatten, wieder sauber zu kriegen. Allerdings hat es das Echtholzparkett ausgeblichen, doch niemand hat je erfahren, dass wir der Grund für den Fleck waren.

Wir haben unsere Spuren hinterlassen.

Ryan und ich mögen zwar gehen, doch der helle Fleck auf dem Boden ist unser Werk. Er wird bleiben.

»Glaubst du, wir werden irgendwann wieder zurückkehren?«

»Du meinst, wenn wir heiraten und ich doch in das Hotelgeschäft einsteige?«

Ich pruste los. »An heiraten habe ich jetzt nicht gedacht.«

»Du willst also wie deine Eltern in wilder Ehe leben?«

»Vielleicht.« Ich grinse, und er küsst mich auf die Nase, ehe er mich einmal um die eigene Achse wirbelt.

»Vielleicht«, sagt nun auch er. »Vielleicht werden wir zurückkommen. Vielleicht werden wir hier unsere Kinder großziehen. Vielleicht werden wir in genau diesem Raum heiraten. Sorry, dass ich schon wieder damit anfange.« Er lächelt, und mein Herz sprüht so heiße Funken, dass mein ganzer Körper kribbelt.

Zufrieden lege ich meinen Kopf auf seine Schulter, schmiege mich an ihn, atme seinen Duft ein. Was auch immer die Zukunft mit sich bringt, welche Abzweigungen in ihr lauern und wie ungewiss sie sein mag, einer Sache bin ich mir sicher.

Ryan und ich.

Für Immer.

ENDE

NACHWORT

(Enthält Spoiler für das ganze Buch)

Ursprünglich sollte die Geschichte von Ryan und Ellis nach dem ersten Band enden. Aber je mehr ich in Ryans Charakter eintauchte, desto mehr verstand ich, dass das Trauma seiner Kindheit früher oder später über ihm zusammenbrechen würde. Seelische Narben sind nicht sichtbar, und eben das macht sie so gefährlich, weil wir sie häufig erst dann wahrnehmen, wenn ihre Symptome nach außen dringen.

Essstörungen entwickeln sich schleichend und können lange unbemerkt bleiben. Und egal, wie sehr sie einem einreden, dass man sie braucht, letztendlich nehmen sie einem viel mehr, als sie geben. Menschen, die, ähnlich wie Ryan, verzweifelt nach Kontrolle suchen, fallen häufig in die Essstörungsform der Magersucht, wobei sie ihren Drang durch das Vermeiden von Nahrung kompensieren und regelrecht danach süchtig werden.

Doch es gibt auch andere Formen. Jene, bei der Menschen zu viel essen, weil der seelische Hunger nie endet: wenn sie nicht wissen, wie sie aufhören sollen, wenn sie zu Maßnahmen greifen, über die sie sich selbst erschrecken, wenn sie plötzlich im Teufelskreis feststecken, wenn die Verzweiflung groß ist, aber die Scham noch größer.

»Aber es ist doch nur Essen. Ein Grundbedürfnis des Menschen. Wie kann man mit etwas so Natürlichem ein Problem haben?«

Weil es eben nicht wirklich ums Essen geht, sondern um das, was dahinter steht. Der wahre Grund, aus dem wir essen oder nicht essen. Und die Erklärung ist nicht einfach, zumal Betroffene meist selbst nicht begreifen, was mit ihnen passiert.

Durch die steigende Repräsentation von mentaler Gesundheit erhält das Thema Essstörung inzwischen zwar deutlich mehr Sichtbarkeit als früher, aber viele können sich trotzdem nichts Genaues unter der Krankheit vorstellen, was nach wie vor zu Missverständnissen und Vorurteilen führt.

Mit Ryans Krankheit wollte ich euch einen Einblick in die Gedankengänge eines Betroffenen geben und euch seinen immensen Leidensdruck besser verstehen lassen.

Ebenso die Überforderung und Verzweiflung, die Angehörige erfasst, weil sie helfen wollen, aber, ähnlich wie Ellis, nicht genau wissen, wie.

Falls ihr euch in einer ähnlichen Lage wie Ryan befinden solltet, dann seid euch sicher, dass ihr damit auf jeden Fall nicht allein seid und es einen Weg da raus gibt. Vertraut euch anderen an, sucht euch die Hilfe, die ihr braucht. Es gibt verschiedene Formen der Unterstützung – Therapien, Klinikaufenthalte, Selbsthilfegruppen.

Hier findet ihr ein paar Hilfsmöglichkeiten:

Anorexie und Bulimie e.V. (ABE)
Hotline: 089 856 3777
Website: www.abe-ev.de

Bundeszentrale für gesundheitliche Aufklärung (BZgA)
Telefonberatung Essstörungen: 0221 892 031
Website: www.bzga-essstoerungen.de

Deutsche Anorexie-Gesellschaft (DAG)
Telefonberatung: 089 710 3045
Website: www.deutsche-anorexie-gesellschaft.de

Beratungstelefon Essstörungen des Bundesverbandes der Angehörigen psychisch erkrankter Menschen (BApK)
Hotline: 01 805 950 951
Website: www.bapk.de

National Eating Disorders Association (NEDA)
Internationale Helpline: +1 800 931 2237
Website: www.nationaleatingdisorders.org

Alles Liebe
Mounia

DANKSAGUNG

Mit der Verwirklichung dieser Reihe wurde mir ein unglaublicher Traum erfüllt, und es gibt so viele Menschen, die mich während der letzten zwei Jahre begleitet haben und meinen Dank verdienen.

Zuallererst möchte ich meiner Familie danken.

Mama, du hast meine Liebe zu Hotels entfacht. Danke für jede Reise, von der mich jede ein kleines bisschen zu dieser Reihe inspiriert hat.

Papa, durch einen Zufall hast du genau dann in einem Hotel zu arbeiten angefangen, als ich an dem ersten Band schrieb. Ich finde zwar immer noch, dass du dein Rentenleben einfach nur genießen solltest, aber ich danke dir trotzdem für unsere 3 Uhr morgens-Telefonate, während du die Zeit an der Rezeption totgeschlagen und mir geduldig meine vielen Fragen beantwortet hast.

Sarah, manchmal habe ich das Gefühl, unsere Verbindung unter Schwestern ist wie in einem Film, weil sie so wundervoll ist, dass sie gar nicht echt sein kann. Gerade bei meinen Büchern gibt es keinen, der mich mehr unterstützt als du. Ich danke dir fürs Lesen meiner tausend Entwürfe, für deine klugen Anmerkungen, Ratschläge, für deinen Trost und dein Talent, jede ernste Situation mit Humor aufzulockern.

Josi und Toni, wir begleiten einander schon unser halbes Leben, es gibt nicht viele Menschen, bei denen ich sicher bin, dass es auch immer so sein wird. Danke für unsere wertvolle Freundschaft, die ich um nichts auf der Welt missen möchte. Ihr seid die Besten.

Andi, da wir uns beide für einen Lebensstil entgegen der Norm entschieden haben, befinden wir uns oft in ähnlichen Lagen, und ich finde es so schön, dass wir uns immer gegenseitig Mut zusprechen, an unseren Träumen festzuhalten, aber auch daran erinnern, unsere Grenzen zu respektieren. Ich danke dir für alles.

Sarah, Yousra, Melissa, Clara, Leah, Basma, meine wunderbaren Testleserinnen. Eure Perspektive und ehrliche Kritik haben mir geholfen, das Beste aus beiden Geschichten rauszuholen. Ich kann euch nicht genug danken.

Yvy, danke dir für unsere Freundschaft und fürs Connecten mit Kim – und Kim, danke dir für dein Testlesen und deine klugen Anmerkungen zum Hotelsetting; allem voran aber für deinen wundervollen Blurb!

Jess, vielen lieben Dank für deine Antworten zu meinen ganzen Fragen zur TikTok App. Mit deiner Hilfe sind Ellis und Ryan auf TikTok viral gegangen. 🙂

Julia, du warst mir vor allem bei *All Our Golden Dreams* eine große Hilfe. Ich danke dir für all deine Geduld bei all meinen Fragen zu den Themen Klinik und Therapie. Ich bin so froh, dass wir uns nach all den Jahren noch immer nicht aus den Augen verloren haben.

Mehwish, danke für unsere wundervolle Freundschaft, die auf soo viel Ehrlichkeit, Verständnis und Vertrauen beruht.

Merit, danke, dass du eine der liebsten Kolleginnen überhaupt bist und immerzu ein offenes Ohr für mich hast. Es bedeutet mir so viel, dass deine Worte auf meinem Buchrücken stehen. Ich danke dir.

Vielen lieben Dank an den gesamten LYX Verlag, der meiner zweiten Reihe erneut ein so schönes Zuhause geschenkt hat!

Ein besonders großer Dank geht an meine Lektorinnen Sabrina und meine Außenlektorin Steffi. Eine Reihe zu schreiben ist und bleibt ein Gemeinschaftsprojekt, und in diesen beiden Büchern steckt auch so viel von euch. Eure kritischen Anmerkungen und hilfreichen Tipps haben mich in meinem Schreibprozess vorangebracht. Ich bin sehr dankbar für eure Unterstützung.

Ich danke auch meiner früheren Außenlektorin Li Sa. Ich habe viel von dir gelernt, und die Zusammenarbeit mit dir klingt noch immer in mir nach.

Mala Sommer und Flemming Stein: Vielen Dank fürs wunderbare Einsprechen der Hörbücher.

Esther (@zirael_art): Danke für die Erstellung der wundervollen Illustrationen!

Meiner Agentin Gerlinde Moorkamp möchte ich ebenfalls danken. Die Van-Day-Reihe war unser erstes gemeinsames Projekt und ich freue mich schon sehr auf jene, die folgen werden!

Nun zu den Menschen (und Dingen), die mein Dank vermutlich gar nicht erreichen wird:

New York – ich habe mich in jeden Winkel deiner Stadt verliebt. Deine Ästhetik und kulturelle Vielfalt haben mich nicht nur beim Schreiben inspiriert, sondern überhaupt zu einem meiner Lieblingsorte gemacht. Wenn ich schon niemals in deiner Stadt wohnen kann (deine Mietpreise sind insane!), bin ich dankbar, dass es zumindest Ellis und Ryan tun. ♥

Shonda Rhimes: Du bist die Schöpferin meiner liebsten Serien, und deine unvergleichliche Art, komplexe Charaktere zu schaffen, fesselnde Geschichten zu erzählen und unglaubliche

Dialoge zu schreiben, hat mich in meinem eigenen kreativen Prozess unermesslich inspiriert. *Grey's Anatomy* und *Scandal* waren die ersten Shows, in denen ich zum ersten Mal marginalisierte Hauptcharaktere sah, die nicht stigmatisiert wurden. Dafür danke ich dir besonders.

Last but not least möchte ich mich von ganzem Herzen bei meinen Leser:innen bedanken. Eure Vorfreude und Begeisterung für diese Reihe haben mich motiviert und angetrieben, immer weiterzumachen. Ohne euch gäbe es diese Reihe nicht, und ich hoffe, dass ich euch mit meinen Geschichten genauso viel Freude bereiten kann wie ihr mir mit eurem Enthusiasmus. Von Herzen vielen Dank!

CONTENT WARNUNG

Wir möchten darauf hinweisen,
dass dieses Buch folgende Themen behandelt:

toxische Familienverhältnisse, Erwähnung von Suizid, Schilderungen einer Essstörung und selbstverletzendem Verhalten.